脊柱结核手术失败病例荟萃分析

主　　编　秦世炳

副 主 编　朱德智　石仕元　柳盛春　王传庆　刘丰胜
　　　　　地里下提·阿不力孜　张　强　寸新华　范　俊

编　　委（按姓氏笔画排序）

寸新华　昆明市第三人民医院	王中吉　吉林省结核病医院
王文胜　内蒙古自治区第四医院	王传庆　山东省胸科医院
冯　晶　武汉市第一人民医院	石仕元　杭州市红十字会医院
兰汀隆　首都医科大学附属北京胸科医院	
地里下提·阿不力孜　新疆维吾尔自治区胸科医院	
朱昌生　西安市胸科医院	朱德智　内蒙古自治区第四医院
刘丰胜　河北省胸科医院	李敬文　《中国防痨杂志》期刊社
张　强　广州市胸科医院	张少华　内蒙古自治区第四医院
张文龙　天津市海河医院	陈其亮　陕西省结核病院
范　俊　首都医科大学附属北京胸科医院	柳盛春　沈阳市胸科医院
费　骏　杭州市红十字会医院	贺宝荣　西安市红十字会医院
秦世炳　首都医科大学附属北京胸科医院	夏　平　武汉市第一人民医院
董伟杰　首都医科大学附属北京胸科医院	蒲　育　成都市公共卫生临床医疗中心

参编人员（按姓氏笔画排序）

马　克　马　良　马鹏飞　王　恒　王连波　王锁柱　方海林　方德健　古甫丁
成　鹏　庄宏达　刘学来　刘思源　许祖远　严广璇　李　元　李　卓　李　海
李兆伟　李军孝　李睿鹏　杨李军　何　敏　张会军　张佳明　张祥英　陈　凯
郑博隆　赵　涛　胡胜平　战　英　钟　鑫　侯树兵　饶　涛　姜荃月　姚晓伟
姚黎明　贾晨光　郭春生　唐　伟　唐　亮　唐　恺　盛　杰　崔跃辉　塔长英
彭茂轩　董昭良　鲁增辉　赖　震　鲍玉成　窦吉辰　廖　伟

科学出版社

北　京

内 容 简 介

本书是临床骨与关节结核专业书籍，通过各个典型病例分析脊柱结核手术中所遇到的难点，以及提供脊柱结核术后复发、复治的处理方法，为广大骨结核病一线工作者提供指导，从而不断提升其医疗能力。

本书适用于从事骨与关节结核临床工作在职人员的继续教育，也可供临床专业医学生、骨结核病患者及其家属阅读。

图书在版编目（CIP）数据

脊柱结核手术失败病例荟萃分析 / 秦世炳主编 . —北京：科学出版社，
2019.11

　　ISBN 978-7-03-062966-1

　　Ⅰ . ①脊… Ⅱ . ①秦… Ⅲ . ①脊柱病－骨关节结核－外科手术－病案－分析 Ⅳ . ① R681.5

　　中国版本图书馆 CIP 数据核字（2019）第 244474 号

责任编辑：朱　华 / 责任校对：郭瑞芝
责任印制：赵　博 / 封面设计：陈　敬

科 学 出 版 社 出版
北京东黄城根北街 16 号
邮政编码：100717
http://www.sciencep.com
北京建宏印刷有限公司印刷
科学出版社发行　各地新华书店经销

*

2019 年 11 月第 一 版　开本：787×1092　1/16
2025 年 3 月第二次印刷　印张：14
字数：400 000
定价：198.00 元
（如有印装质量问题，我社负责调换）

序　言

近年来，随着结核疾病谱与病原谱的变迁、临床医师培养模式的改变、临床收治患者的专科化倾向等新情况的出现，肺外结核，尤其是脊柱结核手术病例的临床诊治面临着一些新问题和新挑战，出现了相当多手术失败或者复发复治的病例。因此，亟待对这些病例进行回顾及分析，并提出应对办法，从而提高临床医师对脊柱结核手术失败、复发复治的处置能力。

首都医科大学附属北京胸科医院骨科主任秦世炳教授以中国防痨协会骨结核专业分会、华北骨结核联盟等为平台，对脊柱结核的规范化诊治做了很多工作，全国各地的骨与关节结核专业医师反响热烈。在此基础上，他组织专业分会的部分专家，历时近 1 年，编撰了《脊柱结核手术失败病例荟萃分析》一书。我非常欣喜地看到，该书以典型临床病例为导向，深入具体诊治细节，重点围绕脊柱结核手术后常出现的重要临床问题展开翔实阐述，很好地针对了部分专科医师在脊柱结核手术中思路狭窄、常有临床盲点的问题及当前脊柱结核手术治疗方面存在的薄弱环节，做了深入浅出的讨论，使该书具有较强的实用性和可读性。

相信该书的出版将为临床各级骨与关节结核专业和其他各科临床医师提供宝贵临床经验，并造福广大患者。

许绍发

2019 年 3 月

前　言

　　脊柱结核是最严重的肺外结核，对人们的生活和工作带来严重的伤害，且大部分患者需要手术治疗。但是由于手术时机选择不当、耐药脊柱结核、手术方式选择问题、药物治疗不规范、复杂脊柱结核及一些自身因素等导致脊柱结核术后失败或复发复治率居高不下，增加了患者的痛苦，以及家庭和社会的负担。

　　本书的 39 份病例按照脊柱结核术后失败或复发复治的原因分为五大部分，有大量临床内容及影像学图片，涉及多个学科领域，或复杂疑难，或罕见危重，极具教学与临床指导意义。每个病例均由如下三部分组成。①病例摘要。包括主诉、疾病史、体格检查、实验室检查、影像学资料和诊疗经过。②讨论分析。是作者把自身知识和经验与最新国内外文献相结合，深入分析总结，是每位作者临床思维的凝结，具有一定的先进性、科学性和创新性，也是本书最重要的组成部分。③经验总结。是画龙点睛之笔，由作者简明扼要凝练出每个病例的临床价值和社会意义。本书经结核治疗专家的不懈努力，通过病例讨论的形式推广脊柱结核治疗的规范化理念，旨在通过对特殊病例进行深入探讨和研究，增强临床医师的鉴别诊断能力，降低脊柱结核治疗的失败率，有利于脊柱结核临床医师的专业水平提高。我们期待广大的临床专家加入到本书的作者队伍中，推动本书的不断更新与再版，真诚敬请读者对本书不当之处给予批评和指正。

　　在本书即将出版之际，诸多感激心情无以言表。首先，感谢本书中的每位患者及家属，他们饱受病痛的多次折磨，甚至经历了数次手术，为本书写作提供了重要素材；其次，向所引用参考文献的作者们表示感谢，他们的知识经验，使我们能站在现代医学发展的前沿。在此也致谢参与本书编纂工作的所有同事同仁！我们将砥砺前行，为中国的防痨事业贡献绵薄之力。

秦世炳

2019 年 3 月

目　　录

第一章 概　　论

结核病是严重危害人民群众健康的传染性疾病，近年来，由于耐药结核的肆虐，结核病大有回头之势。骨与关节结核（bone and joint tuberculosis）在中华人民共和国成立后一度是非常多见的感染性疾病，它与生活贫困有着直接的关系。由于抗结核药的广泛使用与生活条件的逐步好转，使骨与关节结核的发病率明显下降。但近年来，由于耐药性细菌及城镇化建设导致人口流动性增加，结核发病率有上升趋势，使骨与关节结核的发病率有所增加。

脊柱结核（spinal tuberculosis）在骨与关节结核中约占50%。脊柱结核起病隐匿，进展缓慢，多数患者在出现严重的疼痛、运动受限，甚至截瘫时方才就诊，此时如果治疗不及时或不恰当将会出现永久性残疾。因此，其不仅严重影响了患者的健康和生活质量，同时也给家庭及社会带来沉重负担。

传统认为骨与关节结核好发于儿童与青少年。随着人群平均寿命的延长，老年人患骨与关节结核的概率亦有大幅提升。进入21世纪以来，首都医科大学附属北京胸科医院统计，儿童（0～14岁）骨与关节结核的患病率为9.5%；老年人（65岁以上）患病率为14.7%。骨与关节结核是一种继发性结核病，原发病灶为肺结核或消化道结核。在我国，以原发病灶为肺结核的患者占绝大多数。骨与关节结核可以出现在原发性结核的活动期，但大多发生于原发病灶已经静止，甚至痊愈多年以后。在原发病灶活动期，结核分枝杆菌经血液循环到达骨与关节部位，不一定会立刻发病，它在骨与关节内可以潜伏多年，待机体抵抗力下降，如存在外伤、营养不良、过度劳累、糖尿病、大手术等诱发因素，都可以促使潜伏的结核分枝杆菌活跃起来而出现临床症状。

因为国内治疗机构水平参差不齐及耐药问题，使得难治、复发复治骨结核患者有逐年增加趋势，耐药肺结核的防治不当使得骨与关节结核耐药不可避免，这也成为骨与关节结核复治、复发的重要原因。随着脊柱外科技术在全国各地的蓬勃发展，尤其近10年来，脊柱结核的手术率提升，但由此也带来了许多新问题，如唯后路论、唯前路论、唯微创论、用药唯有"四联"等不一而足。由于对脊柱结核发病机制及转归、预后认识的不足而导致的医源性损害不胜枚举。本书拟以实例的形式在容易导致脊柱结核诊疗流程中出现问题的方面进行总结，以帮助提升我国脊柱结核的诊疗水平，造福患者。

第一节　复发复治的原因概述

脊柱结核多以疼痛、运动受限甚至截瘫就诊，患者多希望快速缓解病情，国内脊柱外科快速发展使得手术成为首选。现代脊柱外科的快速发展是建立在脊柱后路技术及椎弓根螺钉技术基础之上，而脊柱结核病灶为椎体并总是伴随有椎旁软组织受累的情况，这就使后路手术在脊柱结核患者中注定存在先天局限性。由此，产生了一些医源性问题，常见的是切口不愈合问题，但由于解决了稳定性问题，部分患者也可以经过抗结核治疗及清创、换药等步骤慢慢地逐步化解脓肿、愈合切口。为缩短住院时间，术前化疗时间被压缩；由于脊柱结核病程长，规律抗结核治疗时间长也并不总是令人满意，术后随访就十分重要。手术与化疗结合导致的系统性问题使得脊柱结核的复杂性进一步增加，出现了令人头痛的经久不愈合的切口、植骨不融合导致的断钉断棒、不知能否成功的翻修手术等新问题。

由于问题复杂，原因千变万化，只要出现手术效果不佳即会复发，通常归结为患者因素。脊柱结核病的复发背后深层次的原因虽然大家都有认识，但不成体系，久而久之，使得脊柱结核给人的认识就是棘手、压床的病！本章拟对手术失败、复发、复治概念进行梳理，以利于日后同行间交流及提升认识水平。

手术失败：在抗结核治疗期（12～18个月内），因为第1次手术后出现窦道、脓肿等并发症需要二次或多次手术者，视为前次手术失败。不包括因患者状态或疾病程度而需要分期手术者。

复发：第1次患脊柱结核接受抗结核治疗和（或）手术治疗，疗程遵医嘱结束后，脊柱原发病灶部位或其他部位再次出现骨质破坏、脓肿等需要二次手术者视为复发。

复治：脊柱结核抗结核治疗超过1个月病情不缓解或加重需调整抗结核治疗方案者，以及曾接受过一次外科手术治疗病情不缓解或加重者；或既往曾因肺结核或肺外结核接受过抗结核治疗超过3个月，新发现脊柱结核者。

复发复治原因可大致分为以下几方面。

（1）手术原因：术式、入路、病灶清除不彻底等导致的手术失败或复发。

（2）围手术期处理：如糖尿病、合并症处理不当等导致手术失败。

（3）耐药问题。

（4）手术前后抗结核治疗不规范导致的手术失败。

第二节 药物治疗

抗结核药的使用是治疗骨与关节结核的基础，有效的抗结核药治疗是治愈骨与关节结核的根本，并贯穿整个治疗过程。骨与关节结核抗结核治疗必须严格遵循世界卫生组织（World Health Organization，WHO）倡导的"早期、联合、适量、规律、全程"的原则。

初治患者建议使用1年方案：3HRSE/9HRE。对于复治患者（抗结核治疗3个月效果不佳者按复治对待）：未知耐药者使用18个月方案（6HRZE/12HRE），获得药物敏感试验结果后及时调整；而对于耐药结核使用6ZAm（Km，Cm）Lfx（Mfx）PAS（Cs，E）Pto/18ZLfx（Mfx）PAS（Cs，E）。对于耐多药结核（MDR-TB）：应尽可能地像肺结核治疗一样，将患者纳入MDR控制策略（DOTS-Plus）。合并截瘫患者可以根据情况适当缩短术前用药时间，但亦应以超过1周为宜。老年及小儿患者药物剂量应根据体重适当增减。合并其他部位结核，如菌阳肺结核、肾结核、肝结核等的患者，抗结核治疗时间需相应延长3～6个月。

掌握抗结核治疗的停药标准也很关键，其对彻底治愈骨与关节结核、防止复发起到重要作用。推荐以下停药标准：①全身情况良好，体温正常，食欲良好；②局部症状消失，无疼痛，窦道闭合；③X线表现脓肿缩小乃至消失，或者已经钙化，无死骨或仅有少量死骨，病灶边缘轮廓清晰；④每次检查间隔1个月以上，连续3次红细胞沉降率都正常；⑤患者起床活动已1年，仍能保持上述4项指标者。

术前用药时间的选择：脊柱结核可造成剧烈疼痛、后凸畸形、巨大脓肿、皮肤窦道，甚至瘫痪等症状，具有较高的致残率。许多脊柱结核病例需要手术治疗。作为一种感染性疾病，术前需要规范化的结核病化疗。目前，术前化疗最短时间为2周，能普遍接受的术前化疗时间为4周。研究表明，术前化疗时间越长，感染得到有效控制，术后出现结核分枝杆菌扩散、切口不愈合、病变复发等并发症的风险越小，但是患者忍受病痛折磨的时间越长，住院时间和费用随之增长，尤其是瘫痪病例，脊髓减压手术时间越晚，预后越差。因此，如何在保证手术效果、控制术后并发症风险的基础上，尽量缩短术前化疗时间、减少患者术前病痛折磨时间、提高瘫痪恢复概率，对临床治疗具有重大的指导意义。

第三节　脊柱结核的手术治疗

从 20 世纪 50 年代开始的单纯病灶清除术、病灶清除植骨、分期病灶清除植骨内固定，到 2000 年后的一期病灶清除植骨内固定术，手术方法经过时代变迁和发展，不断改进。但由于患者病变形态的多样性，以及手术医师对已知手术方法的认识与掌握不同，或者是受技术水平和客观条件的限制，手术方式各种各样，因此手术造成的争议最大。因为手术问题导致的复发、复治、手术失败的患者最多，也最容易引起关注。

一、脊柱结核手术方法

（一）手术适应证与禁忌证

骨与关节结核的手术指征和禁忌证一直存有争议，按现行标准推荐如下。

1. 手术适应证：①骨与关节结核病灶有明显的死骨及大脓肿形成者；②窦道经久不愈者；③单纯性骨结核髓腔内积脓压力过高者；④单纯性滑膜结核经药物治疗效果不佳，即将发展为全关节结核者；⑤脊柱结核有脊髓受压、神经根刺激症状者；⑥脊柱严重畸形及不稳定者。

2. 手术禁忌证：①合并严重的结核性脑膜炎或血行播散型肺结核危及生命者；②有混合性感染、中毒症状明显，经综合评估不能耐受手术者；③合并有其他严重疾病难以耐受手术者。为避免产生并发症必须严格掌握手术禁忌证。

（二）手术类型

1. 脓肿清除术　寒性脓肿广泛流注并出现继发性感染、全身中毒症状明显、不能耐受病灶清除术者可做脓肿切开清除引流术，这样可以减轻结核中毒症状，延缓疾病进展。

2. 病灶清除术　有前路、后路手术或前后路联合手术 3 种术式。

（1）后路手术：理论上适用于胸椎、腰椎、骶椎结核，即切除病变脊椎的棘突、椎板或部分关节突，进入病灶，做彻底的清创术，可以清除脓液、结核性肉芽组织、干酪样坏死物质和死骨。缺点是破坏了脊柱后柱的稳定性，需要借助内固定重建稳定性；无法彻底清除椎旁脓肿，不能清除合并的胸腔脓肿及腰大肌脓肿；受操作空间限制，不能植入大块植骨材料，实现椎体融合。

（2）前路手术：前路手术途径视病灶部位而定。$T_{3\sim12}$ 受侵者均可以经胸进入病灶，而腰椎结核可以经下腹部斜切口或正中切口，从腹膜外间隙经腰大肌脓肿进入病灶，如果需同时做大块植骨脊柱融合术，则以前路手术为宜。

（3）前后路联合手术：对于能耐受并需要同时解决前后路问题的患者，联合手术可以更好地清除病灶、植骨及增加脊柱的稳定性。

3. 矫形手术　对于病灶治愈性截瘫及脊柱畸形的患者，借助脊柱前路及后路内固定器纠正脊柱后凸畸形，以实现脊髓减压。

（三）手术入路的选择

①单纯前路；②单纯后路；③一期前后路联合；④分期前后路联合。

（四）选择条件

1. 医院软硬件设施及医师对入路术式的熟练程度　包括手术室条件、麻醉条件、医师对于前后路手术的熟练程度。

2. 患者年龄、一般状况及是否合并其他疾病　高龄、合并糖尿病、心脏病无法耐受大手术的患者，只能选择单纯前路或后路手术，以尽量减少创伤和围手术期风险。

3. 病变部位　胸椎结核前路可以提供宽阔视野并提供肋骨植骨，在条件许可情况下应尽可能选择前路手术；颈椎结核前路可以良好显露，并较少产生并发症。

4. 是否合并腰大肌或胸腔脓肿　选择前路可以同时清除脓肿。

二、手术时机把握

把握好手术时机对于治疗效果亦相当重要。在抗结核药合理、规范使用的前提下，根据患者症状、体征的动态变化来观察抗结核药治疗是否有效是手术时机选择的第一个重要条件。而体温是否得到控制（38℃以下）是这一条件的简单、有效的观察指标。因活动期骨与关节结核多伴有午后发热（37.5～38.5℃多见），发热说明患者体内结核分枝杆菌繁殖活跃，或者说明结核中毒症状明显。此时手术因结核分枝杆菌未得到有效控制，易造成手术失败、结核病灶复发或播散；同时在此期间患者免疫力差、体质弱，对术后恢复不利。而对于临床常见的脓肿大且体质虚弱的脊柱结核患者，抗结核药治疗起效慢，并长期合并发热，可以在有效抗结核药治疗下，早期行减毒治疗——小切口脓肿清除术，待体质恢复后再根据病情需要选择二期手术或非手术治疗。

三、围手术期管理

围手术期管理也是手术治疗成败的重要因素，尤其是营养支持疗法对于骨与关节结核患者的术后康复是必要的。患者多来自贫困地区，而结核病是慢性消耗性疾病。因此，通过营养支持以增强机体免疫力至关重要。并且手术前后关节局部固定，以及颈部、胸部、腰部支具佩戴等辅助治疗措施也不可或缺。

第四节　病情复杂脊柱结核的个体化治疗

疑难患者的手术治疗选择需要特别注意。这部分患者并发症多、身体条件复杂，更容易出现手术失败等灾难性事件。

首先，随着人口老龄化的加剧，老年人骨与关节结核多见。老年患者脏器功能衰退，常伴随较多内科疾病，免疫应答能力弱，常导致临床表现不典型，加之对抗结核药的耐受性差，长期卧床更容易导致多种并发症；骨质疏松导致内固定牢固性下降、组织修复能力差，这些均增加了骨与关节结核诊治的困难程度。如何进行多学科的诊疗合作与协同，以便更好地做好老年人骨与关节结核的诊疗工作是值得深入探讨的问题。

其次，小儿骨与关节结核有其特殊性。小儿表述能力差，体检时不易配合，容易延误诊治；身体发育不全，筋膜间隙疏松等解剖特点容易导致病变扩散，病情进展迅速；抗结核药的选择种类少；对于穿刺、服药等治疗依从性差。小儿患者手术耐受力差、围手术期并发症多、难管理等，均增加了诊治的困难度。因此，规范老年和小儿骨与关节结核的诊治对临床工作有着重要的意义。

再次，复发复治性骨与关节结核，以及耐药、耐多药和广泛耐药性结核病的出现给临床工作带来了新挑战。仅北京胸科医院近10年收治复发复治骨与关节结核患者占比达20%以上，并有逐年增加趋势，而且耐药或疑似耐药结核病多为复发复治的患者。因此，对于复发复治性骨与关节结核需要给予正确认识与对待。对于耐药、耐多药甚至广泛耐药的患者，抗结核化疗和手术治疗是非常棘手的问题，也可能是日后较长时期国内结核病防治领域需要面临的紧迫问题。

最后，长期服用免疫抑制药患者和人类免疫缺陷病毒（HIV）感染者合并结核病，临床上常表现不典型，致死率高。对这些患者采取什么样的治疗方案，尚无规范可遵循，而对于合并骨与关节结核，更是鲜有报道。

第五节　脊柱结核手术常见并发症

脊柱结核手术常见并发症包括：①神经损伤；②重要血管、脏器损伤；③切口不愈合，出现窦道、脓肿等；④结核播散；⑤脊髓损伤；⑥植骨融合失败。

脊柱因为毗邻许多重要脏器，手术复杂，危险性高，而脊柱结核作为一种特殊的感染，常与周围脏器粘连，给手术带来更高难度。因此，熟练掌握脊柱外科常用手术技术及局部解剖是避免并发症的第一要素。因对结核病缺乏系统认识，由此对手术时机、病灶清除术的彻底与否、结核菌耐药与否及全身其他部位活动性结核是否得到较好控制等诸多方面的把握上的偏差，往往会导致手术失败，甚至手术后结核加重危及患者生命。

综上所述，本书拟从手术时机选择、耐药原因、手术方式选择、治疗不规范、复杂脊柱结核诊治等方面通过病例对各种原因导致的复发复治手术失败等进行集中展示，以飨读者。

参 考 文 献

马远征，胡明，才晓军，等，2005. 脊柱结核外科治疗的探讨 [J]. 中华骨科杂志，25（2）：68-73.

全国第五次结核病流行病学抽样调查技术指导组，全国第五次结核病流行病学抽样调查办公室，2012. 2010 年全国第五次结核病流行病学抽样调查报告 [J]. 中国防痨杂志，34（8）：485-508.

Boehme C C，Nabeta P，Hillemann D，et al. 2010. Rapid molecular detection of tuberculosis and rifampin resistance[J]. N Engl J Med，363（11）：1005-1015.

Do Amaral S H，Silva M N，Giraldi M，et al, 2009，Intravertebral abscess in a patient with spinal tuberculosis[J]. J Neurosurg Spine，10（2）：160.

Dunn R，Zondagh I，Candy S，2011. Spinal tuberculosis: magnetic resonance imaging and neurological impairment [J]. Spine（Phila Pa 1976），36（6）：469-473.

Jacqueline P，Sharon S, 2010. Potts disease，diagnosis with magnetic resonance imaging [J]. Radiography，16（1）：84-88.

Kaila R，Malhi A M，Mahmood B，et al, 2007. The incidence of multiple level noncontiguous vertebral tuberculosis detected using whole spine MRI[J]. J Spinal Disord Tech，20（1）：78-81.

Kobayashi N，Fraser T G，Bauer T W，et al, 2006. The use of real-time polymerase chain reaction for rapid diagnosis of skeletal tuberculosis[J]. Arch Pathol Lab Med，130（7）：1053-1056.

Sandher D S，Al-Jibury M，Paton R W，et al, 2007. Bone and joint tuberculosis: cases in Blackburn between 1988 and 2005[J]. J Bone Joint Surg Br，89（10）：1379-1381.

Van Zyl-Smit R N，Pai M，Peprah K，et al, 2009. Within-subject variability and boosting of T-cell interferon-gamma responses after tuberculin skin testing [J]. Am J Respir Crit Care Med，180（1）：49-58.

Zhao Y，Xu S，Wang L，et al, 2012. National survey of drug-resistant tuberculosis in China[J]. N Engl J Med，366（23）：2161-2170.

（董伟杰　秦世炳）

第二章　手术时机的选择

我国结核病疫情渐趋紧张，尤其是难治性结核病的比重增加，使整个结核病控制难度加大。随着外科技术和植入物的进步，在抗结核药的保护下，对有手术指征的脊柱结核患者进行内固定手术的安全性和有效性已得到广泛认同，但对手术时机的选择仍然存在较多争议。脊柱结核术前是否必须进行 2～4 周的抗结核治疗？是否必须等红细胞沉降率和 C 反应蛋白正常后才能手术？抗结核化疗期间出现脊髓神经功能进行性恶化是否应及早行减压手术？这些问题是争论的焦点。同时脊柱结核病作为一种细菌性、免疫反应性全身性疾病，非结核病专科医院的医师对于一些特异性检查及骨与关节结核的病理、生理过程认识不足，导致对手术时机的把握欠佳，引起本可避免的手术失败、结核复发、耐药结核分枝杆菌的产生。因此，增加对结核病的认识，把握脊柱结核病的手术时机对于防止复发、耐药及治愈脊柱结核有着重要意义。合适的手术时机可以降低手术风险，减少术后并发症，提高治疗效果。不规范治疗是造成脊柱结核复发和耐药的重要原因，本章的 5 个病例从各个方面提示了手术治疗时机对脊柱结核预后的重要性。

第一节　概　　述

本部分内容就术前抗结核药治疗时间、症状体征动态变化的检测，以及实验室检查对于手术时机选择的意义及特殊病例手术时机选择的经验总结作简要探讨。

一、手术时机与抗结核药的应用

手术时机的选择首要的是抗结核药的治疗，抗结核药的治疗是治愈脊柱结核病的关键，并贯穿整个治疗过程。但对于具备手术指征的患者来说，早期规律的抗结核药治疗，观察药物治疗起效、有效时间及结核获得控制的时间对于手术成败有着重要意义。对于初治结核，术前以四联抗结核药应用 3 周已达到控制结核的效果时，为手术的最佳时机；对于复发复治、耐药结核病灶的用药则需要增加二线或根据耐药谱用药，也是以药物起效、有效为手术最佳时机；对于截瘫患者可以根据情况早期适当增减用药时间，截瘫恢复同手术前用药时间长短没有太大关系，这在本章中均有体现。而对于老年人及小儿应以药物治疗为主。合并其他部位结核的患者，如菌阳肺结核、肾结核、肝结核等，术前抗结核药治疗时间需相应延长至 6～12 周，综合评估其他部位结核的治疗效果后方可考虑脊柱结核的手术治疗问题。

二、手术时机与症状体征的动态变化

症状体征的动态变化是手术时机选择的第二指征，在合理抗结核药治疗的前提下，体温得到控制（38 ℃以下）是手术时机选择的关键指征。脊柱结核患者多伴午后发热（37.5～38.5 ℃多见）。发热说明患者体内结核分枝杆菌繁殖活跃，或者说明结核中毒症状明显，此时手术因结核未得到有效控制，易造成手术失败、结核病灶复发或结核分枝杆菌播散。同时，在此期间患者免疫力差、体质弱、术后恢复不力。另外，疼痛缓解亦可视为结核得到有效控制的一个重要指征。抗结核药起效后，患者体内结核分枝杆菌毒性减弱，病灶内急性炎症得到控制，炎症介质释放减少，对于神经根及神经刺激减弱，表现为疼痛缓解。因此，通过疼痛评分

（VAS）可以动态观察抗结核药治疗的效果以辅助决定手术时机。另外，对于临床常见一些脓肿大且体质虚弱的患者，抗结核治疗起效慢，长期合并发热，可以在有效抗结核药支持下，早期行小切口脓肿清除术的减毒治疗，待体质恢复后需要再次手术者再行二次手术，提高脊柱结核手术治疗的成功率。

三、手术时机与实验室指标的变化

实验室检查对于结核病的控制不可或缺，对于手术时机的选择有重要意义，包括红细胞沉降率、C 反应蛋白、结核菌素皮肤试验（PPD 试验）、结核感染 T 细胞斑点试验（T-SPOT.TB）、抗体或早期的结核分枝杆菌培养、药物敏感（药敏）试验、GeneXpert MTB/RIF（简称"GeneXpert"）检测等。红细胞沉降率是一直以来各个学者研究和参考的指征。红细胞沉降率正常是手术指征，经北京胸科医院近 10 年来的研究分析认为，红细胞沉降率是手术指标，但其值正常不是指标。红细胞沉降率下降期或稳定期说明结核分枝杆菌得到控制，病变没有大的严重发展，病情控制，就可以进行手术治疗。另外，T-SPOT.TB 和 GeneXpert 检测为早期检测结核病的发展和治疗效果注入了新的活力，对判定手术时机有很好的指导意义。再需要说明的是结核分枝杆菌培养、菌型检测和药敏试验是结核病治愈的关键，药敏试验结果可以指导抗结核药的正确应用，是防止结核复发的关键。其他的检查对于结核分枝杆菌的活动度的鉴别亦有一定的指导意义。

四、脊柱结核合并截瘫的治疗时机

脊柱结核合并截瘫的治疗机会也是稍纵即逝。早期手术治疗是截瘫恢复的关键，但过早地追求脊髓神经功能恢复，造成结核复发也会得不偿失。因此，如何在控制好结核的情况下尽早行脊髓神经减压术是这类病症手术时机选择的难点。对于急性脊髓损伤的结核病患者可以进行适当的早期手术治疗，但必须有强力的抗结核药治疗支持。

五、脊柱结核治疗时机的总结

脊柱结核手术时机的选择，与医师的个人经验、习惯和医院的软硬件条件均有关系。应根据患者症状和体征、抗结核药治疗效果综合判断。早期诊断和早期治疗将有利于手术时机选择。只要患者一般情况达到手术要求，抗结核药治疗有效，可放宽红细胞沉降率的限制，及早进行手术；对活动性病变合并脊髓神经损害的患者，在有效抗结核药的保护下应尽早手术；老年患者应加强支持治疗和积极治疗内科并发症，创造条件进行手术，在无手术禁忌的前提下积极手术。

不同的治疗理念、经验，只要能切实有效地治愈脊柱结核都是值得采用的。因本书的局限性，本章只采用了 5 份病历来说明，下一步将深入了解手术时机对脊柱结核手术的重要意义，以促进结核病相关研究和开展临床诊治部门的合作，为脊柱结核治疗的规范化、提高中国治疗脊柱结核的水平贡献力量。

参 考 文 献

秦世炳，2013，重视结核病诊治和脊柱结核手术时机的选择 [J]. 中国骨伤，26（7）：533-535.

张宏其，肖勋刚，刘少华，等，2007. 荧光定量 PCR 检测脊柱结核伴截瘫患者手术前后外周血结核杆菌 DNA 含量及临床意义 [J]. 中国医学工程，15（7）：548-554.

Liu P，Zhu Q，Jiang J，2011. Distribution of three antituberculous drugs and their metabolites in different parts of pathological vertebrae with spinal tuberculosis[J]. Spine（Phila Pa 1976），36（20）：E1290-E1295.

Nathanson E, Nunn P, Uplekar M, et al, 2010. MDR tuberculosis—critical steps for prevention and control[J]. N Engl J Med，363（11）：1050-1058.

Pang X，Shen X，Wu P，et al, 2013. Thoracolumbar spinal tuberculosis with psoas abscesses treated by onestage posterior transforaminal lumbar debridement，interbody fusion，posterior instrumentation，and postural drainage[J]. Arch Orthop Trauma Surg，133（6）：765-772.

第二节　病例分析

病例 2-1

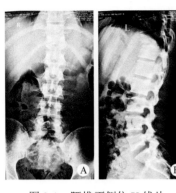

图 2-1　腰椎正侧位 X 线片

A.腰椎正位 X 线片，见 T11、T12 椎间隙明显变窄，骨质破坏明显；B. 腰椎侧位 X 线片，见脊柱后凸畸形，T11、T12 椎间盘骨质破坏

【病例摘要】

患者，男性，30 岁，2 个月前无诱因出现胸背痛，到当地医院诊治，经行 X 线摄影、计算机断层扫描（CT）及磁共振成像（MRI）检查（2017 年 10 月 16 日）提示：T_{11}、T_{12} 椎体骨质破坏，$T_8 \sim L_1$ 椎体前方脓肿形成，椎管受压（图 2-1 至图 2-3）。

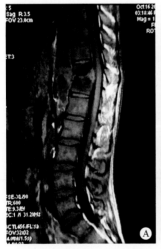
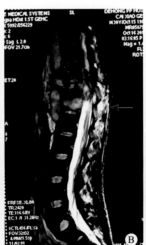
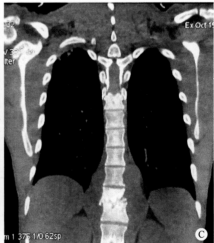

图 2-2　T_{11}、T_{12} 结核 MRI 及 CT 图像

A.MRI 矢状位 T_1WI；B.MRI 矢状位 T_2WI，均显示 T_{11}、T_{12} 骨质破坏（红色箭头）、椎间隙变窄，部分炎症组织侵蚀椎管，脓肿突入椎管内压迫硬脊膜；C.CT 冠状位提示 T_{11}、T_{12} 双侧椎骨旁大量脓肿影

诊断："胸腰椎结核"。给予异烟肼（每次 0.3g，1 次 / 日）、利福平（每次 0.45g，1 次 / 日）、乙胺丁醇（每次 0.75g，1 次 / 日）、吡嗪酰胺（每次 0.5g，3 次 / 日）口服抗结核治疗约 7d 后，分期行后路经皮椎弓根钉固定，前路胸椎结核病灶清除术髂骨取骨植骨融合术，术后继续药物抗结核治疗，10d 后切口正常拆线出院。

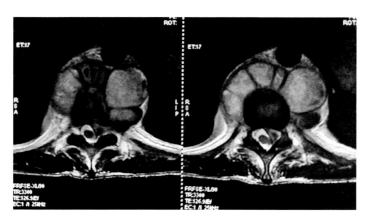

图 2-3 胸椎 MRI 横断面

MRI 横断面 T_1WI、T_2WI，提示可见胸椎旁大量寒性脓肿，伴分隔

8d 前患者自觉腰背部出现包块并伴有疼痛，到当地医院再次就诊，行 CT 等影像学检查，提示椎旁及腰背部皮下脓肿形成，经皮穿刺抽出脓液。考虑"脊柱结核复发"遂转诊来院，收住。自患病以来，精神饮食稍差，大小便正常，无午后潮热、盗汗。服用抗结核药过程中患者逐渐出现皮肤瘙痒，近期服用氯雷他定（每次 10mg，1 次 / 日）症状控制不明显。

入院体格检查：体温 36.8℃，脉搏 101 次 / 分，呼吸 20 次 / 分，血压 101/60mmHg，体重 47kg，VAS 评分 5 分，一般情况尚可，步行入病房，步态正常。营养不良，神清，对答切题，皮肤巩膜未见黄染，全身无散在皮疹及荨麻疹，口唇肢端无苍白及发绀，全身浅表淋巴结未触及肿大，心肺腹查体阴性，脊柱生理弯曲存在，右侧腰背部沿第 12 肋下缘走行见 30cm 手术瘢痕（第 12 肋存在）及棘突两旁可见约 2cm 多条手术瘢痕，已愈合，右髂前上棘可见一长约 7cm 手术瘢痕，已愈合，左侧腰背部原切口上端可见一约 8cm×5cm 包块，皮肤破溃，无红肿，皮温高，按压痛明显，质软，边界不清，波动感明显（图 2-4），双下肢活动无异常，生理反射存在，病理反射未引出。拾物试验阳性，弯腰活动明显受限。

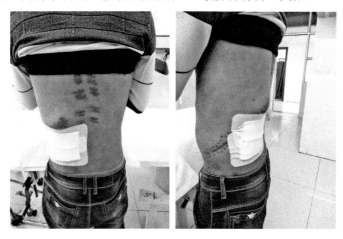

图 2-4 入院体格检查见左腰部切口周围皮下包块形成

入院化验检查：红细胞沉降率 5mm/h，C 反应蛋白 27.28mg/L，血常规正常，肝肾功能正常，T-SPOT.TB 阳性，白蛋白 30g/L。

影像学检查见图 2-5 至图 2-8。

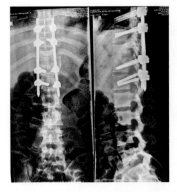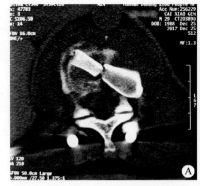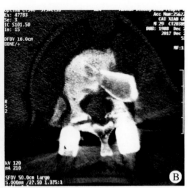

图 2-5　胸腰椎结核术后正侧位 X 线片　　　　　　　图 2-6　胸腰椎结核术后 CT 横断面

可见胸腰椎后路内固定支架，伴髂骨取骨植骨　　　　A. 可见植入两块髂骨；B. 可见髂骨取骨并可见内固定影

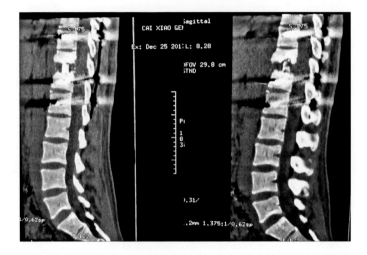

图 2-7　胸腰椎结核术后 CT 矢状面重建

可见 T_{12}、L_1 病灶清除后植入的两块髂骨

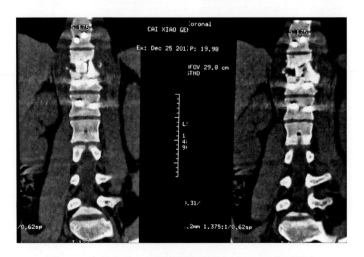

图 2-8　患者术后 1 个月胸腰椎结核术后 CT 冠状面重建

可见 T_{12}、L_1 病灶清除后植入的两块髂骨；脊椎结核术后改变，$T_9 \sim L_1$ 椎体内固定，腰椎生理弯曲尚可；T_{11}、T_{12} 椎体骨质破坏，椎间隙内见支撑植骨块，椎旁软组织肿胀，脓肿形成

诊断及分析：① T_{11}、T_{12} 椎体结核术后未愈；②椎旁脓肿形成；③腰背部皮下寒性脓肿形成；④低蛋白血症；⑤药物过敏性皮炎。

复发原因及分析：①术前未进行充分有效的抗结核治疗，该患者术前仅服药 10d；②术前规划不充分，后方经皮微创固定结合前方病灶清除融合，手术方案是可行的，但在前路手术切口的选择上有不足，该例患者术前影像虽然可见椎体主病灶位于 T_{11}、T_{12}，但椎旁寒性脓肿波及 $T_8 \sim L_1$，且脓肿有明显分隔，所以在手术切口的选择上应高于病变椎体 1～2 个肋间隙才能做到有效、彻底的病灶清除（图 2-9）。

采取化疗方案及分析：患者手术前采用了 HRZE（H：异烟肼。R：利福平。Z：吡嗪酰胺。E：乙胺丁醇）标化治疗方案，治疗过程中出现

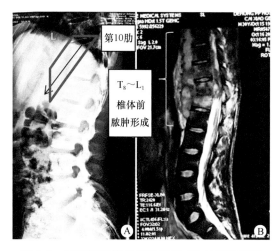

图 2-9　胸腰椎结核术后 X 线及 CT 矢状面重建

A. 胸腰椎侧位 X 线片，可见 T_{11}、T_{12} 椎间隙侧位平对第 10 肋；
B. 胸腰椎 MRI 矢状位，可见椎体前方寒性脓肿涉及 $T_8 \sim L_1$

皮肤瘙痒，经常规抗过敏治疗无效，遂将利福平改为利福喷丁（每次 0.45g，2 次 / 周），吡嗪酰胺改为左氧氟沙星注射液（每次 0.4g，1 次 / 日）。2017 年 12 月 29 日经皮 CT 引导下椎旁穿刺置管引流，局部生理盐水治疗（0.9% 氯化钠每日 1000ml）脓腔内灌注（图 2-10，图 2-11）。

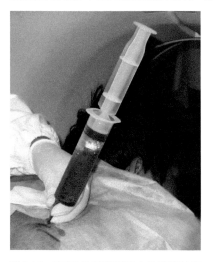

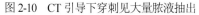

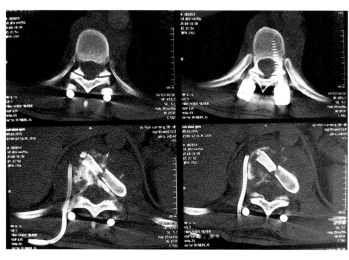

图 2-10　CT 引导下穿刺见大量脓液抽出　　图 2-11　CT 横断面见椎旁竖脊肌经肋间隙置入一次性双腔引流管

脓液行 GeneXpert 检验：阳性、利福平敏感。耐药基因检测：异烟肼、利福平、吡嗪酰胺、链霉素均敏感。

术前规划准备：患者经置管引流，局部生理盐水灌注冲洗后，引流液无明显减少趋势，但 C 反应蛋白降至正常，白蛋白 37g/L，营养状况较入院时改善。入院抗结核治疗 3 周后，行翻修手术。术前评估后方钉棒系统无松动征象，多次皮肤窦道脓液涂片及细菌学培养均为阴性，故手术方案考虑行保留后方钉棒内固定系统；前路病灶清除钛笼椎间植骨融合；皮肤窦道清除翻修手术。手术中注意事项：因病变处二次手术，肺组织及硬脊膜将会粘连严重，术中需尽量经胸膜外显露病变椎体并注意椎体后壁的处理。术前备血红细胞 900ml，血浆 600ml。

手术步骤：患者麻醉后摆右侧卧位，沿原手术切口切开，切除窦道及瘢痕组织，切除第10肋后经胸膜外剥离显露病变椎体（图2-12至图2-16）。

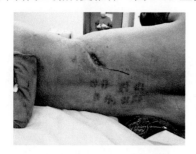

图2-12　患者麻醉后摆右侧卧位

沿原手术切口切开，切除窦道及瘢痕组织，切除第10肋后经胸膜外剥离显露病变椎体

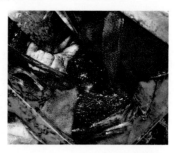

图2-13　术中显露病变椎体

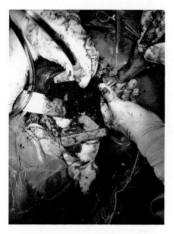

图2-14　清除病变组织

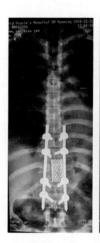

图2-15　胸腰椎正侧位X线片

可见T_{12}、L_1病灶清除后植入钛笼

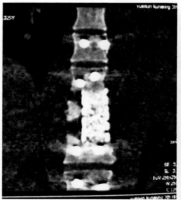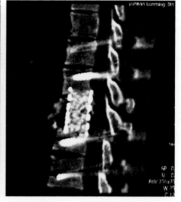

图2-16　胸腰椎结核术后CT冠状面及矢状面重建

可见T_{12}、L_1病灶清除后植入的钛笼

患者术后继续维持利福喷丁（每次0.45g，2次/周）、左氧氟沙星（每次0.4g，1次/日、异烟肼（每次0.3g，1次/日）、乙胺丁醇（每次0.75g，1次/日）治疗。切口术后12d正常

拆线出院。第 1、3、6、10 个月复查，肝功能、血常规、红细胞沉降率及 C 反应蛋白均正常，CT、X 线、MRI 检查均未见椎旁脓肿复发，术后 10 个月行 CT 二维矢、冠状面成像评价植骨区域 Bridwell Ⅰ级融合，切口愈合良好，VAS 评分 2 分，末次复查体重 52 kg（图 2-17 至图 2-19）。

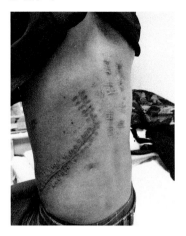
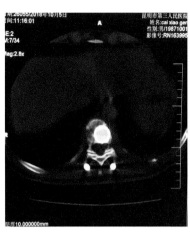
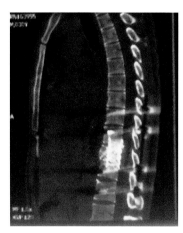

图 2-17　术后 10 个月复查外观，切口愈合良好　　图 2-18　术后 10 个月 CT 横断面显示椎旁脓肿消失　　图 2-19　术后 10 个月 CT 横断面显示病变部位植骨融合

【讨论分析】

1. 复发因素

（1）术前抗结核治疗时间较短：抗结核药治疗作为脊柱结核治疗的基础，对于具备手术指征的患者来说，早期规律的抗结核药治疗，准确观察药物治疗起效、有效时间及结核病获得控制的时间，对于手术成败有着重要意义。对于初次手术前抗结核药应用多长时间尚存在争议。目前，许多医疗单位常采用术前抗结核药使用 3 周，"异烟肼、利福平、乙胺丁醇、吡嗪酰胺" 4 种药物联合治疗的方案。该患者仅抗结核治疗约 7d 就进行手术。

（2）手术清除范围不够：该病例在初次手术时，手术医师在术前规划中未充分考虑该患者的病变范围，患者术前磁共振矢、冠状面成像已充分显示核心病灶位于 T_{11}、T_{12} 椎体，但脓肿范围由 T_8 椎体一直流注至 L_1 椎体，故病灶清除的范围需涉及 $T_8 \sim L_1$ 椎体，且患者对侧椎旁脓肿有分隔，但患者术后影像资料显示，患者椎旁仍有大量脓肿残留。术者在手术过程中可以用骨剥或手指钝性推剥脓腔内分隔沿椎体侧前方直达对侧脓腔，使脓腔充分沟通，从而彻底清除脓肿，且在手术结束时需在脓腔内留置引流管，并注意脓腔内引流管长度应能放置到脓腔最远端，以达到充分有效的引流效果。

（3）手术切口的选择过低：手术者可能在手术切口上考虑经腹膜后间隙逆行推开膈肌止点来达到不经胸腔显露的目的，但这势必导致手术野显露的困难，从而无法达到彻底有效的病灶清除。笔者经验是在处理胸腰段脊柱结核时可考虑高于病变椎体两个肋间的切口，也可以采用术前 C 型臂透视体表定位的方法（图 2-20）。

（4）营养状况纠正不理想：该患者来医院就诊时血清白蛋白为 30g/L，除了手术创伤打击后继发低蛋白的状态以外，亦不能排除患者在初次手术前即已经存在营养不良而未能纠正。但至少证明患者在手术后感染未能控制与低蛋白血症有直接相关性。营养支持是治疗结核病的基础，机体细胞免疫功能是除药物之外杀灭结核分枝杆菌的重要方式，更是目前杀灭结核休眠菌的唯一方式，没有良好的营养支持，治疗结核是徒劳的。

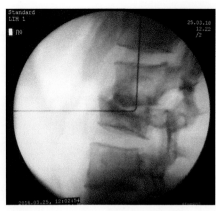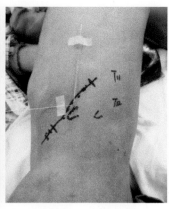

图 2-20　术前在 C 型臂移动 X 线机透视，以病变椎体的体表定位确定手术切口

2. 翻修手术前进行脓肿穿刺引流的必要性　减毒、获得细菌学资料、进一步确证结核诊断、排外误诊可能、排外由于手术引起的医源性感染、获取结核是否耐药的证据及药敏结果，以指导药物治疗、改善临床症状（周围炎症介质稀释引流可减轻疼痛，缓解脓肿内压力释放后局部疼痛，改善局部血液循环），提升手术耐受能力，从而为下一步进行翻修手术奠定基础。

3. 翻修手术方案制订　沿用原切口切开上沿至第 10 肋水平、扩大病灶清除范围，病灶相邻置钉椎体经 MRI 检查显示无明显炎症水肿信号，CT 及 X 线未见内固定松动迹象，给予保留后方内固定物。术中脓肿及病变椎体的清除应力争彻底。病灶清除范围应该包含清除椎体多发空洞腔隙、病灶旁硬化致密的硬化壁、病灶侵及的椎旁赘生骨桥及脓肿所涉及的范围，这一点在目前国内医学界已经达成了共识。

【经验总结】

这个病例给我们提示：对于脊柱结核的治疗，一定要重视术前及术后的化疗时间及方案，遵循"早期、联合、适量、规律、全程"的原则，一般术前抗结核治疗 3～4 周，待无明显结核中毒症状、C 反应蛋白下降，红细胞沉降率＜40mm/h 时考虑手术治疗。对于脊柱结核复发的治疗，术前脓肿穿刺的意义很大，不仅可以获取病原体及药敏试验结果指导药物使用，同时能通过冲洗减轻患者局部炎症及压力，改善患者症状。术中应重视病灶的清理及脊柱稳定性的重建。

对于每例进行手术的患者，术者应进行充分细致的术前规划，制订详细的手术计划方案，以求在对患者造成最小的创伤的同时兼顾彻底的病灶清除，这样才能最大限度地降低复发率，缩短康复时间，提高治愈率。

参 考 文 献

秦世炳，2013. 重视结核病诊治和脊柱结核手术时机的选择 [J]. 中国骨伤，26（7）：533-535.

施建党，王自立，耿广起，等，2011. 单纯应用抗结核药物治疗早期脊柱结核的疗效观察 [J]. 中国脊柱脊髓杂志，21（10）：798-801.

唐神结，2014. 结核病临床诊疗进展年度报告（2013）[M]. 北京：人民卫生出版社 .

曾晖，廖志辉，李晓云，2012. 病灶清除植骨融合内固定治疗胸腰椎脊柱结核 [J]. 医学临床研究，29（1）：115-118.

（寸新华　刘思源）

<h1>病例 2-2</h1>

【病例摘要】

患者，女性，54 岁，主因"胸椎结核术后 4 个月，双下肢乏力 40d"于 2017 年 12 月收入院。患者于 4 个月前因双下肢麻木、乏力，至不能步行，于外院考虑"T$_5$、T$_6$ 结核伴瘫痪"，于 2017 年 7 月 21 日在外院行"后路内固定＋胸椎结核病灶清除＋植骨术"。术后 2 周考虑"结核"，给予异烟肼（每次 0.3g，1 次 / 日）、利福平（每次 0.45g，1 次 / 日）、乙胺丁醇（每次 0.75g，1 次 / 日）抗结核药治疗。术后 40d 双下肢恢复至可步行。予进行性功能锻炼，40d 前无明显诱因双下肢乏力，进行性加重至不能步行。复查 CT 及 MRI，见胸椎骨质破坏，周围可见脓肿影。近 10d 双下肢乏力，进行性加重明显，为进一步诊治收入院。既往 30 年前患"淋巴结核"。

入院时骨科情况：担架抬入病房，胸段后背可触及手术切口，愈合佳，未触及明显波动感，胸段切口周围有压痛及叩击痛，上肢肌力、肌张力正常，双下肢肌力 2 级，肌张力减弱。生理反射减弱，病理征阳性。

辅助检查：①腰椎 MRI（2017 年 7 月 15 日）。T$_5$、T$_6$ 骨质破坏，椎间盘消失，脓肿及碎死骨形成，可见椎前脓肿影，椎管内大量脓肿压迫脊髓（图 2-21、图 2-22B）。②腰椎 CT（2017 年 7 月 15 日，外院查）。T$_5$、T$_6$ 骨质破坏，以 T$_5$ 下 1/2 及 T$_6$ 全椎体为著。椎间盘消失，脓肿及碎死骨形成，可见椎前脓肿影，椎管内大量脓肿压迫脊髓（图 2-22 至图 2-24）。③腰椎 CT（2017 年 9 月 7 日，外院查）。T$_5$、T$_6$ 术后改变，可见后路内固定影及 T$_5$、T$_6$ 后路椎板打开。仍有骨质破坏，脓肿及碎死骨形成，可见椎前脓肿影（图 2-22A、图 2-23）。

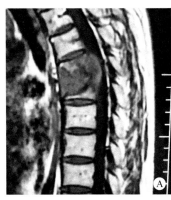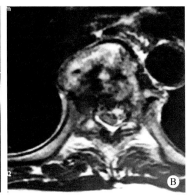

图 2-21　外院术前 MRI 检查结果

A. 可见 T$_5$、T$_6$ 椎体骨质破坏，T$_5$、T$_6$ 对应椎管内可见脓肿形成压迫脊髓；B. 可见椎管内的脓肿

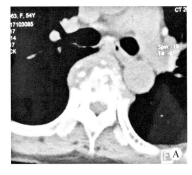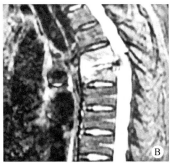

图 2-22　第 1 次术前检查 CT 结果

A. T$_6$ 椎体骨质破坏，T$_6$ 椎体前碎死骨，伴大量脓肿形成，椎管内亦有大量脓肿形成；B. T$_5$、T$_6$ 椎间盘破坏消失，对应椎管内可见脓肿形成压迫脊髓

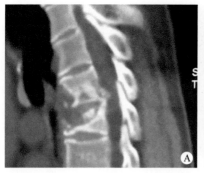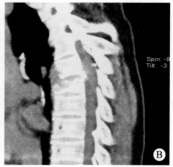

图 2-23　外院术前 CT 检查结果

A. 可见 T_5、T_6 椎体骨质破坏，T_5 椎体内骨质破坏，残留下 1/5，碎死骨形成；B. 可见椎管内脓肿及碎死骨

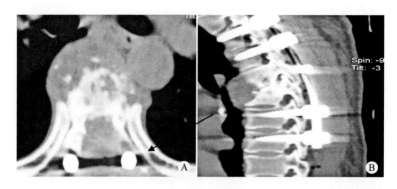

图 2-24　外院术后 CT 检查及重建结果

A. 胸椎 CT 横断面，可见 T_5、T_6 后路椎板切除减压，但是椎体前方仍有脓肿，同术前改变不多，考虑未予清除；B. 胸椎 CT 矢状位重建，可见 T_5、T_6 后路椎板切除减压，但是椎体前方仍有脓肿，同术前改变不多，考虑未予清除

　　诊断：①T_5、T_6 结核术后伴不全瘫；②肺部感染，行异烟肼（每次 0.4g，1 次 / 日）、利福平（每次 0.6g，1 次 / 日）、乙胺丁醇（每次 0.75g，1 次 / 日）、吡嗪酰胺（每次 0.5g，3 次 / 日）、左氧氟沙星（每次 0.4g，1 次 / 日）口服抗结核治疗。经全科讨论认为，患者目前为 T_5、T_6 结核术后伴不全瘫，结合患者第 1 次手术前的 CT 及 MRI，可见患者第 1 次因截瘫，进行性加重，给予紧急脊髓减压，避免脊髓完全坏死造成不可逆损害，但是，未能充分清除胸椎椎体的结核病灶。从图 2-24 提供的 CT 可见，胸椎椎前病灶、脓肿及死骨未能充分清理或未清理。这造成了虽然患者术后截瘫明显恢复，但术后 4 个月结核脓肿再次增大，患者再次截瘫的后果。因此，需要再次清理后路的病灶，并于前路开胸进行胸椎结核病灶清除。

　　患者于 2017 年 12 月 1 日行"后路 T_5、T_6 结核病灶清除 + 脊髓减压 + 右开胸胸椎结核病灶清除 + 脊髓减压 + 植骨术"。于后路原切口充分清除切口处脓肿及肉芽组织，可见 T_5、T_6 后方椎管硬膜后缘有大量肉芽组织，其厚 0.5 cm，压迫硬膜，扩大切开椎管，充分清除椎管内肉芽组织，减压。螺钉孔松动，植入同种异体骨组织以缩小螺钉孔。后路植入同种异体骨组织融合椎板。然后取左侧卧位，开胸打开椎旁清除脓肿、干酪组织及肉芽组织。切除 T_5、T_6 椎间盘及 T_6、T_7 椎间盘，硬膜前缘有厚约 0.5 cm 肉芽组织压迫硬膜，清理干净后将肋骨植入椎间缺损。

　　患者出院后每月门诊复查。术后 3 个月复查腰椎 CT 显示腰椎椎旁脓肿消失，内植入物稳定（图 2-25、图 2-26）。

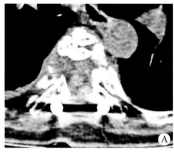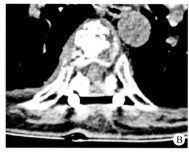

图 2-25　再次术后 3 个月胸椎 CT 横断面

A. 再次病灶清除减压植骨术后改变，可见后路椎板充分切除减压，椎管内脓肿及肉芽组织已充分切除干净；B. 椎体前方脓肿及病灶亦清除干净，前方植入肋骨亦可稳定脊柱

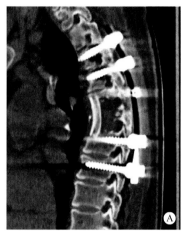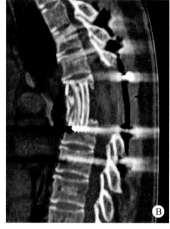

图 2-26　末次复查胸椎 CT 重建

A. 胸椎 CT 矢状位重建，可见 T_5、T_6 经病灶清除后，T_5 残余上 1/4，T_6 椎体全部切除，缺损处植入肋骨以稳定脊柱，后方椎管内脓肿及肉芽组织已充分切除干净；B. 胸椎 CT 矢状位重建，箭头所指位置可见病灶清除彻底

【讨论分析】

本病例是一个提示脊柱结核患者合并截瘫手术时机选择的问题。此患者开始在综合医院进行诊治，因综合医院的医师对结核病，尤其是脊柱结核合并截瘫的认识不足，术前及术后未规范化使用抗结核药，且术中对结核病灶的清除不彻底，而导致术后出现脊柱结核截瘫、术后复发复治造成再次截瘫。

在本例病例中，患者首次就诊于综合医院，因存在截瘫症状而进行了 T_5、T_6 段脊髓减压手术，术前未用抗结核药治疗，术后 2 周内亦没有进行任何抗结核药治疗。这与脊柱结核规范化治疗是不相符的。

脊柱结核所致截瘫可分为两种：一种见于活动性脊柱结核；另一种见于陈旧性脊柱结核。活动性脊柱结核，截瘫主要由冷脓肿、死骨、结核性肉芽肿及干酪样坏死物压迫脊髓所致。手术减压治疗可快速清除致压物，有助于神经功能更快、更好地恢复，因而对于此类合并截瘫的脊柱结核多主张早期行手术治疗。通常，脊柱结核手术治疗需建立在抗结核治疗的基础上，术前抗结核治疗可抑制结核分枝杆菌生长，减少病灶内结核分枝杆菌，避免手术造成细菌播散。术前未抗结核治疗或抗结核治疗不规范是手术失败、术后结核复发的主要原因。尽管术前抗结核治疗已广泛应用于临床，但是对于需多长时间抗结核治疗后方可行手术治疗仍然争议不断。治疗合并神经功能障碍的活动性胸椎脊柱结核时，手术时机的选择则更为棘手，既要保证围手术期安全、防止结核分枝杆菌播散，又要尽早手术解除神经压迫，避免神经功能不可逆的损伤。对于合并截瘫的脊柱结核，有观点认为神经功能恢复情况与脊髓压迫时间长短无相关性，术前抗结核治疗所占用的时间不会影响远期神经功能恢复。即便如此，多数学者仍认为若脊髓压迫时间长，则脊髓内部将出现软化灶等不可复性改变，将严重影响脊髓功能恢复；再者，神经功能障碍快速进行性恶化提示脊髓机械性压迫因素不断加重、受累节段病理性脱位或脊髓血管受侵犯，而这些都严重影响神经功能恢复。另外，对于胸椎结核患者，由于胸椎椎管狭窄且胸髓血供相对较差，故脊髓对压迫的耐受性较差，需尽早手术治疗解除压迫。基于上述几点原因，患者可以在抗结核治疗不足 2 周即行病灶清除、神经减压术。术中彻底清除神经压迫，使硬膜囊充分减压至膨隆、脊髓搏动好。

对于脊柱结核合并截瘫，虽然早期手术可以提高截瘫的治疗效果，但是抗结核药治疗是脊柱结核治疗的根本，并贯穿于整个治疗过程。"早期、联合、足量、规律、全程"的治疗原则依然适用于任何脊柱结核的治疗。对于截瘫患者可以根据截瘫的程度和进展速度适当增减用药时间：如果截瘫未进行性加重，而且在抗结核治疗后，结核中毒症状减轻，体温低于37.5℃、红细胞沉降率＜40mm/h 或降至正常、血红蛋白＞100g/L 时，则可以适当延长术前抗结核药治疗时间。若对病变呈活动性的截瘫或截瘫呈进行性加重，且病灶脓液较多或伴有巨大流注脓肿的患者，临床不经手术清除病灶，其红细胞沉降率很难降至 40mm/h 以下。术前抗结核治疗虽不到 2 周，在排除活动性肺结核和心肺功能障碍的前提下应尽早手术，脓肿清除后红细胞沉降率则可很快下降。张宏其等对 22 例截瘫患者行手术治疗，术前、术后定量检测外周血结核分枝杆菌 DNA 含量显示无明显差别，说明手术对这类脊柱结核患者结核分枝杆菌在体内播散的程度没有明显影响，在完善相关术前准备、无其他手术禁忌的情况下，提早手术治疗是安全、可行的。但是术前及术后不能坚持正规化疗、术后病灶部位未严格制动、术中清除病灶不彻底、自身营养不良、病灶范围广等因素，与术后脊柱结核复发有显著相关性。本例患者术后 CT 显示未能在术中充分清除病灶，可见仍有椎前脓肿。术中清除病灶应充分暴露病椎及上下各一健康椎体，切除的病灶包括硬化骨、结核肉芽组织、坏死物质在内的所有骨质，切除椎体向后突出的腐骨质，剥除或松解硬膜外肉芽组织，以及解除一切刺激、压迫脊髓因素。探查脊髓腔要到达健康部位，粘连特别严重时也至少剥离显露半个脊髓，术中严禁刺激和损伤脊髓。保留的残椎一定要确保无空洞或硬化壁，直至达到正常或接近正常椎体骨质，才能起到根治的目的，为植骨及内固定创造条件。

【经验总结】

综上所述，本病例给我们的启示为在脊柱结核合并截瘫的治疗上，需要规范化的抗结核药治疗，最好有专科的医师进行诊治，充分了解脊柱结核的特性及规范化诊治。在抗结核药控制下早期手术是截瘫恢复的关键，对于急性脊髓损伤的结核患者可以适当行早期手术治疗，但必须有强力的抗结核药治疗支持；对于截瘫症状经卧床及抗结核治疗后，没有进行性加重的患者，可以适当延长术前抗结核治疗时间。

参考文献

秦世炳，2013. 重视结核病诊治和脊柱结核手术时机的选择 [J]. 中国骨伤，26（7）：533-535.

Valafar F，2016. Pathogenesis of multi drug-resistant and extensively drug-resistant tuberculosis as a determinant of future treatment success[J]. Int J Mycobacteriol，5（Suppl 1）：S64-S65.

Rahman M A，Sarkar A，2017. Extensively Drug-resistant Tuberculosis（XDR-TB）：A daunting challenge to the current End TB Strategy and policy recommendations[J]．Indian J Tuberc，64（3）：153-160.

Pang Y，Lu J，Huo F，et al，2017. Prevalence and treatment outcome of extensively drug-resistant tuberculosis plus additional drug resistance from the National Clinical Center for Tuberculosis in China：A five-year review [J]．J Infect，75（5）：433-440.

Falzon D，Schiieman H J，Harausz E, et al, 2016. World Health Organization treatment guidelines for drug-resistant tuberculosis，2016 update．Geneva：World Health Organization.

（秦世炳　范　俊）

病例 2-3

【病例摘要】

患者，男性，36 岁，患者 2 年前无明显诱因出现腰背部疼痛，活动无明显受限，无咳嗽、咳痰，无憋喘、胸闷、胸痛，未行诊疗，一般活动不受限制。患者 2 个月前感腰背部疼痛加重，偶尔咳嗽、咳痰，咳少量黏痰，无憋喘、胸闷、胸痛，伴有全身乏力，偶尔夜间盗汗、午后低热，最高 37.2 ℃，就诊于某院，给予胸椎 MRI 检查后，考虑"胸椎结核"，遂于 2016 年 5 月 3 日就诊于某附属医院，给予胸椎 DR、CT 及 MRI 检查，考虑"胸椎结核（T_{11}、T_{12}）"，给予 HRZE 异烟肼（每次 0.3g，1 次 / 日）、利福平（每次 0.45g，1 次 /日）、乙胺丁醇（每次 0.75g，1 次 / 日）、吡嗪酰胺（每次 0.5g，3 次 / 日）方案抗结核治疗，于 2016 年 5 月 26 日在全身麻醉（简称全麻）下行胸椎结核后路病灶清除植骨融合内固定术，术后病理考虑"结核"，继续给予 HRZE 方案抗结核治疗至今。术后仍间断发热，最高 38.5℃，并于半个月前背部切口中段出现肿胀。为行进一步诊疗来院，门诊以"胸椎结核术后"收入院。患者自发病以来，神志清，精神可，饮食稍差，睡眠尚可，大小便正常，体重较前减轻约 6kg。

患者 5 年前曾患有"结核性胸膜炎"，给予 HRZE 抗结核治疗 2 年余，治愈。

入院体格检查：胸腰段背部见陈旧性手术切口，切口中段肿胀，稍高出皮肤表面，无红肿热痛，质软，无明显界线；胸腰椎生理曲度存在，胸腰段压痛明显，叩击痛阳性，活动明显受限；双下肢感觉、运动正常，双下肢肌力 4+ 级，肌张力不高，双侧膝、踝反射正常存在，双侧直腿抬高试验阴性，双侧"4"字试验阴性，双侧髌阵挛、踝阵挛阴性，双侧巴宾斯基征未引出，双侧足背动脉搏动良好。

辅助检查：查椎旁 B 超，见图 2-27 至图 2-31。

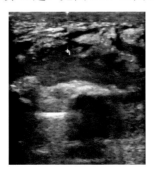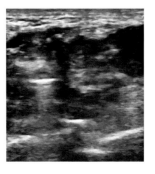

图 2-27　2016 年 7 月 6 日椎旁 B 超

背部椎旁探及液实混杂回声区，液实参半，实性成分位于深部，液性成分较表浅，呈多片、局限性，透声差，内见絮状物漂浮，上下距离与刀口长度基本一致，深约 2.0cm

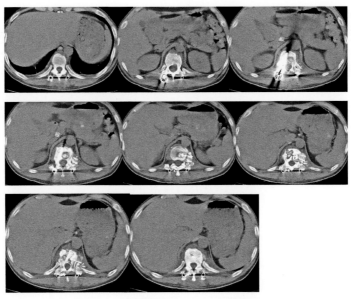

图 2-28　2016 年 7 月 6 日 CT 扫描横断面

显示 T_9、T_{10}、T_{12}、L_1、L_2 椎体内见金属固定器影，T_{11}、T_{12} 椎体相对缘见骨质破坏，并见植骨影，邻近骨质硬化，周围软组织明显肿胀。右侧腰大肌见椭圆形高密度灶，边界清。扫描野示：双侧胸膜增厚，邻近肺野内见索条灶

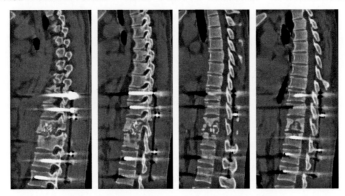

图 2-29　2016 年 7 月 6 日 CT 扫描矢状位

显示 T_9、T_{10}、T_{12}、L_1、L_2 椎体内见金属固定器影，T_{11}、T_{12} 椎体相对缘见骨质破坏，骨质破坏区内见植骨

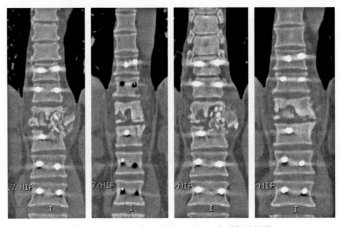

图 2-30　2016 年 7 月 6 日 CT 扫描冠状位

显示 T_9、T_{10}、T_{12}、L_1、L_2 椎体内见金属固定器影，T_{11}、T_{12} 椎体相对缘见骨质破坏，骨质破坏区内见植骨，椎旁脓肿形成

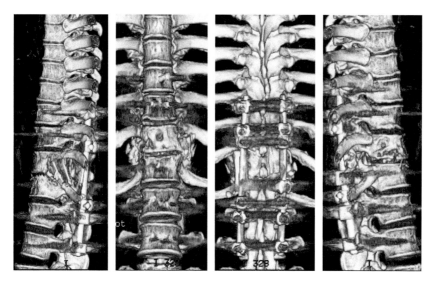

图 2-31　2016 年 7 月 6 日 CT 扫描

显示 T_9、T_{10}、T_{12}、L_1、L_2 椎体内见金属固定器影，T_{11}、T_{12} 椎体相对缘骨质不连续，并见植骨影，邻近骨质硬化

实验室检查：白细胞计数 13.31×10^9/L，血红蛋白 120g/L，中性粒细胞 0.771，中性粒细胞数 10.28×10^9/L，红细胞沉降率 51mm/h，D- 二聚体 1.00mg/L，C 反应蛋白 29.93mg/L，结核抗体阳性反应。肝肾功能：正常。

入院后给予调整抗结核治疗方案，力克菲疾（每次 0.3g，3 次 / 日）、利福平（每次 0.6g，1 次 / 日，静脉滴注）、吡嗪酰胺（每次 0.75g，2 次 / 日）、丙硫异烟胺（每次 0.2g，3 次 / 日）、左旋氧氟沙星（每日 0.6g，1 次 / 日，静脉滴注）；抗感染治疗，头孢替安（每次 2.0g，2 次 / 日）。并在 2016 年 7 月 6 日行背部脓肿穿刺抽取黄褐色脓性液体约 15ml，病灶结核分枝杆菌 DNA 测定：结核分枝杆菌 DNA 检测 40 000 拷贝 / 毫升。

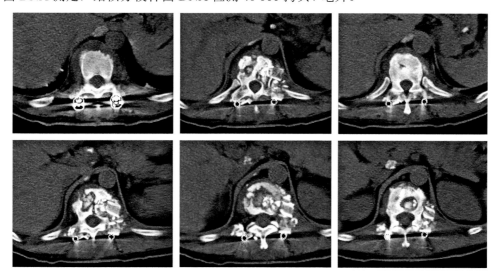

图 2-32　2016 年 7 月 25 日胸椎 CT 扫描横断面

显示 T_9、T_{10}、T_{12}、L_1、L_2 椎体内见金属固定器影。T_{11}、T_{12} 椎体相对缘见骨质破坏，并见植骨，邻近骨质硬化，周围软组织明显肿胀。右侧腰大肌见椭圆形高密度灶，边界清。扫描野示：双侧胸膜增厚，邻近肺野内见索条灶；腹膜后见钙化淋巴结。与 2016 年 7 月 6 日 CT 扫描片比较，椎体周围软组织肿胀略减轻

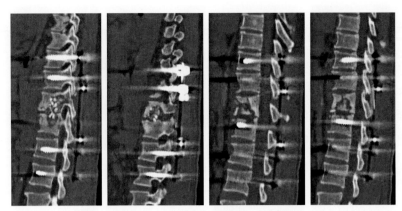

图 2-33　2016 年 7 月 25 日胸椎 CT 扫描矢状面

显示 T_9、T_{10}、T_{12}、L_1、L_2 椎体内见金属固定器影。T_{11}、T_{12} 椎体相对缘见骨质破坏明显，并见死骨及植骨，邻近骨质硬化

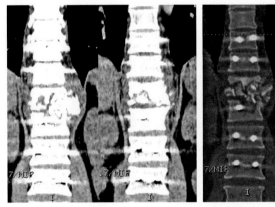

图 2-34　2016 年 7 月 25 日胸椎 CT 扫描冠状面

显示 T_9、T_{10}、T_{12}、L_1、L_2 椎体内见金属固定器影。T_{11}、T_{12} 椎体相对缘见骨质破坏，并见植骨及死骨，邻近骨质硬化，周围软组织明显肿胀，脓肿形成。右侧腰大肌见椭圆形高密度灶，边界清

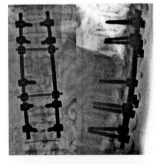

图 2-35　2016 年 8 月 22 日 DR 正侧位

显示内固定稳定，未见明显脓肿

注：direct digital radiography 直接数字 X 线摄影，本书简称 DR

2016 年 7 月 26 日在全麻下行胸椎后路原内固定物取出＋结核病灶清除＋内固定术＋经左胸结核病灶清除、植骨融合术，见图 2-32 ～图 2-35。术后血常规化验：丙氨酸氨基转移酶 65U/L，门冬氨酸氨基转移酶 62U/L，总蛋白 61.7g/L，白蛋白 34.1g/L，白细胞 9.53×10^9/L，红细胞 2.90×10^{12}/L，血红蛋白 86g/L，血细胞比容，红细胞沉降率 70mm/h，C 反应蛋白 23.28mg/L，余尿常规、凝血四项、D- 二聚体等无异常。

术后抗结核治疗方案：对氨基水杨酸（每次 8g，1 次 / 日，静脉滴注）、异烟肼（每次 0.4g，1 次 / 日，静脉滴注）、利福平注射液（每次 0.6g，1 次 / 日，静脉滴注）、左旋氧氟沙星（每次 0.6g，1 次 / 日，静脉滴注）、吡嗪酰胺（每次 0.75g，2 次 / 日）、乙胺丁醇（每次 0.75g，1 次 / 日），共 28d。

术后第 4d 拔出创腔引流管，第 5d 拔出胸腔引流管，第 3 周下床，术后第 28d 出院。

2017 年影像检查跟踪（图 2-36 至图 2-41）。

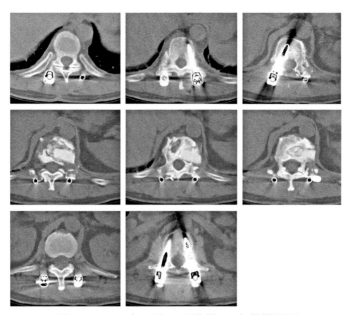

图 2-36　2017 年 3 月 13 日胸椎 CT 扫描横断面

显示 T_9、T_{10}、T_{12}、L_1、L_2 椎体内见金属固定器影。T_{11}、T_{12} 椎体相对缘见骨质有破坏，并见植骨块，邻近骨质硬化，周围软组织略肿胀

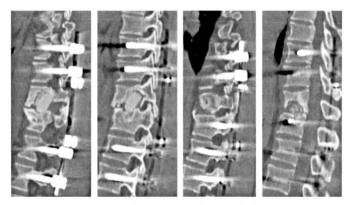

图 2-37　2017 年 3 月 13 日胸椎 CT 扫描矢状面

显示 T_9、T_{10}、T_{12}、L_1、L_2 椎体内见金属固定器影。T_{11}、T_{12} 椎体相对缘见骨质有破坏，并见植骨块，邻近骨质硬化

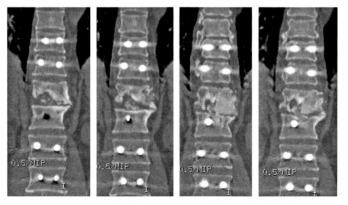

图 2-38　2017 年 3 月 13 日胸椎 CT 扫描冠状面

显示 T_9、T_{10}、T_{12}、L_1、L_2 椎体内见金属固定器影。T_{11}、T_{12} 椎体相对缘见骨质破坏，并见植骨，邻近骨质硬化，周围软组织略肿胀

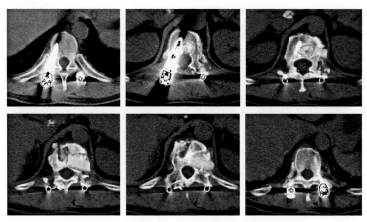

图 2-39　2017 年 6 月 1 日胸椎 CT 扫描横断面

显示 T_9、T_{10}、T_{12}、L_1、L_2 椎体内见金属固定器影。T_{11}、T_{12} 椎体相对缘毛糙，并见植骨，部分已融合，邻近骨质硬化，周围软组织略肿胀。扫描野示：双侧胸膜增厚，邻近肺野内见索条灶；右侧腰大肌见椭圆形混杂密度灶，边界欠清

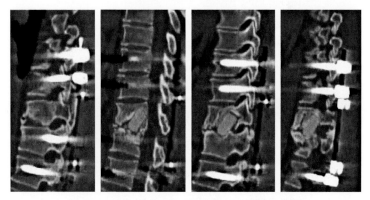

图 2-40　2017 年 6 月 1 日胸椎 CT 扫描矢状面

显示 T_9、T_{10}、T_{12}、L_1、L_2 椎体内见金属固定器影。T_{11}、T_{12} 椎体相对缘毛糙，并见植骨，部分已融合，邻近骨质硬化，周围软组织略肿胀。扫描野示：双侧胸膜增厚，邻近肺野内见索条灶；右侧腰大肌见椭圆形混杂密度灶，边界欠清

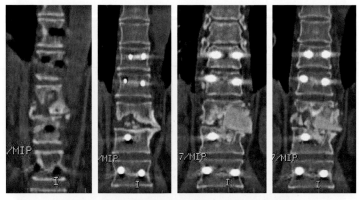

图 2-41　2017 年 6 月 1 日胸椎 CT 扫描冠状面

显示 T_9、T_{10}、T_{12}、L_1、L_2 椎体内见金属固定器影。T_{11}、T_{12} 椎体相对缘毛糙，并见植骨，部分已融合，邻近骨质硬化，周围软组织略肿胀。扫描野示：双侧胸膜增厚，邻近肺野内见索条灶；右侧腰大肌见椭圆形混杂密度灶，边界欠清

　　2018 年 2 月 26 日全麻下行胸椎结核内固定取出＋钉道植骨融合术，术后继续抗结核治疗 3 个月（图 2-42 至图 2-48）。

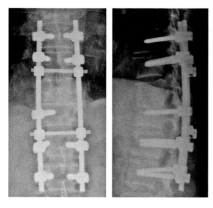
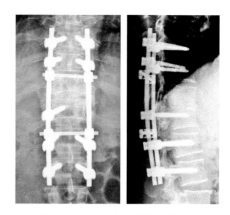

图 2-42　2018 年 1 月 3 日 DR

显示 T_9、T_{10}、T_{12}、L_1、L_2 椎体内见金属固定器影。T_{11}、T_{12} 椎体间隙变窄融合，周围软组织无明显肿胀，符合胸椎结核内固定术后所见

图 2-43　2018 年 2 月 23 日 DR

显示 T_9、T_{10}、T_{12}、L_1、L_2 椎体内见金属固定器影。T_{11}、T_{12} 椎体间隙融合，周围软组织无肿胀，符合胸椎结核内固定术后所见

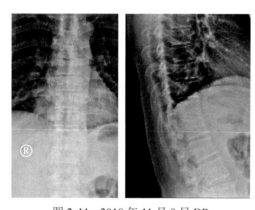

图 2-44　2018 年 11 月 9 日 DR

显示 T_{11}、T_{12} 椎体融合，并见植骨，T_{11}、T_{12} 椎间隙变窄，周围软组织略肿胀。余椎体边缘见轻度骨质增生。结合临床，符合胸椎结核术后所见·

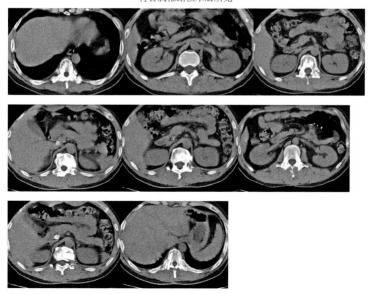

图 2-45　2018 年 11 月 9 日胸椎 CT 扫描横断面

显示 T_9、T_{10}、T_{12}、L_1、L_2 椎体内见指样密度影。T_{11}、T_{12} 椎体见植骨并融合，邻近骨质硬化，周围软组织无肿胀。余椎体边缘见轻度骨质增生。符合胸椎结核术后所见

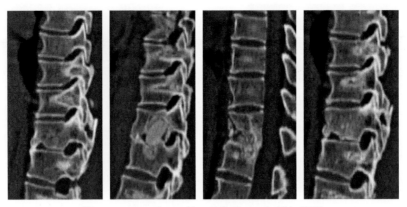

图 2-46　2018 年 11 月 9 日胸椎 CT 扫描矢状面

显示 T_9、T_{10}、T_{12}、L_1、L_2 椎体内见指样密度影。T_{11}、T_{12} 椎体见植骨并融合，邻近骨质硬化，周围软组织无肿胀。余椎体边缘见轻度骨质增生。符合胸椎结核术后所见

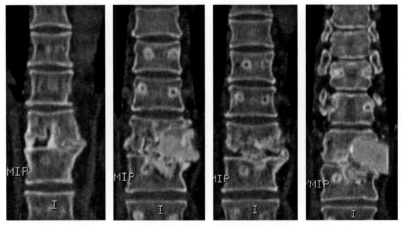

图 2-47　2018 年 11 月 9 日胸椎 CT 扫描冠状面

显示 T_9、T_{10}、T_{12}、L_1、L_2 椎体内见指样密度影。T_{11}、T_{12} 椎体见植骨并融合，邻近骨质硬化，周围软组织无肿胀。余椎体边缘见轻度骨质增生。符合胸椎结核术后所见

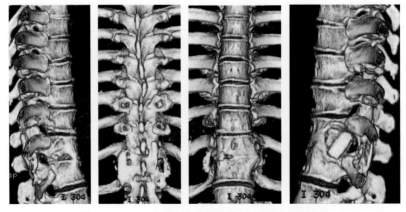

图 2-48　2018 年 11 月 9 日胸椎 CT 扫描三维重建

显示 T_9、T_{10}、T_{12}、L_1、L_2 椎体序列良好，T_{11}、T_{12} 椎体见植骨并融合，邻近骨质硬化，周围软组织无肿胀。余椎体边缘见轻度骨质增生。符合胸椎结核术后所见

【讨论分析】

该患者术前诊断明确，抗结核治疗4周，在全麻下行胸椎结核后路内固定病灶清除植骨融合术，术后出现脓肿及窦道，内固定松动。分析可能的原因包括以下几方面。

1. 手术时机选择可能不当 多数学者认为术前有效抗结核治疗2～4周以上，患者全身状况改善（血红蛋白不低于100g/L），红细胞沉降率明显好转（40～50mm/h以下），便可以手术治疗。若抗结核治疗2～4周时，结核中毒症状改善不佳，特别是伴有椎旁大量脓肿形成者，可暂缓手术，先行经皮置管脓肿引流及灌洗，待结核中毒症状有所缓解时再选择手术，可能复发的风险会有所降低。研究证明，红细胞沉降率和C反应蛋白与肺结核病情活动性及结核扩散存在中度正相关性，C反应蛋白的相关性及特异性更好，应作为脊柱结核患者术前检查的一项常规项目，可帮助术者更准确地了解结核病灶的活动性，从而决定手术时机。该患者虽然术前抗结核治疗4周，但术前没有做出详细的评估，红细胞沉降率较高，未得到明显改善；患者仍处于贫血状态，未得到明显改善，免疫功能较低；未进行术前的影像学再评估，而是参照4周前的影像学资料直接手术，脓肿是否减小或增大、病变范围是否改变等不得而知。

2. 病灶清除不够彻底 脊柱结核的病灶包括脓液、干酪样坏死物、肉芽组织、死骨、坏死的椎间盘、病灶壁、壁外的硬化骨质等。彻底地清除病灶直至健康组织，可改善局部血液循环，提高抗结核药的渗透及浓度，减少机体病菌负荷量，促进组织的愈合。该患者选择后路手术，而病变主要位于椎体，脓肿跨越上下3个椎体，视野显露差，难以清除彻底，第2次手术所见也得到了证实。

3. 植骨方式欠妥 理想的骨移植材料应同时具备骨诱导、骨传导及骨生成3种作用，为维持脊柱前柱的稳定性，支撑植骨为最佳。在植骨取材方面，自体骨移植一直是最常用、最有效的方法，首选髂骨块，也可选择同种异体骨、人工骨，有时候为提高支撑作用，选用钛笼。该患者选择手术切除的自体棘突、椎板、肋骨等，均为颗粒骨，难以起到支撑作用，且大部分为皮质骨，骨生成细胞少、结构致密不利新生血管长入。由于是颗粒植骨，尽管术中进行了打压，但颗粒之间的缝隙较大，在病灶清除不够彻底的情况下，脓液很快将植入的颗粒骨包围，使其缺乏血液供应，很容易成为病灶的一部分。

【经验总结】

1. 对于主要位于前柱椎体的脊柱结核患者，需要认真评估病变的范围，即使责任节段只有一个（骨破坏最严重者），也要参考其他病变节段的情况，尽可能选择前路手术或前后路联合手术，以保证病灶清除更为彻底，选择单纯后路手术需慎重。

2. 对于所有的脊柱结核患者，营养支持是基础治疗，因为病程较长，消耗大，应定期给予营养风险评估。即使那些在手术前看似营养状况较好的患者，围手术期也存在较高的营养风险，尤其术后1周内的营养状况较差，应给予重点营养干预，以促进患者康复。可给予高热量、高蛋白质、高维生素饮食，保证每日供给热量130kJ/kg、蛋白质1.5g/kg。住院时进行贫血筛查，纠正贫血与低蛋白血症，对于功能性贫血患者，采用优化自身造血措施，使用重组人促红细胞生成素（EPO）联合铁剂的治疗，EPO10 000 IU皮下注射，隔日1次，至血红蛋白≥120g/L时停药。

参 考 文 献

郝蓉美，王传庆，侯代伦，等，2017. 脊柱结核非手术治疗临床管理路径研究（附 102 例临床分析）[J]. 中国防痨杂志，39（8）：862-869.

沈雄杰，李伟伟，王锡阳，2011. 胸腰段脊柱结核术后未愈及术后复发原因的探讨 [J]. 医学临床研究，28（4）：616-619.

袁保东，郑春兰，肖勇，等，2008. 血沉及高敏 C 反应蛋白判定肺结核病情活动的价值 [J]. 武汉大学学报（医学版），29（4）：524-527.

Kondrup J，Rasmussen H H，Hamberg O，et al，2003. Nutritional risk Screening（NRS2002）: a new method based on analysis of controlled clinical trials[J]. Clin Nutr，22（3）：321-336.

（王传庆　张　强）

病例 2-4

【病例摘要】

患者，男性，23 岁，以"胸椎结核术后 2 个月，复发 3 周"于 2014 年 12 月 29 日入院。患者 2 个月前因"$T_{9\sim12}$ 椎体结核"在某医院行胸椎结核后路病灶清除钉棒内固定术，手术顺利，术后给予抗结核 [异烟肼（每次 0.3g，1 次 / 日）、利福平（每次 0.6g，1 次 / 日）、乙胺丁醇（每次 1g，1 次 / 日）、吡嗪酰胺（每次 0.5g，3 次 / 日）]、抗感染（头孢呋辛钠每次 1.5g，3 次 / 日）、止血支持对症治疗，切口愈合良好，术后恢复顺利出院，无下肢感觉、活动异常。入院前 3 周患者背部切口红肿，返院行清创手术，术后恢复差。为进一步诊治，来院就诊。门诊以"胸椎结核术后"收入院。发病以来，无发热、盗汗，无明显咳嗽、咳痰，无心悸、胸闷、腹痛、腹胀等，饮食、睡眠可，体重无明显变化。

专科检查：背部正中线上可见约 10 cm 手术瘢痕，对合整齐，无明显渗液，未拆线，切口左旁有 5cm×4cm 包块，局部有红肿、压痛，有波动感，与周围组织界线清楚。胸廓对称，双侧呼吸动度一致，触觉语颤对等，叩诊双肺呈清音，听诊双肺呼吸音粗，未闻及干湿啰音及胸膜摩擦音。心界无扩大，心率 85 次 / 分，律齐，心音可，各瓣膜听诊区未闻及病理性杂音。脊柱生理弯曲存在，脊柱四肢无畸形；生理反射存在，病理反射未引出。

入院后辅助检查：血、尿、粪常规未见明显异常。肝肾功能、电解质、空腹血糖、血脂、凝血四项未见明显异常。红细胞沉降率 57mm/h。结核抗体、蛋白芯片检测均阳性。血型 O 型，Rh（+）。B 超提示肝胆胰脾双肾声像图未见异常；胸腔、腹腔、心包腔未见积液。心脏彩超：心内结构未见异常，左心收缩舒张功能正常，未见异常血流。心电图：窦性心律，心率 70 次 / 分，心电轴不偏；T 波低平。胸部 CT：右上肺少许渗出灶、斑点灶、小片状密度增高影，提示继发性肺结核；左侧胸腔少量积液。入院影像学检查见图 2-49 至图 2-51。

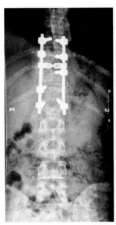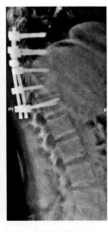

图 2-49　患者术后 1 个月胸腰椎结核术后 X
线正侧位

T_{11}、T_{12} 病灶清除内固定术后

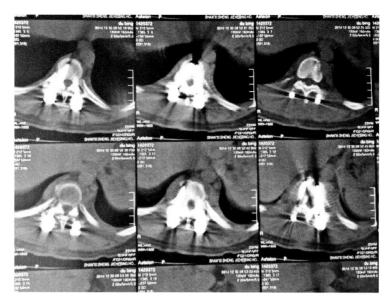

图 2-50　CT 横断面骨窗，胸椎内固定术后改变

可见椎旁脓肿影

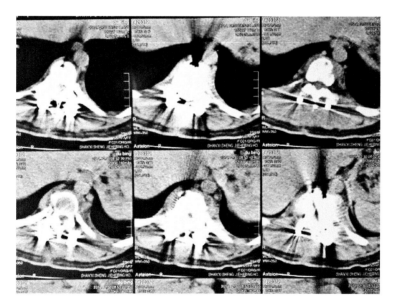

图 2-51　CT 横断面纵隔窗，胸椎内固定术后改变

可见椎旁脓肿影

外院术后诊断为胸椎结核，术后 1 月余切口脓肿形成，应为胸椎结核脓肿复发，经切开清创后愈合不佳，切口旁胸壁包块考虑为与椎旁脓肿相通的结核性冷脓肿。入院诊断：① $T_{10\sim11}$ 椎体结核内固定术后复发；②左侧胸壁结核。

复治原因分析：①综合医院对结核病认识不充分，患者在外院治疗期间术前使用 HRZE 方案抗结核治疗 2 周，抗结核疗程较短；②院外行单纯后路钉棒内固定术，椎旁死骨及脓肿未能充分清理。

诊疗经过：患者外院以 HRZE 方案抗结核治疗，本次为脊柱结核复治，相关检查未见确切结核分枝杆菌耐药证据，入院后给予 **6HRZAMLfxPAS/18HRLfx** 方案抗结核 [异烟肼（每次 0.3g，1 次 / 日）、利福平（每次 0.6g，1 次 / 日）、吡嗪酰胺（每次 0.5g，3 次 / 日）、阿米卡星（每次 0.4g，1 次 / 日）、左氧氟沙星（每次 0.6g，1 次 / 日）、对氨基水杨酸钠（每次 8g，1 次 / 日）]、保肝等治疗。治疗过程中于背部切口处有两处窦道形成，约 1cm×1cm、1.5cm×2cm，内有脓性分泌物流出，局部红肿、压痛。留取脓液送检进行培养、结核分枝杆菌相关检查，均未检出致病菌。

经抗结核、窦道引流、换药治疗，瘘口逐渐愈合，但在愈合后约 50d，第 1 次术后 120d 时再次于切口处出现脓肿形成并破溃。

经非手术治疗伤口长期难以有效愈合，经全科讨论后决定先行取出内固定，二期清除坏死组织重新置入内固定。于 2015 年 6 月 11 日在全麻下行 T_{10}、T_{11} 椎体结核内固定钢板拆除术，并同期行左侧胸壁结核病灶清除术。术后病理检查示："左侧胸壁"纤维组织结核性炎伴坏死，抗酸染色阴性。2015 年 7 月 3 日复查 CT 见图 2-52，图 2-53。

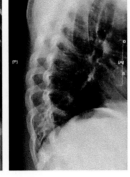

图 2-52　内固定取出后胸椎正侧位 X 线片

可见原植入内固定均取出，未见内固定影

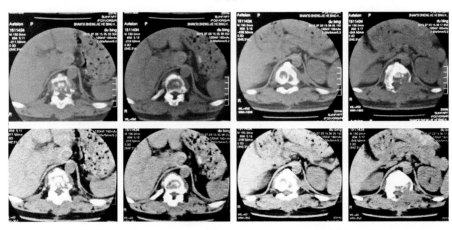

图 2-53　CT 横断面

左侧背部皮肤局部增厚粘连，椎体明显死骨及椎旁脓肿形成

经积极治疗后瘘口愈合良好，于 2015 年 7 月 15 日在全麻下行 T_{11}、T_{12} 椎体结核病灶前路清除植骨内固定术。术后病理检查示："T_{10}、T_{11} 椎体及椎间盘"骨组织、纤维组织已经形成慢性肉芽肿、坏死及退变的软组织已经恢复；抗酸染色阴性，片内结构提示结核改变。病灶清除植骨内固定术后影像学检查见图 2-54 至图 2-58。

术后恢复顺利，如期拆线，伤口愈合良好，安排出院，院外继续口服异烟肼（0.3g，1 次 / 日）、利福平（0.6g1 次 / 日）、左氧氟沙星（0.6g，1 次 / 日）。术后 2 年持续追踪复诊，未见复发。

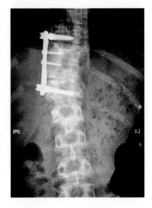

图 2-54　胸椎正位 X 线片

$T_{11\sim12}$ 椎体结核病灶前路清除植骨内固定，可见前路内固定影

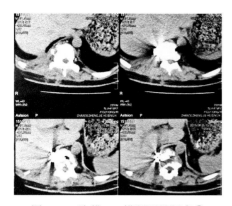

图 2-55 胸椎 CT 横断面纵隔窗①

T_{11}、T_{12} 椎体结核病灶前路清除植骨内固定术后改变，可见前路内术后改变，可见前路内固定影，椎旁无明显脓肿

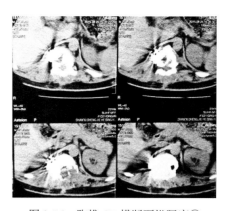

图 2-56 胸椎 CT 横断面纵隔窗②

T_{11}、T_{12} 椎体结核病灶前路清除植骨内固定术后改变，可见前路内固定影，椎旁无明显脓肿

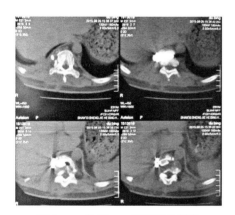

图 2-57 胸椎 CT 横断面骨窗③

T_{11}、T_{12} 椎体结核病灶前路清除植骨内固定术后改变，可见前路内固定影，椎旁无明显脓肿

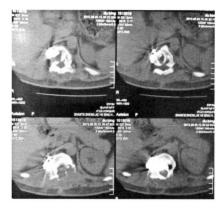

图 2-58 胸椎 CT 横断面骨窗④

T_{11}、T_{12} 椎体结核病灶前路清除植骨内固定术后改变，可见前路内固定影，椎旁无明显脓肿

【讨论分析】

本例胸椎结核患者历经 3 次全麻手术（外院 1 次，我院 2 次），长达近 8 个月（外院近 2 个月，我院 6 个月）的住院治疗，给患者的精神和身体带来巨大的折磨。

脊柱结核术前抗结核治疗时间目前仍存在一定争议。大多数学者认为术前应以规范抗结核药治疗 2～4 周，但缺乏充分的循证医学证据支持。对于病灶相对稳定、一般状况较好、无明显耐药情况的患者，经治疗后红细胞沉降率和 C 反应蛋白等指标显著下降（红细胞沉降率＜ 50mm/h，C 反应蛋白＜ 25mg/L）的患者，术前抗结核疗程可以适当缩减。有学者认为术前红细胞沉降率和 C 反应蛋白正常才是最合适的手术时机，但临床实践中大多数患者的红细胞沉降率和 C 反应蛋白难以达到正常标准。术前抗结核治疗疗程的确定可以参考以下几个方面：①初治结核术前以四联抗结核药应用 3 周以达到控制结核，为手术的最佳时机；②对于截瘫患者可以根据情况早期适当增减用药时间；③合并其他部位结核的患者，如菌阳肺结核、肾结核、肝结核等，术前抗结核药治疗时间需相应延长至 6～12 周；④体温得到控制（38℃以下）是手术时机选择的关键指征；⑤疼痛缓解亦可视为结核得到有效控制的一个重要指征，可通过疼痛评分（VAS）动态观察抗结核药治疗的效果以辅助决定手术时间；⑥红细胞沉降率下降期或稳定期说明结核分枝杆菌得到控制，病变没有大的严重发展。

随着椎弓根螺钉的普遍应用及手术技术的进步，单纯后路手术在脊柱结核的治疗上逐渐占有越来越重要的地位，但前路手术在清除病灶和重建椎体高度方面仍然具有不可比拟的优势。对于有明显的椎旁脓肿形成的患者，单纯后路手术在清除脊柱前部病灶时确定病灶范围困难，难以彻底清除广泛的椎旁脓肿从而易导致术后复发。单纯后正中切口入路，在单侧或双侧椎旁脓肿，双侧脓肿范围≤3个节段，确保后方可抽吸干净的情况下可优先考虑。前路彻底清除病灶主要指充分清除干酪、肉芽、脓肿、坏死组织及死骨等，病灶区的硬化骨和亚健康骨可以适当保留。

【经验总结】

我们认为对于脊柱结核的患者，一方面需要根据患者的一般情况和炎性指标转归情况综合考虑确定术前抗结核疗程；另一方面需要结合影像学资料根据患者具体的病灶范围、骨质破坏情况选择合适的手术方式。椎旁脓肿残留一旦出现术后复发，首先应积极寻找细菌耐药证据，调整敏感的抗结核方案。若经积极抗结核治疗、清创换药后仍反复发作难以愈合，往往需行内固定拆除，二期行病灶清创，在前路手术充分清除病灶的基础上可同期行植骨融合内固定植入。

参考文献

胡斌，钱选昆，王文己，2016.一期单纯后路和前后联合入路病灶清除植骨内固定术治疗脊柱结核的临床疗效对比 [J].脊柱外科杂志，14（5）：267-271.

秦世炳，2013.重视结核病诊治和脊柱结核手术时机的选择 [J].中国骨伤，26（7）：533-535.

沈兴利，张子凡，孙柏峰，等，2018.脊柱结核手术治疗研究进展 [J].脊柱外科杂志，16（4）：253-256.

杨宗强，施建党，何胤，等，2015.脊柱结核治疗失败、复发的原因及防治措施 [J].骨科，6（5）：277-280.

（陈其亮　李军孝　成　鹏）

病例 2-5

【病例摘要】

患者，女性，21岁，因"腰椎结核术后5个月，窦道3月余"于2017年3月11日以"L_1、L_2 结核术后合并窦道"收入我院骨科。

患者5个月前因腰腿痛，就诊某省级医院骨科，行 MRI 检查（图2-59，图2-60）：L_1、L_2 骨质破坏，椎旁脓肿形成，考虑腰椎感染，未行细菌学检查，行"腰椎感染病灶清除，椎间植骨，椎弓根钉内固定术"。术后病理诊断："结核"，给予异烟肼（每次0.3g，1次/日）、利福平（每次0.45g，1次/日）、乙胺丁醇（每次0.75g，1次/日）、吡嗪酰胺（每次0.5g，1次/日）。术后6周佩戴支具下地行走锻炼，腰痛及下肢放射痛消失。术后7周时发现腰部刀口下端出现红肿，椎旁压痛明显，经省级医院检查及我院会诊考虑结核未愈，原病灶进展及周围脓肿形成，调整抗结核治疗方案为帕斯烟肼片（每次0.3g，3次/日）、左氧氟沙星（每次0.4g，1次/日）、乙胺丁醇（每次0.75g，1次/日）、吡嗪酰胺（每次0.5g，3次/日）、利福喷丁（每次0.45g，2次/周）。局部肿胀处穿刺，未能留取脓液送检。术后2个月刀口下端破溃、形成窦道，自行换药治疗，未愈合，偶有腰部及右大腿放射痛，术后5月余窦道未愈合，来我院门诊，以"腰椎结核术后合并窦道"收入院，拟行手术治疗。

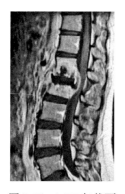

图 2-59 MRI 矢状面

L_1、L_2 椎体呈长 T_1WI 混杂 T_2WI 信号改变，L_1、L_2 椎体水平硬膜囊受压，椎管变窄，椎旁软组织增厚

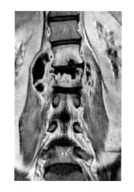

图 2-60 MRI 冠状面

L_1、L_2 椎体呈长 T_1WI 混杂 T_2WI 信号改变，L_1、L_2 椎体水平硬膜囊受压，椎管变窄，椎旁软组织增厚

骨科情况：患者步入病房，腰椎呈正常生理弯曲，$L_{1\sim3}$ 棘突压叩痛（−），平 L_3 棘突右侧压痛（+），按压时伴右下肢酸痛，腰背部刀口瘢痕长约 12cm，中下段见窦道，有草黄色脓液流出，椎旁压痛明显，四肢肌力、肌张力正常。生理反射正常，病理反射未引出。

辅助检查：MRI（2017 年 3 月 13 日）示 L_1、L_2 椎体骨质破坏，周围软组织及右侧腰大肌见长 T_2WI（磁共振 T_2 加权成像）（注：加权成像，weighted imaging, WI）信号团片影，局部进入椎管，硬膜囊受压，椎管狭窄，增强扫描见周围软组织病灶呈环状强化（图 2-61 至图 2-64）。

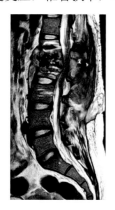

图 2-61 MRI 矢状面

L_1、L_2 椎体混杂信号改变，硬膜受压弯曲变形，椎管狭窄

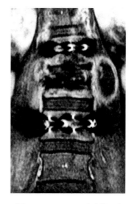

图 2-62 MRI 冠状面

L_1、L_2 椎体混杂信号改变，椎前及双侧腰大肌、右侧骶脊肌见多发小脓肿腔影

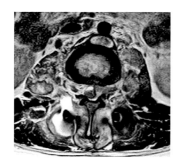

图 2-63 MRI 横断面 T_1WI

L_1、L_2 椎体混杂信号改变，硬膜受压弯曲变形，椎管狭窄，椎前及双侧腰大肌、右侧骶脊肌见多发小脓肿腔影，右侧硬膜前方挤压略明显

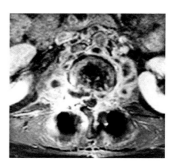

图 2-64 MRI 横断面 T_2WI

L_1、L_2 椎体混杂信号改变，硬膜受压弯曲变形，椎管狭窄，椎前及双侧腰大肌、右侧骶脊肌见多发小脓肿腔影，右侧硬膜前方挤压略明显

三维 CT（2017 年 3 月 21 日）示脊柱略左侧弯，L_1、L_2 椎体相对缘部分缺损，相应区域见高密度填充物，$L_{1\sim3}$ 椎体内见高密度固定物，局部椎管变窄，其旁软组织肿胀，相应背部皮下脂肪间隙见液性密度影（图 2-65、图 2-66）。

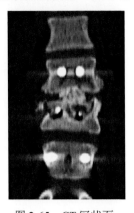

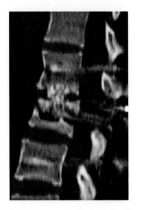

图 2-65　CT 冠状面

L_1、L_2 椎体间夹杂碎骨块，部分散落出椎体外，未见融合，椎旁腰大肌影增宽

图 2-66　CT 重建矢状面

L_1、L_2 椎体间夹杂碎骨块，部分散落出椎体外，未见融合

入院后完善检查，红细胞沉降率 19mm/h，C 反应蛋白 20.7mg/L，血常规正常，肝肾功正常。

全科讨论后认为：术后切口破溃、窦道经久不愈与手术前未抗结核治疗和手术未做到彻底病灶清除有关。决定在全麻下行 L_1、L_2 结核术后内固定取出术 + L_1、L_2 结核伴脓肿病灶清除椎间取髂植骨椎弓根钉内固定术。术中见：皮下脓肿，钉棒周围有脓液及坏死肉芽组织增生，脓液通过 L_1、L_2 右侧椎间孔通向前方病灶，完整取出 $L_{1\sim3}$ 椎弓根钉内固定，重新于 $T_{12}\sim L_{13}$ 椎弓根钉内固定。右侧肾切口：椎旁脓肿 L_1、L_2 水平，脓液约 250ml，干酪样坏死组织约 50ml，于 L_1、L_2 椎间彻底清除坏死骨并植入自体髂骨块。术后继续按术前抗结核治疗方案用药。术后病理：结核。

GeneXpert 检测：阳性，利福平敏感；结核分枝杆菌培养阴性。术后第 3d 拔除引流管，切口愈合，于术后 2 周出院。术后复查 DR：椎旁脓肿消失，植骨及内固定位置良好（图 2-67、图 2-68）。

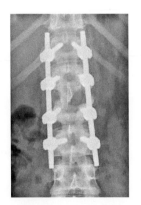

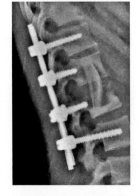

图 2-67　腰椎 X 线正位

腰椎序列正常，髂骨植骨块位置居中、内固定方向、位置好

图 2-68　腰椎 X 线侧位

腰椎序列正常，髂骨植骨块位置居中，内固定方向、位置好

出院后每月门诊复查，术后 1 年 DR、腰椎三维 CT：椎旁脓肿消失，L_1、L_2 椎间植骨部分融合（图 2-69 至图 2-72）。

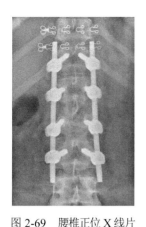

图 2-69　腰椎正位 X 线片

术后 1 年，腰椎序列正常，髂骨植骨块位置居中，内固定方向、位置好

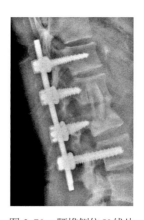

图 2-70　腰椎侧位 X 线片

术后 1 年，腰椎序列正常，髂骨植骨块位置居中，内固定方向、位置好

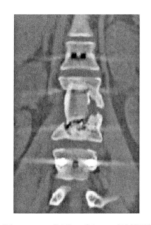

图 2-71　术后 1 年 CT 冠状面

腰椎序列正常，髂骨植骨块位置居中，上端已愈合，双侧腰大肌影无增宽

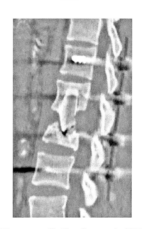

图 2-72　术后 1 年 CT 矢状面

腰椎序列正常，髂骨植骨块位置居中，上端已愈合，双侧腰大肌影无增宽

【讨论分析】

本例在手术时机选择方面存在问题。术前未应用抗结核药治疗 2～4 周，加之红细胞沉降率和 C 反应蛋白指数未平稳，在未明确疾病性质的前提下手术治疗、手术方案选择不合理是造成第 1 次手术失败的根本原因，导致术后 2 个月切口破溃，窦道经久不愈。由于患者调整抗结核治疗方案后红细胞沉降率及 C 反应蛋白指标明显降低，第 1 次术后腰椎稳定性改善，神经刺激症状消失，选择给予窦道换药及抗结核治疗。腰椎 MRI 显示：椎旁脓肿在非手术治疗期无明显缩小吸收，故决定在第 1 次术后 6 个月行第 2 次手术。

【经验总结】

对本病例复发原因进行回顾性分析，可为手术时机及手术方案的选择提供依据。首先，第 1 次术前未规律地应用抗结核药，化验指标未达标，即红细胞沉降率与 C 反应蛋白指数未平稳；其次，手术方案的选择，单纯后路手术治疗与前后联合入路相比较，清除椎体前方脓肿及骨病灶有一定的局限性，导致病灶残留。彻底的病灶清除为脊柱结核手术治疗成功的首要原则。第 1 次术后 2 个月出现切口不愈合，但术后症状明显改善，且红细胞沉降率与 C 反应蛋白指标明显降低；给予重新调整抗结核治疗方案、窦道换药，动态观察 3 个月，窦道经久不愈，且伴有神经症状。腰椎 MRI 显示：椎旁脓肿范围无缩小吸收，因此选择前后联合入路，再次手术治疗，清除病灶、植骨融合及内固定，患者恢复。脊柱结核手术的目的是清除无血运的、坏死的或不可逆的病变，提高组织的修复力，解除脊髓的压迫，内固定重建脊柱的稳定性，矫正或预防畸形的进展。故本例患者第 1 次手术应在明确诊断的基础上行后前路手术，既可固定重建脊柱的稳定性，又可完全清除病灶，同时可提高术后椎间植骨融合率。

　　在制订脊柱结核治疗方案时，要有预见性，手术方案的选择对脊柱结核的治疗至关重要。病灶清除不彻底是术后出现局限性积液、窦道、切口不愈合最常见的原因。彻底清除结核性病灶是脊柱结核手术目的之一，是治愈脊柱结核、减少复发的基础，也是病灶内使用内固定的安全保证。即使在有效的化疗之下，如手术方案选择出现偏差，也容易出现窦道经久不愈的情况。只有选择合理的手术方案，才可以收获满意的结果。

<h1 style="text-align:center">参 考 文 献</h1>

秦世炳，2013. 重视结核病诊治和脊柱结核手术时机的选择 [J]. 中国骨伤，26（7）：533-535.

Liu P，Zhu Q，Jiang J，2011. Distribution of three antituberculous drugs and their metabolites in different parts of pathological vertebrae with spinal tuberculosis[J]. Spine（Phila Pa 1976），36（20）：E1290-E1295.

Pang X，Shen X，Wu P，et al，2013. Thoracolumbar spinal tuberculosis with psoas abscesses treated by one-stage posterior transforaminal lumbar debridement，interbody fusion，posterior instrumentation，and postural drainage[J]. Arch Orthop Trauma Surg，133（6）：765-772.

Rufai S B，Kumar P，Singh A，et al，2014. Comparison of Xpert MTB/RIF with line probe assay for detection of rifampin-monoresistant Mycobacterium tuberculosis [J]. J Clin Microbiol，52（6）：1846-1852. PMID: 24648554.

（柳盛春　李兆伟　姜荃月）

第三章　耐药脊柱结核

第一节　概　　述

耐药结核病是目前结核病治疗领域的难点，本文统计的 11 份因耐药脊柱结核造成的复发复治病例提示我们，耐药问题严重影响脊柱结核患者愈后。耐药脊柱结核手术后复发、植骨吸收、内固定失效等问题突出，是目前治疗难题，并大大增加外科手术风险。

耐药脊柱结核是指由耐药结核分枝杆菌感染脊柱致病。耐药脊柱结核有多样化特点，按照世界卫生组织（WHO）标准，耐药脊柱结核分为如下几种。①单耐药脊柱结核：患者脊柱感染的结核分枝杆菌经体外证实对 1 种抗结核药耐药；其中利福平单耐药结核病往往容易转变为耐多药结核病，所以在治疗上等同于耐多药结核病。②多耐药脊柱结核：患者脊柱感染的结核分枝杆菌经体外证实对 1 种以上的抗结核药耐药，但不包括同时耐异烟肼和利福平。③耐多药脊柱结核：是指对利福平和异烟肼均具有抗药性的脊柱结核。④广泛耐药脊柱结核：是指脊柱感染的结核分枝杆菌在对利福平和异烟肼均具抗药性的基础上，还对全部喹诺酮类药物及至少对二线抗结核药中的卡那霉素、卷曲霉素和阿米卡星其中之一具有抗药性。对所有抗结核药均耐药的结核病，指对我国现有的并且能做药敏试验的所有抗结核药的耐药，如同癌症晚期一样，成为不治之症。

一、流行病学

据 2016 年 WHO 全球结核病报告，全球 2015 年新发结核病患者约为 1040 万例。其中 MDR-TB（耐多药结核）患者 48 万例，约占全球结核病患者的 20%，MDR-TB 发病率为 1.1%；在复治患者中，18.4% 的患者至少对一种抗结核药耐药，MDR-TB 发病率为 7.0%。

脊柱结核患者首诊于综合医院，但综合医院往往没有结核分枝杆菌检测及进行培养和药敏试验的条件。在治疗上，对药物治疗没有规范性认识，化疗方案不合理，重手术、轻化疗的情况屡见不鲜。加之医师对患者教育监督不到位，如药物搭配不合理、剂量不够、不能规律用药、疗程不能坚持等，使脊柱结核耐药的发生越来越常见。

二、诊断标准

目前可用的耐药脊柱结核的诊断标准包括结核分枝杆菌培养（菌型检测）、分子生物学检测、病理分子生物学检测，以及病史、临床表现、影像学等。送检的标本包括静脉血（多在患者发热时检查）、痰（合并肺结核者）、脓液、死骨、肉芽组织，其中尤以肉芽组织检出率高。

（一）结核分枝杆菌改良罗氏培养

依照标本检查对结核分枝杆菌进行分离培养和药敏试验，是骨与关节结核耐药性最具权威性的临床诊断标准，目前在临床上的应用已有几十年的历史。该方法简单、实用、推广范围广，可对大多数一线和二线抗结核药进行临床药敏试验，达 18 种之多。但是该方法对结核分枝杆菌培养的阳性率相对较低，且加之结核分枝杆菌的自然生长周期长，往往达到 2 ～ 3 个月，故不能满足临床上早诊断及早治疗的需要。但是该方法作为临床重要的参考依据及治疗依据，目前是必不可少的。

（二）全自动 BACTEC MGIT 960 和 BACT/ALERT 3D 系统

本系统采用非放射液体培养系统，使细菌培养、菌种鉴定时间缩短（4 ~ 12d），亦可行药敏试验，但主要针对 4 种一线抗结核药。但经 BACTEC MGIT 960 系统快速增菌后，接种于 7H10 培养基，可对包括一线、二线抗结核药在内的 15 种药物行药敏试验，整个过程历时3 周。

（三）分子生物学的相关技术

这是目前较先进和快速的方法。该技术根据检测位点的突变情况判断结核分枝杆菌的耐药性，有直接测序法、微阵列基因芯片试验法、聚合酶链反应 - 单链构象多态性全面分析法。主要使用以下 2 种方法① GeneXpert：是基于 GeneXpert 平台及 real-time PCR 技术的结核分枝杆菌及利福平耐药性检测系统，能快速获得结果。其利用肺结核患者的痰液标本，检测结核分枝杆菌及利福平耐药性，具有较高的敏感度和特异度。对肺外结核尤其是脊柱结核，同样有较高的敏感度和特异度。② Hain-Probe：9h 内即能鉴定结核分枝杆菌复合群与龟分枝杆菌、脓肿分枝杆菌等 13 种常见非结核分枝杆菌，同时确定是否对异烟肼、利福平耐药。

（四）病理分子生物学诊断

该诊断基于核酸扩增技术的分子检测方法，目前发展较快，对石蜡包埋标本进行检测，在结核病的诊断和鉴别诊断，以及耐药突变检测；能对异烟肼、利福平、乙胺丁醇、氟喹诺酮类等常见抗结核药进行耐药性检测。

（五）无证据支持的临床耐药判定

在临床工作中，经常遇到一部分患者，在罗氏培养及基因检测等方面均未查到结核分枝杆菌耐药，但是经过规范化抗结核治疗后，临床的治疗效果欠佳或病情加重，排除自身免疫和其他并发症等原因，具备以下条件：①经历 1 次以上失败病灶清除术者，手术前后均按标准抗结核药化疗方案治疗 3 ~ 4 周；②无明显诱因脊柱结核复发者；③脊柱结核合并慢性窦道者，窦道持续 1 年以上的骨结核患者。有上述三条之一者即可判定有临床耐药的可能，可以依照耐多药脊柱结核治疗。因为前述的实验室检测提供的均为体外标本的培养结果，与体内实际的药敏结果存在一定的误差，因此需要在临床上预判，考虑结核分枝杆菌的人体耐药性的可能。经专家讨论建议提前调整抗结核药，不必完全依赖实验室报告，但是需要做进一步研究规范。

三、治　疗

（一）营养支持及提高对疾病的认知

在脊柱结核临床治疗的过程中，营养支持治疗是基础，自身营养状况是脊柱结核术后复发的重要危险因素。对脊柱结核术后的患者，加强营养，提高自身免疫力，是防止病变复发复治的重要手段。同时，需要提高患者对该病的认识，告知患者此病治疗的长期性与规律性，坚持服药，必要时长期输液，提高患者的依从性。这需要一线医师的临床指导，非常关键。

（二）药物治疗

耐药脊柱结核的临床药物治疗原则主要包括尽早、合用、定量、定期及全面等。就耐药结核病患者来说，其结核分枝杆菌的耐药性的生成因素和严重程度都各有特点，所以此类患者的临床化学治疗中的方案不尽相同，需要充分评估患者的具体情况，在密切结合药敏试验结果的基础上为患者制订科学有效的临床治疗计划。若实施药敏试验的难度较大或无法得到准确的结果，可在参考预测的耐药情况的基础上分析二线药物的相关标准进行组合，也就是所谓的经验性治疗。

目前，耐多药脊柱结核的治疗严格按照《WHO耐药结核病治疗指南（2016年更新版）》的要求来指导用药。鉴于目前耐药脊柱结核的发病率，重点强调利福平单耐药脊柱结核及耐多药脊柱结核的治疗药物分组，如下所示。A组为氟喹诺酮类，包括高剂量左氧氟沙星（≥750mg/d）、莫西沙星及加替沙星。B组为二线注射类药物，包括阿米卡星、卷曲霉素、卡那霉素（链霉素）。C组为其他二线核心药物，包括乙硫异烟胺（或丙硫异烟胺）、环丝氨酸（或特立齐酮）、利奈唑胺和氯法齐明。D组分为3个亚组，D1为吡嗪酰胺、乙胺丁醇和高剂量异烟肼；D2为贝达喹啉和德拉马尼；D3为对氨基水杨酸、亚胺培南西司他丁、美罗培南、阿莫西林-克拉维酸、氨硫脲。其中A、B、C组为治疗的核心药物，D组不作为MDR-TB治疗的核心药物。

（三）手术治疗

耐药脊柱结核的手术治疗困难，术后易出现复发、窦道形成、内固定失效等。但是，耐药脊柱结核的手术治疗在有效化疗的前提下，仍为治愈脊柱结核的必要手段。

手术的目的是清除病变组织。脊柱结核病灶多位于脊柱的前柱，从清理病灶的角度出发，应以前路手术为首选，故前路病灶清除、植骨术式是目前较常选用的术式，但需患者具有较好的心肺功能。需要术前根据横断面CT影像了解患者椎体的主要破坏位置、侧方脓肿的情况，以及病灶与附近神经、血管及肾、肝等器官的位置关系。后路病灶清除适用于椎体破坏严重致严重后凸畸形者、硬膜或神经根受累严重者、椎体前方无巨大脓肿者，以及颈胸段和腰骶段脊柱结核患者。

内固定的使用：内固定可以有效矫正畸形，预防远期畸形进一步发展，重建脊柱稳定性。在充分的病灶清除基础上，内固定的选择是有益的。前路内固定一般选择病灶节段小，病变范围小的结核病，而后路椎弓根内固定在使用范围上更加广泛。

耐药脊柱结核的再次手术治疗较初次手术治疗更加复杂，选择术式因初次手术治疗采用术式的不同而异。对需病灶清除减压、脊柱不稳、后路内固定失效者，选择前路病灶清除、重建稳定性；对于初次手术植骨融合良好或内固定坚强者，仅行病灶清除；前路或后路内固定失效者应先取出内固定，再行相应后路或前路病灶清除、植骨内固定。针对跳跃性脊柱结核的治疗，如各处病灶均存在畸形、不稳或减压后失稳，则均采取手术内固定治疗；如一处病灶需行稳定性重建，除非余处病灶不需制动，其余病灶皆应采用手术内固定治疗，应根据相应病灶情况个体化选择术式。

四、术后转归

单耐药及耐多药脊柱结核的手术成功率高。广泛耐药脊柱结核因用药控制差，可能需要多次手术，且存在治愈后复发、其他部位耐药结核并发的可能，提示了规范药物治疗在耐药脊柱结核中的重要作用。

本章节所提供的11例典型因耐药导致复发复治的脊柱结核病例，从不同的角度，充分展示了耐药脊柱结核在临床诊治中所面临的难点及重点，希望给读者以启发。

参 考 文 献

范顺武，胡子昂，2017. 重视脊柱结核化学药物治疗的重要性 [J]. 中国骨伤，30（9）：783-786.

许宾，孙加源，黄燕，2004. 综合医院肺外结核 101 例临床分析 [J]. 中国防痨杂志，26（3）：151-154.

Keshavjee S，Farmer P E，2012. Tuberculosis，drug resistance，and the history of modern medicine[J]. N Engl J Med，367（10）：931-936.

Rufai S B，Kumar P，Singh A，et al，2014. Comparison of Xpert MTB／RIF with line probe assay for detection of rifampin-monoresistant Mycobacterium tuberculosis[J]. J Clin Microbiol，52（6）：1846-1852. PMID: 24648554.

Tan Y，Li Q，Wang Q，et al，2017. Evaluation of the MTBDRplus 2.0 assay for the detection of multidrug resistance among persons with presumptive pulmonary TB in China [J]. Sci Rep，7（1）：3364.

Wang G，Dong W，Lan T，et al，2018. Diagnostic accuracy evaluation of the conventional and molecular tests for Spinal Tuberculosis in a cohort，head-to-head study [J]. Emerg Microbes Infect，7（1）：109.

World Health Organization，2015. Global tuberculosis report 2015[M]. Geneva：World Health Organization.

World Health Organization，2016. Global tuberculosis report 2016[M]. Geneva：World Health Organization，1-81.

Yoon H J，Song Y G，Park W I，et al，2004. Clinical Manifestatians and Diagnosis of Extra-pulmonary Tuberculosis[J]. Yonsei Medical Journal，45（3）：453-461. PMID: 15227732.

第二节 病例分析

病例 3-1

【病例摘要】

患者，男性，54 岁，汉族。因"胸背部疼痛 45d，加重伴双侧季肋部疼痛 20d"于 2014 年 12 月 5 日以"T_7、T_8 结核"收入病房。

患者于 45d 前无明显诱因出现胸背部疼痛，以酸痛为主。到省级医院行胃镜检查诊断为"胃溃疡"，给予口服药物对症治疗，症状无缓解，且逐渐加重。20d 前出现双侧季肋部疼痛，伴有抽搐感。到其他医院检查除外结石等病变。再次到省级医院经胸椎 MRI 检查诊断

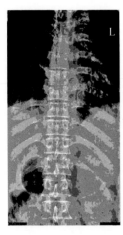

为"T_7、T_8 结核伴脓肿"。经门诊检查后，以"T_7、T_8 结核"收入院治疗。患者自发病以来体温在 38℃ 以下，以午后为主。有明显消瘦、乏力。饮食正常，睡眠欠佳。无咳嗽、咳痰，无头痛、呕吐症状。

既往史：8 年前在区级医院诊断为 2 型糖尿病，间断治疗，血糖稳定。

骨科情况：脊柱正常生理弯曲，T_7、T_8 棘突压扣痛（+），活动正常，四肢肌力、肌张力正常，生理反射正常，病理反射未引出，皮肤感觉正常。

辅助检查：胸椎正侧位（2014 年 12 月 6 日）显示 T_7、T_8 椎间隙变窄，椎体边缘毛糙，椎旁软组织增宽（图 3-1，图 3-2）。胸椎 CT（2014 年 12 月 6 日）见图 3-3、图 3-4。胸椎 MRI（2014 年 12 月 10 日）见图 3-5。

图 3-1 胸椎正片

可见 T_7、T_8 椎间隙变窄

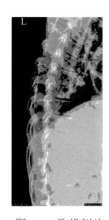

图 3-2　胸椎侧片

可见 T_7、T_8 椎体边缘毛糙，椎旁软组织增宽

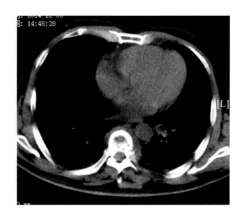

图 3-3　胸椎 CT 横断面

可见 T_7、T_8 椎间隙变窄，椎体中心偏后破坏，椎旁软组织增宽

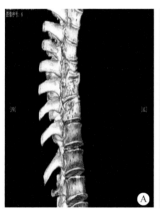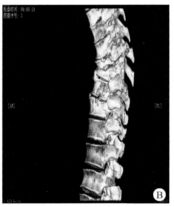

图 3-4　胸椎 CT 三维重建图

A.胸椎 CT 三维重建右侧观，可见 T_7、T_8 骨质破坏；B.胸椎 CT 三维重建左侧观，可见 T_7、T_8 骨质破坏

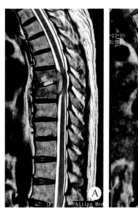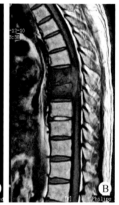

图 3-5　胸椎 MRI 矢状面

A.胸椎磁共振 T_1WI，T_7、T_8 椎体信号异常，椎间隙变窄，椎管内脓肿形成，硬脊膜受压；B.胸椎磁共振 T_2WI，T_7、T_8 椎体信号异常，椎间隙变窄，椎管内脓肿形成，硬脊膜受压

　　入院后给予全面检查，红细胞沉降率 80mm/h，C 反应蛋白 62.6mg/L，抗结核抗体弱阳性，血常规及肝肾功能正常。

　　给予异烟肼（每次 0.3g，1 次 / 日）、利福平（每次 0.45g，1 次 / 日）、左氧氟沙星（每次 0.4g，1 次 / 日）及吡嗪酰胺（每次 0.5g，2 次 / 日）口服。

　　由于患者入院后双侧季肋部疼痛进行性加重。经全科讨论：患者诊断明确，经 10d 药物治疗效果欠佳；MRI 检查（图 3-5）见脓肿突入椎管，脊髓受压；胸椎 CT 重建三维（图 3-6）见骨病灶破坏，以椎体中后破坏为主，椎体前缘完整，考虑行病灶清除前方减压内固定术，行后方手术入路。2014 年 12 月 16 日行 T_7、T_8 结核病灶清除前方减压椎弓根内固定术。术中清除椎旁淡黄色稀薄脓液约 20ml，椎间坏死间盘组织及肉芽组织（图 3-7）。术后患者肋间神经疼痛症状消失。结核分枝杆菌快速培养未生长抗酸杆菌。

　　患者于 2015 年 4 月 16 日（术后 4 个月）因切口破溃 1 周再次入院。2015 年 4 月 17 日复查胸椎 CT 重建三维见图 3-8。

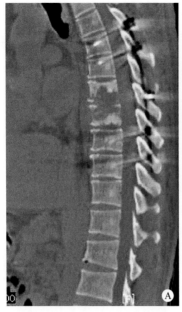
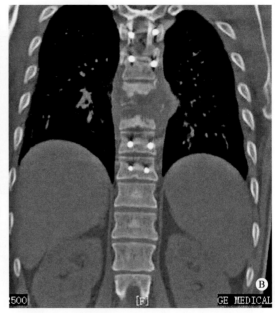

图 3-6　胸椎 CT 三维重建

A. 胸椎 CT 矢状面，T_7、T_8 椎体信号异常，缺损加大，椎管内脓肿形成，硬脊膜受压；B. 胸椎 CT 冠状面，T_7、T_8 椎体信号异常，缺损加大，椎管内脓肿形成，硬脊膜受压

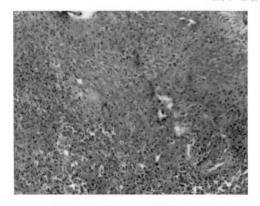

图 3-7　术后病理检查显示肉芽肿性炎，倾向结核

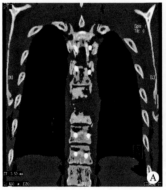
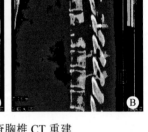

图 3-8　术后复查胸椎 CT 重建

A. 胸椎 CT 冠状面，T_7、T_8 椎体信号异常，缺损加大，椎旁脓肿形成加大；B. 胸椎 CT 矢状面，T_7、T_8 椎体信号异常，缺损加大

体格检查：切口中段约 0.3cm 破溃，深至皮下，有淡黄色脓液流出。

辅助检查：红细胞沉降率 49mm/h，C 反应蛋白 19.8mg/L。

继续原抗结核药治疗方案：异烟肼（每次 0.3g，1 次 / 日）、利福喷丁（每次 0.45g，1 次 /2.5 周）、吡嗪酰胺（每次 0.5g，2 次 / 日）、左氧氟沙星（每次 0.4g，1 次 / 日）口服。

全科讨论：患者诊断 T_7、T_8 结核术后明确。复查胸椎 CT 重建三维与术后比较可见 T_7、T_8 椎体骨破坏加重，双侧椎旁软组织影明显增宽。考虑窦道来源与去除右侧第 8 肋与椎体病灶相通。因骨病灶破坏加重，椎旁脓肿范围明显扩大，窦道存在，手术指征明确。由于椎体前柱已破坏（T_8 椎体前缘消失，T_7 椎体破坏近 1/2，T_8 椎体残留约 1/3），为重建脊柱稳定性，在病灶清除后需行椎间支撑植骨。由于患者脓肿范围增加，单纯后路手术无法做到彻底病灶清除。

于 2015 年 4 月 29 日行经右胸病灶清除、椎间钛网植骨术、背部切口扩创术。术中见背部切口下及 T₅、T₆、T₉、T₁₀ 固定钉周围和钛棒间有肉芽组织。T₇、T₈ 椎体间有死骨及坏死间盘组织，彻底清除后应用肋骨 + 钛网椎间植骨。术后 CT 重建三维见图 3-9。

术后病理回报：肉芽肿性炎，倾向结核（图 3-10）。

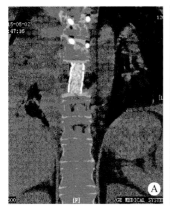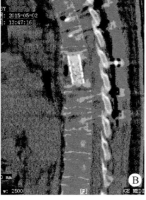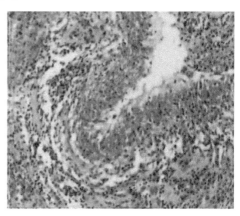

图 3-9　第 2 次术后胸椎 CT 重建

A. 胸椎 CT 冠状面，T₇、T₈ 椎体间钛网植骨及椎弓根钉位置良好，椎体未见新病灶出现，椎旁软组织正常；B. 胸椎 CT 矢状面，T₇、T₈ 椎体间钛网植骨及椎弓根钉位置良好，椎体未见新病灶出现，椎旁软组织正常

图 3-10　第 2 次术后病理检查示肉芽肿性炎，倾向结核

结核分枝杆菌快速培养：未生长抗酸杆菌。

患者切口甲级愈合。术后连续 3 个月复查，见 T₇、T₈ 椎体间钛网植骨及椎弓根钉位置良好，椎体未见新病灶出现，椎旁软组织正常。红细胞沉降率及 C 反应蛋白逐渐降至正常。

但抗结核药治疗 5 个月患者自行停药，服用"偏方"，未再复查。

2016 年 11 月 4 日（第 2 次术后 17 个月）患者出现右侧肋间神经疼痛。2016 年 11 月 4 日行胸椎 DR（图 3-11）、胸椎 CT 三维重建（图 3-12）、胸椎 MRI（图 3-13）。

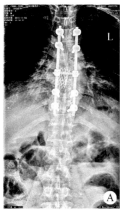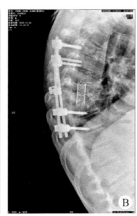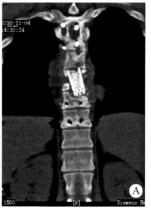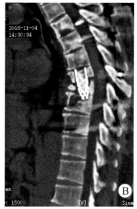

图 3-11　第 2 次术后 17 个月胸椎正侧位 X 线片

A. 胸椎 CT 冠状面，椎弓根钉已松动移位，T₇、T₈ 椎体间钛网移位、下沉，T₇、T₈ 椎体为中心出现后凸；B. 胸椎 CT 矢状面，椎弓根钉已松动移位，T₇、T₈ 椎体间钛网移位、下沉，T₇、T₈ 椎体为中心出现后凸

图 3-12　第 2 次术后 17 个月胸椎 CT 三维重建

A. 胸椎 CT 冠状面，T₄ 椎体破坏，T₅、T₆、T₉、T₁₀ 椎弓根钉均已松动、移位，且 T₇、T₈ 椎体间钛网移位、下沉，T₇、T₈ 椎体为中心出现后凸，右椎旁软组织增宽；B. 胸椎 CT 矢状面，T₄ 椎体破坏，T₅、T₆、T₉、T₁₀ 椎弓根钉均已松动、移位，且 T₇、T₈ 椎体间钛网移位、下沉，T₇、T₈ 椎体为中心出现后凸，右椎旁软组织增宽

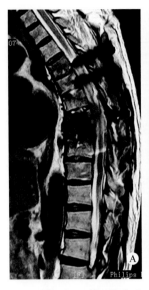
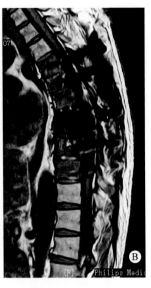

图 3-13　第 2 次术后 17 个月胸椎 MRI 矢状面

A. 胸椎 MRI 矢状面 T_2WI，T_5、T_6、T_9、T_{10} 椎弓根钉均已松动、移位，且 T_7、T_8 椎体间钛网移位、下沉，T_7、T_8 椎体为中心出现后凸，右椎旁软组织增宽，脊髓无受压；B. 胸椎 MRI 矢状面 T_1WI，T_5、T_6、T_9、T_{10} 椎弓根钉均已松动、移位，且 T_7、T_8 椎体间钛网移位、下沉，T_7、T_8 椎体为中心出现后凸，右椎旁软组织增宽，脊髓无受压

全科讨论：患者病变发生应与停药有关。内固定系统已失效，行内固定取出术。考虑患者存在耐药结核分枝杆菌感染可能，给予经验性调整抗结核药治疗方案：异烟肼（每次 0.3g，1 次 / 日）及对氨基水杨酸（每次 0.6g，1 次 / 日，静脉滴注）、莫西沙星（每次 400mg，1 次 / 日）、利福喷丁（每次 0.45g，1 次 /2.5 周）、吡嗪酰胺（每次 0.5g，2 次 / 日）口服。

2016 年 11 月 17 日取出内固定，见背部皮下肌肉间及 T_5、T_6、T_9、T_{10} 钉道内、钛棒周围有肉芽组织，彻底清除。术后复查 DR 见图 3-14，图 3-15。

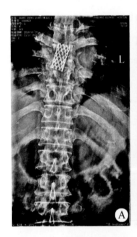
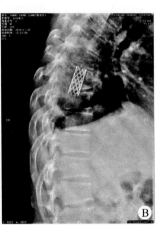

图 3-14　第 3 次术后复查 X 线片

A. 胸椎 CT 冠状面，内固定取出术后，T_7、T_8 椎体间钛网移位、下沉，T_7、T_8 椎体为中心出现后凸；B. 胸椎 CT 矢状面，内固定取出术后，T_7、T_8 椎体间钛网移位、下沉，T_7、T_8 椎体为中心出现后凸

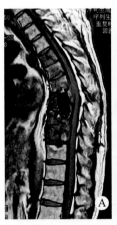

图 3-15　第 3 次术后复查胸椎 MRI 矢状面及 CT 重建冠状面

A. 胸椎 MRI 矢状面，内固定取出术后，椎管可见脓肿，T_7、T_8 椎体为中心出现后凸；B. 胸椎 CT 重建冠状面，椎旁可见大量脓肿影

术后背部切口未愈合，经清洁换药约 2 个月闭合。

2017 年 2 月 20 日（第 3 次术后约 3 个月）患者出现双下肢无力及排尿困难再次来院。经胸椎 MRI 检查，门诊以胸椎结核伴截瘫（Frankel B 级）收入院。胸椎增强 MRI（2017 年 2 月 20 日）见图 3-16。

入院后考虑病情复杂及存在耐药可能，调整化疗方案：丙硫异烟胺（每次 0.3g，3 次 / 日）、利奈唑胺（每次 600mg，1 次 / 日）、左氧氟沙星（每次 0.4g，1 次 / 日）、环丝氨酸

（每次 250mg，2 次 / 日）口服及卷曲霉素（每次 0.6g，1 次 / 日）静脉滴注。

患者应用上述抗结核方案治疗 5 个月后截瘫已恢复至 Frankel D 级。2018 年 7 月 20 日复查增强 MRI 见图 3-17。2018 年 8 月 29 日复查胸椎 CT 三维重建见图 3-18。

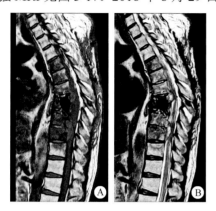

图 3-16　2017 年 2 月 20 日胸椎增强 MRI 矢状面 1
A. 胸椎增强 MRI 矢状面 T_1WI，T_4、T_5、T_7、T_8 及 T_9、T_{10} 椎管内脓肿形成，脊髓受压；B. 胸椎 MRI 增强矢状面 T_2WI，T_4、T_5、T_7、T_8 及 T_9、T_{10} 椎管内脓肿形成，脊髓受压

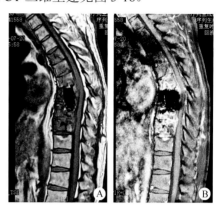

图 3-17　2018 年 7 月 20 日复查胸椎增强 MRI 矢状面 2
A. 胸椎增强 MRI 矢状面 T_1WI，T_4、T_5、T_7、T_8 及 T_9、T_{10} 椎管内脓肿已明显吸收；B. 胸椎增强 MRI 矢状面 T_2WI，T_4、T_5、T_7、T_8 及 T_9、T_{10} 可见椎管内脓肿已明显吸收

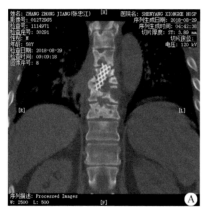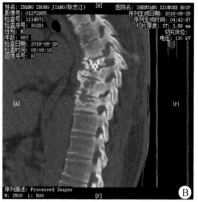

图 3-18　2018 年 8 月 29 日复查胸椎 CT 重建图
A. 胸椎 CT 冠状面，T_7、T_8 椎体后凸畸形部分融合，右侧椎旁脓肿已明显吸收；B. T_4、T_5、T_7、T_8 及 T_9、T_{10} 椎旁脓肿已明显吸收

多次复查红细胞沉降率及 C 反应蛋白正常。说明患者病情接近治愈。目前患者抗结核药治疗方案为丙硫异烟胺（每次 0.3g，3 次 / 日）、利奈唑胺（每次 600mg，1 次 / 日）、左氧氟沙星（每次 0.4g，1 次 / 日）口服。

【讨论分析】

该病例病情复杂，病程迁延，治疗方案中发散了大量的临床思维，患者入院 4 次，共进行 3 次手术。第 1 次入院，患者口服抗结核药期间，椎旁脓肿继续增大，脓肿突入椎管，脊髓受压，通过肋横突入路，行椎体前方减压，椎弓根钉内固定术，患者主诉症状消失。第 2 次入院，术后 4 个月，切口破溃、残留窦道、脊柱骨破坏加重，通过经胸入路进行前方支撑植骨，后方切口扩创、清除病灶。本次入院考虑与第 1 次术中病灶清除不彻底有关，第 1 次手术通过切除肋横突入路进行，该入路手术无法做到彻底病灶清除，因此造成病灶残留，切口破溃。第 3 次入院为第 2 次术后 17 个月，脊柱后凸畸形加重，伴右侧肋间神经症状，内固定物失效，给予取出内固定物。考虑与患者用药 5 个月后，自行停药有关。第 4 次入院，为第 3 次术后 3 个月，患者双下肢无力，排尿障碍，脊髓受压，Frankel B 级，给予调整化疗方案，应用该方案 5 个月后截瘫已恢复，达到 Frankel D 级。本次入院考虑出现获得性耐药。

综上所述，该患者复发原因可以总结为两条：①手术残留病灶，清除不彻底；②化疗效果差，自行停药且出现继发性耐药可能。

脊柱结核手术以骨病灶彻底清除为首要原则。王自力、郭立新等亦强调"根治"性手术或"切除"对脊柱结核患者治疗结果的重要性。

脊柱结核是全身性疾病，全身的抗结核化疗是治疗脊柱结核的根本方法，应贯穿治疗的全过程。术后长期、规律、有效的抗结核药治疗是保证结核治愈最重要的措施，正确选择抗结核药，制订合理的化疗方案是耐药结核病治疗成功最重要环节。徐建中等指出不规律的抗结核治疗直接导致手术治疗失败。耐药脊柱结核大多存在诊断延误及不规范化疗，容易导致获得性耐药、结核复发或切口处窦道形成，治疗较困难，预后较差。因此，全程规范而有效的抗结核药治疗已经成为治愈脊柱结核不可或缺的重要部分。

秦世炳等认为耐药脊柱结核化疗方案的制订，原则上以药敏试验和既往用药史为基础，以个体化为主体，并注意监测治疗效果，同时疗程延长至 24 个月，强化期至少为 6 个月。根据药敏试验选择尚未发生耐药的其他一线药物，再加上注射类药物如左氧氟沙星或阿米卡星等，组成强化期至少含有 4 种有效药物，巩固期至少含有 2 ～ 3 种有效药物的化疗方案。

【经验总结】

化疗方案确定后，要注意保证方案能够按要求实施，故应尽可能地将患者纳入 MDR 控制策略（DOTS. Plus），实施医务人员直接督导下治疗（DOTS）；静脉用药期间宜住院治疗，便于督导、观察和处理药物不良反应。这才是耐药脊柱结核药物治疗的原则及重中之重。

参考文献

郭立新，马远片，陈兴，等，2010. 复治的脊柱结核外科治疗加短程化疗的临床研究 [J]. 中国骨伤，23（7）：491-495.

彭卫生，王英年，肖成志，1994. 新编结核病学 [M]. 北京：中国医药科技出版社，234-247.

王自立，2008. 对彻底治愈脊柱结核病灶及其相关问题的管见 [J]. 中国脊柱脊髓杂志，18（8）：568-570.

许建中，蒋电明，王爱民，等，2008. 脊柱结核再次手术原因分析及治疗方案选择 [J]. 中华骨科杂志，28（12）：969-973.

（柳盛春　崔跃辉　姜荃月）

病例 3-2

【病例摘要】

患者，女性，59 岁，2000 年因"咳嗽、咳痰、间断咯血"就诊于外院。查胸部 X 线片示"肺结核"，行痰液抗酸染色阳性，考虑"肺结核、涂阳"，给予"异烟肼、利福平、乙胺丁醇、吡嗪酰胺"四联抗结核药治疗 6 个月效果不佳，改"力克菲疾、利福平、乙胺丁醇"治疗 7 个月后痰菌仍阳性，患者未再服药。2003 年，患者再次就诊，外院考虑耐药结核病，给予"力克菲疾、卷曲霉素、利福平、乙胺丁醇"治疗 2 个月后改"力克菲疾、左氧氟沙星、卷曲霉素、丙硫异烟胺、乙胺丁醇"治疗 3 个月仍无效，后持续给予"力克菲疾、左氧氟沙星、丙硫异烟胺、乙胺丁醇、链霉素"抗结核治疗，痰菌始终阳性，症状亦同前。

2009 年开始给予"力克菲疾、左氧氟沙星、乙胺丁醇"姑息抗结核治疗，同期出现腰背痛。2010 年 3 月来我院结核科住院，给予胸腔穿刺 2 次，抽出黄色脓液共 1900ml，胸腔积液检查提示渗出性，腺苷脱氨酶高，痰菌培养阳性，药敏试验结果（2011 年 6 月 6 日）显示利福平、异烟肼、乙胺丁醇耐药，考虑：①继发性右中左上中下肺结核涂（+）（空洞）复治；②左结核性胸膜炎、支气管胸膜瘘；③ 2 型糖尿病、"耐多药、广泛耐药结核病"可能，应用"高剂量异烟肼、对氨基水杨酸、莫西沙星、克拉霉素、氯法齐明、利福布汀"抗耐药结核病化疗。住院期间发现 T_{11}、T_{12} 椎体破坏（图 3-19），于 2011 年 3 月 23 日转入骨科。

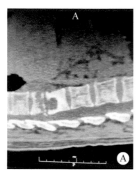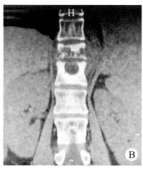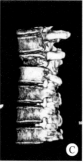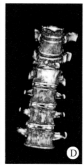

图 3-19 第 1 次术前胸椎 CT

A. 胸椎 CT 重建矢状面，可见 T_{11}、T_{12} 椎体骨质破坏，T_{11} 压缩，T_{12} 椎体骨质破坏，T_{11}、T_{12} 椎间盘破坏消失；B. 胸椎 CT 重建冠状面，可见 T_{11}、T_{12} 椎体骨质破坏，椎旁脓肿影；C. 胸椎 CT 三维重建，T_{11} 骨质破坏，压缩；D. 胸椎 CT 三维重建，T_{12} 骨质破坏，压缩

患者平车推入病房，T_{11}、T_{12} 棘突压叩痛，轻度后凸畸形，四肢肌力、肌张力正常。生理反射正常，病理反射未引出。就诊后，行相关检查，诊断：①耐多药 T_{11}、T_{12} 椎体结核；②继发性右中左上中下肺结核涂（+）（空洞）复治；③左结核性胸膜炎；④ 2 型糖尿病。继续应用"高剂量异烟肼、对氨基水杨酸、莫西沙星、克拉霉素、氯法齐明、利福布汀"抗耐药结核病化疗。2011 年 5 月 25 日查胸椎 MRI 显示 T_{11}、T_{12} 骨质破坏，椎旁脓肿形成（图 3-20）。经全科讨论后认为耐多药脊柱结核及耐多药肺结核，脊柱存在不稳，椎旁脓肿形成，需重建脊柱稳定性与结核病灶清除。

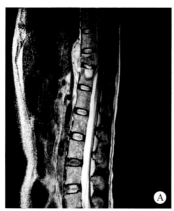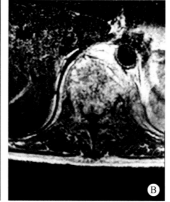

图 3-20 胸椎 MRI

A. 胸椎 MRI 矢状位，显示 T_{11}、T_{12} 骨质破坏；B. 胸椎 MRI 横断面，见椎旁脓肿形成

于 2011 年 6 月 3 日行"T_{11}、T_{12} 椎体结核后路椎弓根螺钉内固定＋前路结核病灶清除＋取自体髂骨植骨术"，术中先行后路内固定，在 T_9、T_{10}、L_1、L_2 共打入 8 枚椎弓根螺钉及金属

棒与横连杆，X 线透视下见螺钉位置良好，长短合适。于原切口内，在竖棘肌与胸大肌间隙进入，切除部分第 12 肋，切断并结扎第 11 肋间动脉，显露 T_{11}、T_{12} 椎体，见椎旁有脓液流出，约 20ml，有干酪样坏死组织，取干酪样坏死组织送病理检查。刮除椎间盘及死骨，保留部分椎体前缘，清理植骨床，反复冲洗。测量骨缺损长度，取合适长度的三面皮质髂骨植入 T_{11}、T_{12} 椎体骨缺损部位，在病灶附近包裹链霉素、异烟肼的吸收性明胶海绵，切口放置负压引流管，逐层缝合（图 3-21）。术中出血 600ml，输血 400ml。

术后继续给予"对氨基水杨酸异烟肼片、克拉霉素片、乙胺丁醇、吡嗪酰胺"抗结核治疗，每周复查红细胞沉降率、肝肾功能、电解质、C 反应蛋白、血常规，切口愈合，红细胞沉降率及 C 反应蛋白呈下降趋势，肝肾功能情况可出院。患者出院后未门诊复查。

2012 年 11 月患者来我院行 X 线及 CT 复查，显示内固定位置无松动，植骨融合（图 3-22，图 3-23）。患者要求取出内固定，考虑患者为中老年，入院完善术前相关准备，于 2012 年 11 月 23 日行"胸椎结核内固定拆除术"。术后 X 线示植骨位置稳定（图 3-24）。术后行 HRZE 抗结核治疗，患者出院即开始下床活动，未按要求固定及卧床，参加工作，且出院后未定期门诊复诊。

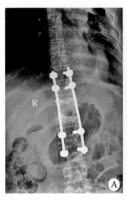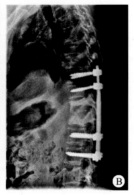　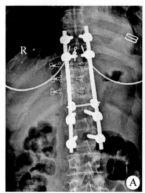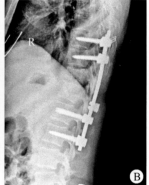

图 3-21　T_{11}、T_{12} 椎体结核第 1 次术后胸椎正侧位 X 线片

A.胸椎正位 X 线片；B.胸椎侧位 X 线片，可见内固定位置良好，长短合适，植骨块位置良好

图 3-22　T_{11}、T_{12} 椎体结核第 1 次术后 1 年半胸椎正侧位 X 线片

A.胸椎正位 X 线片；B.胸椎侧位 X 线片，显示椎弓根螺钉未出现松动、退钉，椎体未出现滑移，植骨融合

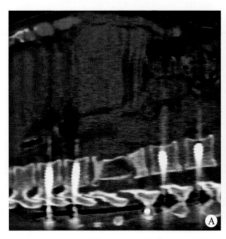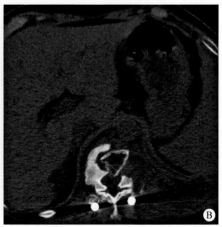

图 3-23　T_{11}、T_{12} 椎体结核第 1 次术后 1 年半复查胸椎 CT

A.胸椎 CT 重建矢状面；B.胸椎 CT 横断面，螺钉未见松动，植骨块居中，位置良好，植骨融合

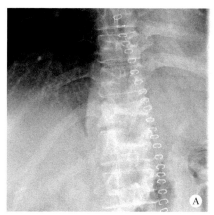
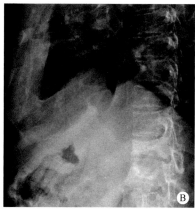

图 3-24 胸椎椎弓根螺钉取出术后 X 线片

A.胸椎正位 X 线片；B.胸椎侧位 X 线片

2013 年 2 月 25 日来我院查 CT 示 T_{11}、T_{12} 椎体骨质破坏，植骨溶骨。MRI 示 "T_{11}、T_{12} 椎体结核伴椎旁脓肿，累及椎管"（图 3-25，图 3-26）。

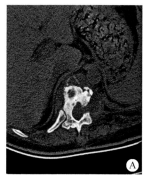
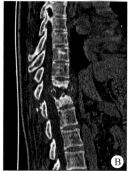
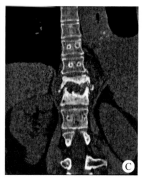

图 3-25 胸椎结核内固定取出术后 3 个月 CT

A.胸椎 CT 横断面，可见 T_{11}、T_{12} 椎体骨质大量破坏，碎骨形成，椎体部分硬化；B.胸椎 CT 重建矢状面，可见 T_{11}、T_{12} 椎体骨质大量破坏，碎骨形成，椎体部分硬化，脊柱存在后凸畸形；C.胸椎 CT 重建冠状面，可见 T_{11}、T_{12} 椎体骨质大量破坏，碎骨形成，椎体部分硬化

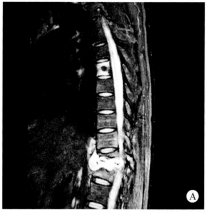
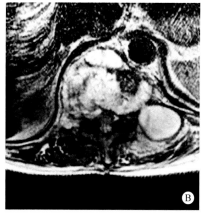

图 3-26 胸椎结核内固定取出术后 3 个月 MRI

A.胸椎 MRI 矢状面，显示 T_{11}、T_{12} 椎体骨质病变，椎旁脓肿形成，压迫椎管，椎管狭窄；B.胸椎 MRI 横断面，显示 T_{11}、T_{12} 椎体骨质病变，椎旁脓肿形成，压迫椎管，椎管狭窄

　　患者于住院期间查痰涂片找到抗酸杆菌（+++），于2013年3月4日转入结核科治疗，诊断：①继发性肺结核右中左上中下涂（+）（空洞）复治失败，耐多药肺结核；②胸椎结核，胸椎结核术后；③结核性胸膜炎；④2型糖尿病；⑤药物性肝损伤；⑥白细胞减少症。住院期间2次突发大咯血，在数字减影血管造影（DSA）监视下，行动脉栓塞止血，并给予垂体后叶素止血、胰岛素控制血糖等治疗。考虑耐多药肺结核，于2013年3月7日予"异烟肼、阿莫西林克拉维酸钾、对氨基水杨酸、丙硫异烟胺、卷曲霉素、克拉霉素"方案抗结核，经治疗后病情好转。同年7月12日再次行"T_{11}、T_{12}椎体结核后路椎弓根螺钉固定＋前路病灶清除术＋取自体髂骨植骨术"。术中按原手术切口进入，行T_9、T_{10}、L_1、L_2后路椎弓根螺钉固定，侧前路，切除第11肋，显露T_{11}、T_{12}椎体，清除椎旁脓肿及病灶坏死组织、干酪样组织及肉芽肿，反复刮除病灶，清理对侧脓肿及坏死组织，反复冲洗，放置负压引流冲洗多功能管，在病灶周围撒入链霉素粉末，逐层缝合。从引流管打入异烟肼1g。术后查X线提示植骨稳定，内固定无松动（图3-27）。

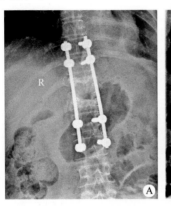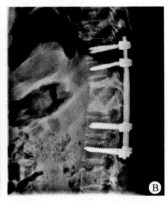

图3-27　第2次行"T_{11}、T_{12}椎体结核后路椎弓根螺钉固定＋前路病灶清除术＋取自体髂骨植骨术"术后X线片

A.胸椎正位X线片，后内固定未见松动，未见椎体滑移，植骨位置良好；B.胸椎侧位X线片，后内固定未见松动，未见椎体滑移，植骨位置良好

　　出院后叮嘱患者卧床3月余，3个月后佩戴支具固定下床。反复电话联系患者，每月门诊复查，术后3个月胸椎X线及胸椎CT示椎旁脓肿消失，T_{11}、T_{12}椎体融合（图3-28，图3-29）。

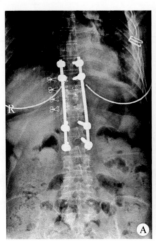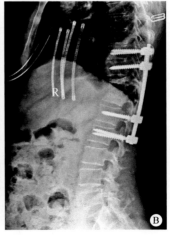

图3-28　第2次术后3个月胸椎正侧位X线片

A.胸椎正位X线片，示植骨块融合；B.胸椎侧位X线片，螺钉位置未见松动、未见退钉

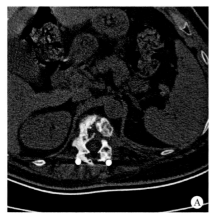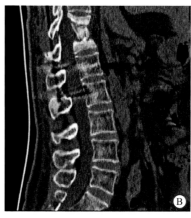

图 3-29 第 2 次术后 3 个月胸椎 CT

A. 胸椎 CT 横断面，显示植骨块部分融合，椎旁脓肿消失，椎管无压迫，骨质未见进一步破坏；B. 胸椎 CT 矢状面，显示植骨块部分融合，椎旁脓肿消失，椎管无压迫，骨质未见进一步破坏

4 年后末次复查可见内固定稳定，植入骨质融合，脓肿及病灶未再复发，结核病灶治愈（图 3-30）。

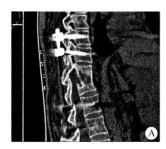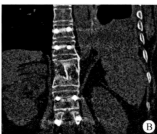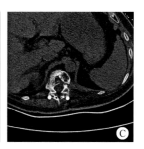

图 3-30 第 2 次术后 4 年胸椎 CT

A. 胸椎 CT 矢状面，显示胸椎结核病灶愈合，植骨完全融合，螺钉未见松动，脊柱稳定；B. 胸椎 CT 冠状面，显示胸椎结核病灶愈合，植骨完全融合，螺钉未见松动，脊柱稳定；C. 胸椎 CT 横断面，显示胸椎结核病灶愈合，植骨完全融合，螺钉未见松动，脊柱稳定

【讨论分析】

本病例患者是耐多药结核病，既往外院 HRZE 四联治疗"肺结核、结核性胸膜炎"，10 年痰菌始终阳性，没有进行耐多药结核的判断，2 年后出现 T_{11}、T_{12} 椎体骨质破坏伴椎旁脓肿形成，转我院结核科行抗耐药结核病治疗。后因胸椎骨质破坏，脊柱不稳，行手术治疗。术后 1 年半拆除内固定，再次给予 HRZE 抗结核治疗而未抗耐药结核治疗，3 个月后结核复发。外科医师对"耐药结核病例"尚缺乏足够的认识和规范化抗结核用药。

本例耐多药结核病患者初次抗结核采用异烟肼、对氨基水杨酸、莫西沙星、克拉霉素、氯法齐明、利福布汀。治疗 6 个月后手术，术后给予对氨基水杨酸、克拉霉素、乙胺丁醇、吡嗪酰胺治疗 1 年半，见植骨融合。手术取出内固定，术后未在药敏试验提示下选用 HRZ 抗结核，与初次耐药基因违背。不合理化疗是本病例脊柱结核患者初次治疗失败、复发的原因之一。

预防脊柱结核复发的重要举措在于脊柱结核病灶的"彻底"清除，清除结核病灶，可在短期内迅速降低机体内的结核分枝杆菌数量，有效提高抗结核药的疗效。但彻底清除病灶并非易事，受多方面因素影响，其中不能彻底清除病灶的最大的影响因素是术中病灶暴露不充分，原因在于：①脊柱结核多位于椎体前、中柱，后路难以行病灶清除，前路邻近椎体的前方及侧方有重要脏器组织如心、肺、主动脉、肠管等影响，暴露不够充分；②椎体结核病灶自身的多型性影响病灶暴露，其多型性表现在脊柱结核病灶呈多发，病灶并非单一，骨空洞呈不规则"蜂窝"样，表面凹凸不平，蜿蜒曲折，脓肿或为分层或为多房，影响暴露，术者若不耐心检查，容易造成病灶清除不彻底；③手术方式选择不当影响病灶暴露，单纯后路病灶清除，不能充分暴露椎体前方病灶组织，侧方入路不能显露对侧病灶，前路病灶清除，受血管脏器影响及椎旁肌紧张，显露不清；④截骨不足，本病例初次手术，经后侧方肋横突入路切除单椎体部分肋骨，属于同一背正中切口范围，开放窗口仅有 1.5 节椎体长度，术中暴露不清病灶的实际范围，因暴露不充分，未能分辨病椎残留、正常骨及炎性"反应骨"，入路对侧难以在该窗口下暴露，对侧脓肿清除不彻底，导致初次手术病灶清除未能彻底。患者术后 1 年半来院取出内固定，术后未定期复查，未卧床及支具固定制动，术后参加工作，不规律抗结核药治疗，导致内固定取出术后脊柱结核病灶失去内固定支撑，植骨反复疲劳，脊柱隐匿性不稳长期存在，局部出血。血是结核分枝杆菌良好的培养基，加上病椎间血运差，修复慢，易形成结核分枝杆菌定植复发结核感染。既往患者有结核性胸膜炎、支气管胸膜瘘，邻近 T_{11}、T_{12} 结核病椎，术后不规律抗结核及未及时复查更换药物，结核性胸膜炎、支气管胸膜瘘导致邻近椎体感染是另一复发原因。末次手术虽然采用同一手术入路方式，但术中再次切除第 11 肋部分肋骨，增加病灶暴露范围，术中将炎性"反应骨"一并切除，病灶对侧壁脓肿显露后清除，术中反复刮除邻近椎体终板的骨空洞至硬化骨下松质骨，基本达到彻底清除病灶。

严格制动的目的在于重建脊柱稳定性，包括外固定及内固定两种方式。脊柱结核手术内固定是一种行之有效的脊稳定性重建方式。脊柱结核病灶清除或病灶清除植骨融合术后，椎体间残留较多的空间，脊柱不稳，残留椎体血运不好，不利于病椎间的修复和植骨融合，易复发。脊柱结核病灶部位达到生物力学稳定后，病椎间修复，骨内通路连接，药物能够在其间交通，才能有效保证结核分枝杆菌趋于静止且达到愈合状态。术后不规范化疗及耐药性的产生，也可能导致内固定松动，稳定性下降。金格勒等研究 59 例复发患者中 43 例病灶部位未严格制动，其中 42 例患者在病灶清除或病灶清除植骨融合术后不能坚持长期卧床制动及石膏外固定，术后不能坚持卧床 3～6 个月。本例患者初次术后未能坚持卧床 3～6 个月，以致植骨融合缓慢，取出内固定后，失去脊柱内固定支撑，稳定性下降，加上未能规范抗结核，脊柱结核治疗复发。末次手术植骨居两椎体中间，术后规范足程抗结核，未取出内固定装置，随访 4 年结核未复发。

【经验总结】

脊柱结核术后复发是多因素共同作用的结果。术前穿刺活检行药敏试验、依据药敏试验结果应用敏感药物于术前及术后正规化疗、选择合适手术时机、术中尽可能彻底清除病灶和术后脊柱严格固定制动等对预防和减少脊柱结核术后复发有重要意义，是有效降低脊柱结核术后复发的关键。

参 考 文 献

Brito J S D，Tirado A，Fernandes P，2014. Surgical treatment of spinal tuberculosis complicated with extensive abscess[J].Iowa Orthop J，34：129-136.

Huang J，Zhang H，Zeng K，et al，2014. The clinical outcomes of surgical treatment of noncontiguous spinal tuberculosis：a retrospective study in 23 cases[J]. PLoS One，9（4）：936-948.

Liu P，Sun M，Li S，et al，2015. A retrospective controlled study of three different operative approaches for the

treatment of thoracic and lumbar spinal tuberculosis: three years of follow-up［J］. Clin Neurol Neurosurg,
128: 25-34.

（石仕元　费　骏　赖　震　马鹏飞）

病例 3-3

【病例摘要】

患者，男性，25 岁，患者 2016 年因"高热"就诊于外院，考虑"结核性胸膜炎伴胸腔积液"，予 HRZE 方案：异烟肼（每次 0.3g，1 次 / 日）、利福平（每次 0.45g，1 次 / 日）、乙胺丁醇（每次 0.75g，1 次 / 日）、吡嗪酰胺（每次 0.5g，3 次 / 日）口服抗结核治疗。抗结核治疗 1 年半后停药。2017 年 5 月无明显诱因开始出现腰背部疼痛症状，查腰椎 CT（2017 年 9 月 7 日）：腰椎骨质破坏，以 L_2、L_3 间隙及 L_4、L_5 间隙为著，碎死骨形成，可见椎前脓肿影，椎管内可疑脓肿影，见图 3-31A。腰椎 MRI（2017 年 9 月 7 日）：腰椎骨质破坏，可见椎前及腰大肌处脓肿影，椎管内可见少量脓肿影，见图 3-31B。

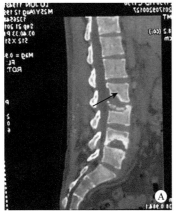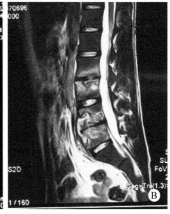

图 3-31　术前腰椎 CT 及腰椎 MRI

A. 腰椎 CT 矢状位，可见腰椎骨质破坏，以 L_2、L_3 及 L_4、L_5 间隙破坏为著，箭头所示 L_2、L_3 间可见碎死骨；B.MRI 腰椎骨质破坏，椎管内未见明显脓肿，以椎前骨质破坏为著

患者在外院考虑 $L_{2～5}$ 结核，于 2017 年 9 月在外院行"后路内固定 +$L_{2～5}$ 结核病灶清除 + 钛笼植骨术"。术后恢复可，术后 2 个月下地活动，术后予 HRE：异烟肼（每次 0.3g，1 次 / 日）、利福平（每次 0.45g，1 次 / 日）、乙胺丁醇（每次 0.75g，1 次 / 日）抗结核治疗，其间未门诊复查（图 3-32）。

2018 年 5 月（术后 8 个月），患者后背手术切口上方出现包块，复查 CT 可见"$L_{2～5}$ 椎体、S_1 椎体结核伴椎旁脓肿形成，椎旁、右侧腰大肌、右侧髂窝多发脓肿，$L_{2～5}$ 后方附件及软组织囊袋状异常信号，包裹性积液？脓肿？"（图 3-33 至图 3-37），来医院门诊，因"腰椎结核术后 10 个

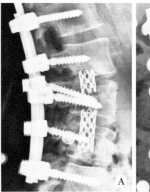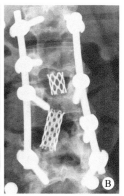

图 3-32　第 1 次病灶清除术后腰椎正侧位 X 线片

A. 术中清除 $L_{2～5}$ 椎间病灶，并在 $L_{1～5}$ 植入了腰椎内固定螺钉及钛笼，此时可见内固定及钛笼尚稳定；B. 术中清除 $L_{2～5}$ 椎间病灶，并在 $L_{1～5}$ 植入了腰椎内固定螺钉及钛笼，此时可见内固定及钛笼尚稳定

月，发现切口周围包块1月余"于2018年7月9日以"腰椎结核术后"收入某医院骨科。入院骨科情况：步入病房，步态大致正常，后腰部可见陈旧手术瘢痕，愈合良好，切口上端可触及包块，质软，无明显波动性，可触及压痛。脊柱腰骶段轻度后凸畸形，四肢肌力、肌张力正常。生理反射正常，病理反射未引出。

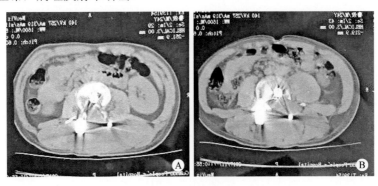

图 3-33　术后 8 个月腰椎 CT 横断面

A、B. 术后 8 个月，腰椎 CT 可见椎体后方大量脓肿，厚约 3cm，双侧腰大肌新出现脓肿，原植入钛笼周围可见炎性组织增生，病灶周围大量脓肿形成

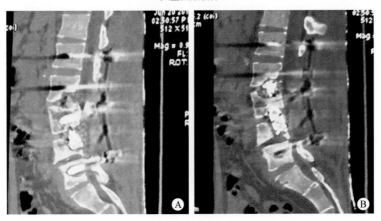

图 3-34　术后 8 个月，腰椎 CT 三维重建 1

A、B.CT 重建可见原植入钛笼周围炎性组织增生，钛笼松动，病灶周围大量脓肿形成

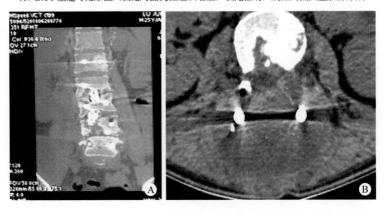

图 3-35　术后 8 个月，腰椎 CT 三维重建 2

可见原植入钛笼周围炎性组织增生，钛笼松动，椎体后方大量脓肿，厚约 3cm，病灶周围大量脓肿形成。A. 腰椎 CT 三维重建冠状面；B. 腰椎 CT 三维重建横断面

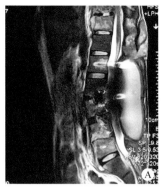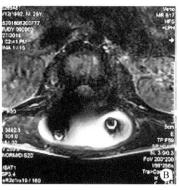

图 3-36　腰椎术后 8 个月 MRI

A. 腰椎 MRI 矢状面，可清晰地显示后路切口处大量范围的脓肿，约 10cm×4cm，原植入钛笼周围可见炎性组织增生；B. 腰椎 MRI 横断面，可清晰地显示后路切口处大量的脓肿，约 10cm×4cm，原植入钛笼周围可见炎性组织增生

就诊后，行相关检查，行利福平耐药基因检测发现：结核菌 DNA 阳性，$rpoB$ 基因检测突变。结核菌利福平及异烟肼耐药基因检测：检测阳性，利福平及异烟肼耐药基因突变。诊断：耐多药脊柱结核术后。行吡嗪酰胺（每次 0.5g，3 次 / 日）、丙硫异烟胺（每次 0.2g，3 次 / 日）、莫西沙星（每次 0.4g，1 次 / 日）、阿米卡星（每次 0.4g，1 次 / 日）、利奈唑胺（每次 0.6g，1 次 / 日）抗结核药治疗。加强抗结核治疗 3 周后，全科讨论后认为，患者目前为耐多药脊柱结核，既往抗结核药无效，经查肺部有新发病

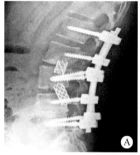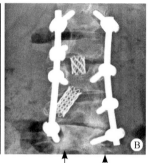

图 3-37　术后 8 个月，腰椎正侧位 X 线片

可见内固定螺钉松动，箭头所示骶骨螺钉周围空虚，明显松动移位；L_3、T_4 原植入钛笼向左侧及后侧明显移位

灶，考虑耐多药脊柱结核及耐多药肺结核，目前调整抗结核药治疗后，需要彻底清除病灶。患者术中钛笼及内固定需要翻修，因原内固定螺钉松动，需要重新置入新的内固定螺钉。

于 2018 年 8 月 7 日行"腰椎后路脓肿清除 + 内固定翻修，腰椎病灶清除 + 植骨 + 右侧腹膜外腰大肌脓肿清除术"，术中从后路原切口清理出大量脓肿及肉芽组织，量约 300ml，

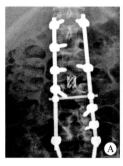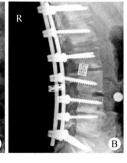

图 3-38　再次病灶清除术后腰椎正侧位

A、B. 再次病灶清除，内固定翻修，并螺钉延长钉棒，在 T_{12}、S_1 处重新植入两枚螺钉，其他椎体选择性植入螺钉，并取出原 L_4、L_5 间钛笼，重新植骨，充分固定脊柱

充满后路整个病灶，充分刮除干净，原内固定螺钉均松动，螺钉孔腐蚀变大，内有大量干酪组织及肉芽组织，L_5 右侧椎弓根与椎体病灶及右侧腰大肌脓肿相通，内有大量白色脓液流出。后路病灶与前路椎体钛网相通，钛网均松动，周围有大量肉芽组织、干酪组织及脓肿，将某清除并取出两处钛网。再次清除周围病灶及肉芽组织。清除满意后，给予 L_2、L_3 原钛网植入缺损，周围植入同种异体骨组织，L_3、L_4、L_5 间隙植入同种异体骨组织。右侧腹膜外切开，行腰大肌放脓，可见脓肿通向病灶及后路椎旁。术中出血 1200ml，输血 800ml（图 3-38，图 3-39）。

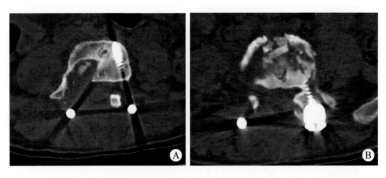

图 3-39　再次术后腰椎 CT 横断面

A、B. 再次的术后 CT 可见植骨及选择性螺钉植入，周围脓肿已充分清理干净

术后病理：结核。利福平耐药基因检测：阳性，*rpoB* 突变。结核菌利福平及异烟肼耐药基因检测：阳性，利福平及异烟肼耐药基因突变。结核菌罗氏培养：对异烟肼、利福平、利福喷丁、利福布汀耐药；对左氧氟沙星、莫西沙星、丙硫异烟胺、乙胺丁醇、阿米卡星、氯法齐明等敏感。

出院后每月门诊复查，术后 3 个月复查腰椎 CT：腰椎椎旁脓肿消失，内植入物稳定。

末次复查 MRI 情况如下，见图 3-40。

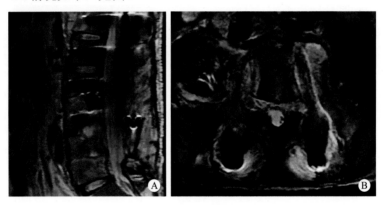

图 3-40　再次术后腰椎 MRI

A. 腰椎 MRI 矢状面，再次的术后 MRI 可见周围脓肿已充分清理干净，内固定螺钉周围无炎性病变组织，螺钉稳定；B. 腰椎 MRI 横断面，再次的术后 MRI 可见周围脓肿已充分清理干净，内固定螺钉周围无炎性病变组织，螺钉稳定

【讨论分析】

本例患者为耐多药脊柱结核，在既往 HRZE 四联抗结核药治疗"淋巴结核及结核性胸膜炎"1.5 年后，出现腰椎多发椎体骨质破坏，仍然单纯使用 HRZE 抗结核药治疗。在缺乏实验室检测耐药结果的基础上，没能做到提前对耐药可能性的预判。

耐多药脊柱结核指由耐多药结核分枝杆菌感染脊柱，是指对利福平和异烟肼均具有抗药性的脊柱结核。耐多药脊柱结核在临床上又分为原发耐多药和获得性耐多药两种。原发耐多药脊柱结核指从未接受过抗结核药治疗的脊柱结核患者或用抗结核药治疗小于 1 个月的患者，由于感染了耐药结核分枝杆菌而对抗结核药耐药；获得性耐多药指在治疗过程中出现对抗结核药耐药，又称继发性耐多药。本例患者是典型获得性耐多药脊柱结核患者，既往淋巴结核、结核性胸膜炎，抗结核治疗多年，GeneXpert、Hain-text 检测及结核分枝杆菌改良罗氏培养，均提示对异烟肼和利福平耐药。

耐多药脊柱结核形成的原因有以下几点：①很多耐药结核病患者尤其是耐多药结核病患者多为复发、复治患者，既往不规范和不规律服用抗结核药导致敏感菌株被杀灭，但筛选出了耐药菌株并导致其传播；②抗结核药化疗方案制订不合理，缺乏药敏试验指导，低剂量化疗和疗程不足是导致产生耐多药结核病的重要原因；③手术方式选择不合理，术中病灶及脓肿清除不彻底会导致病情迁延不愈，延长化疗时间，也在一定程度上促进了耐药菌株的产生；④抗结核药使用时间长，一些药物不良反应（如胃肠道反应、视觉改变、皮肤过敏等）容易对患者生活质量造成影响，从而导致患者擅自停药或改变用药方案。同时患者伴有的基础疾病及营养不良状态，以及患者的年龄因素，也与耐药结核病的产生具有相关性。本例患者之前因"淋巴结核及结核性胸膜炎"而长期使用抗结核药，是耐多药脊柱结核发病的主要原因之一。

早期诊断耐药脊柱结核对采取合理的化疗方案至关重要。脊柱结核与肺结核相比有其特殊性，由于椎旁组织及脓液难以获得，故早期诊断较困难。本例患者可以采取穿刺活检及时了解脓肿，了解耐药性。可以通过 CT 定位椎旁穿刺获得较多的脓液及病灶组织，准确率高，创伤及并发症少，获得阳性标本的概率大，是早期确诊脊柱结核及耐药脊柱结核的重要途径。从图 3-31B 可以看出，此例患者可以提前置管引流脓液，来判断耐药与否。目前，结核分枝杆菌培养及药敏试验广泛采用的是 BACTEC MGIT 960 分枝杆菌培养系统，改良罗氏绝对浓度间接法耗时长，阳性率低（为 10% ~ 20%），需在专业实验室开展，限制了综合医院发现耐多药脊柱结核的可能性，使耐多药结核病患者得到及时治疗的时间延长。目前，GeneXpert MTB/RIF 检测技术是一种分子生物学快速诊断技术，能同时检测结核分枝杆菌复合群和利福平耐药情况。临床研究显示，GeneXpert MTB/RIF 检测技术从痰标本中检测涂阳肺结核和涂阴肺结核的准确率分别为 99% 和 80%，检测利福平耐药的敏感度和特异度分别为 95% 和 98%。研究表明，应用 GeneXpert MTB/RIF 检测脓液标本的敏感度可达 78.09% 以上，特异度达 100%。

本例患者第 1 次手术前因检查手段的缺乏，没有明显的耐药证据。但是需要对此患者的耐药性进行预判断，这是因为此患者前期有淋巴结核及结核性胸膜炎，已行规范化抗结核治疗1.5 年后，新发了脊柱结核及肺结核。临床诊疗中，当遇到全身抗结核药治疗不敏感、初治失败而复发、化疗过程中临床症状或影像学表现持续恶化的患者均应高度怀疑为耐药脊柱结核。如果不能及时获得耐药的证据，但是在规范化抗结核治疗过程中，治疗效果欠佳或病情加重，排除自身免疫和其他并发症等原因，具备以下条件：①经历 1 次以上失败病灶清除术者，术前、术后均按标准抗结核化疗方案治疗 3 ~ 4 周；②无明显诱因发生脊柱结核复发者；③脊柱结核合并慢性窦道者，窦道持续一年以上的骨结核患者。有这 3 条中之一者可以判定有临床耐药的可能。本例患者就符合其中 2 项，且复查肺部 CT 发现肺部结核病灶、胸椎新发结核病灶及腰背部结核病灶加重，完全可以预判断患者存在耐药结核的情况。因此，在手术前必须谨慎，此次用药可能完全无效。并且在第 1 次手术后简单行 HRE 抗结核治疗，更加容易造成耐药结核的复发。

在耐多药脊柱结核的临床药物治疗中，全程规范而有效的抗结核药治疗已经成为治愈脊柱结核不可或缺的部分。如果考虑存在耐多药脊柱结核的预判，在此基础上，须严格按照《WHO 耐药结核病治疗指南（2016 年更新版）》的要求来指导用药。其原则如下所示。①坚持联合用药，避免单一给药。氟喹诺酮类药物为首要选择，并至少选择一种注射类药物，如卡那霉素、阿米卡星或卷曲霉素，这两组药物至少使用 6 个月及以上；同时必须选择 2 ~ 3 种二线核心药物，如环丝氨酸、利奈唑胺、丙硫异烟胺等辅助治疗；对仍敏感的一线药物仍可使用。化疗方案中至少包括 2、3 种敏感药，强化期最好采取 5 种有效的抗结核药方案，巩固期至少 3 种药物联合使用。②个体化给药原则。依据患者既往使用抗结核药用药史、局部地区耐药的分布情况、药敏试验结果、耐药基因的检测结果，制订适宜的治疗方案。③足够的疗程。耐多药淋巴结核治疗必须足够、足量。强化期需 4 个月，疗程至少 18 ～ 24 个月，在手术治疗后，亦应不少于 18 个月。④教育、督导，并鼓励患者坚持治疗。必须教育患者坚持用药，有条件的患者在开始的强化期可以考虑住院输液治疗，便于观察药物的使用效果，及时处理药物不良反应。⑤学会辨症看待药敏试验、耐药基因检测结果。部分结果与实际临床治疗效果不相符，治疗期间应实行动态性监控和调整。如果疗效欠佳或某些药物虽提示耐药，但在发现之前的治疗效果比较好，应及时查找原因，调整、修改治疗方案。

【经验总结】

这个病例给我们提示：既往患结核病的患者，或者长期使用结核药的患者，如果新发结核病或新发脊柱结核，必须注意有耐药结核的可能，术前必须明确。如果缺乏相应的检测手段及实验室证据，要有耐药结核病的预判的考虑，并及时调整抗结核药，在没有明显耐药实验室结果时，可以依照《WHO 耐药结核病治疗指南（2016 年更新版）》的要求来指导用药。

参 考 文 献

Rufai S B，Kumar P，Singh A，et al, 2014. Comparison of Xpert MTB/RIF with line probe assay for detection of rifampin-monoresistant Mycobacterium tuberculosis [J]. J Clin Microbiol, 52（6）: 1846-1852. PMID: 24648554.

Tan Y，Li Q，Wang Q, et al, 2017. Evaluation of the MTBDRplus 2.0 assay for the detection of multidrug resistance among persons with presumptive pulmonary TB in China [J]. Sci Rep, 7（1）: 3364.

Wang G，Dong W，Lan T，et al, 2018. Diagnostic accuracy evaluation of the conventional and molecular tests for Spinal Tuberculosis in a cohort，head-to-head study [J]. Emerg Microbes Infect, 7（1）: 109.

（秦世炳　范　俊）

病例 3-4

【病例摘要】

患者，男性，33 岁，主诉"腰痛 1 个月，双下肢麻木、无力 1 周"于 2017 年 3 月 23 日以"L_4、L_5 结核"收入骨科。

现病史：入院前 1 个月无诱因出现腰部酸痛，无发热，休息后可缓解，活动后加重。曾以"腰椎间盘突出"外敷"贴膏"治疗，腰痛无缓解。2 周前无诱因腰痛加重，卧床不能缓解，至当地医院行腰椎 MRI 检查，考虑"腰椎结核"，建议来我院就诊。一周前出现右下肢麻木、无力，不能正常行走，并逐渐加重，2d 前出现左下肢麻木，由门诊收入。近期低热、盗汗，以及饮食、睡眠差。体重下降约 3 kg。

既往史：2016 年 7 月患胸壁结核并行切除术，术后切口 1 个月破溃，至今未愈，偶有渗出。应用一线抗结核药治疗 7 个月后停药。

骨科情况：脊柱正常生理弯曲，腰椎活动受限，下腰椎叩痛，双下肢直腿抬高试验 40° 阳性。右小腿外侧皮肤感觉麻木，踝背伸肌力 3 级；左下肢膝以远皮肤感觉麻木，踝背伸肌力 4 级。生理反射存在，病理反射未引出。

辅助检查：腰椎 DR（2017 年 3 月 24 日）显示 L_4、L_5 间隙变窄；腰椎三维 CT（2017 年 3

月 24 日）显示 L₄ 右下骨质破坏及死骨形成，椎间隙变窄，右椎旁及腰大肌后方脓肿形成（图 3-41，图 3-42）。

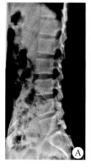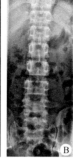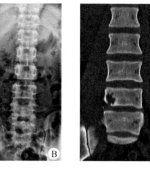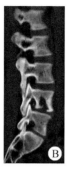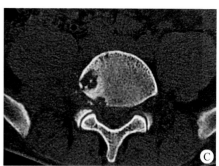

图 3-41　术前腰椎正侧位 X 线片

A. 腰椎侧位 X 线片，见 L₄、L₅ 间隙变窄；B. 腰椎正位 X 线片，见 L₄、L₅ 间隙变窄

图 3-42　术前腰椎 CT

A. 腰椎 CT 三维重建冠状面；B. 腰椎 CT 术前三维重建矢状面；C. 腰椎 CT 横断面。可见 L₄ 右下骨质破坏及死骨形成，椎间隙变窄，右椎旁及腰大肌后方脓肿形成

入院检查：红细胞沉降率 41mm/h，C 反应蛋白 4.70mg/L，血常规正常，肝肾功能正常。T-SPOT.TB 阳性；结核抗体弱阳性。

入院时因胸壁结核已应用一线抗结核药治疗 7 个月，停药 1 个月后出现腰部及腿部不适，考虑是否有耐药可能，但无病原学依据，暂给予异烟肼（每次 0.3g，1 次 / 日）、利福平（每次 0.45g，1 次 / 日）、乙胺丁醇（每次 0.75g，1 次 / 日）、吡嗪酰胺（每次 0.5g，3 次 / 日）抗结核治疗。入院 1 周后患者腰痛及双下肢麻木、无力症状加重，考虑患者感染指标稳定、无手术禁忌，为防止出现马尾神经进一步损伤，决定行手术治疗。2017 年 3 月 28 日行 L₄、L₅ 结核伴脓肿后路病灶清除，前方减压、椎间植骨内固定术。术中清除 L₄、L₅ 椎间坏死间盘及肉芽组织。术后 DR（2017 年 4 月 11 日）见椎体内固定及椎间融合器位置良好；CT（2017 年 4 月 11 日）见椎间融合器位置良好，植骨充分（图 3-43，图 3-44）。

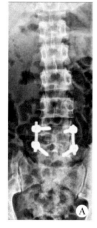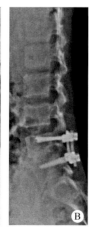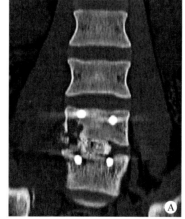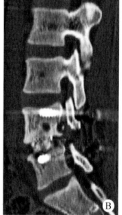

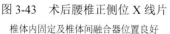

图 3-43　术后腰椎正侧位 X 线片

椎体内固定及椎体间融合器位置良好

图 3-44　术后腰椎 CT 三维重建

可见椎体间融合器位置良好，植骨充分

术后病理：坏死性肉芽肿性炎，考虑结核。GeneXpert：检测到结核分枝杆菌，利福平耐药。暂调整化疗方案：对氨基水杨酸异烟肼片（每次 0.3g，3 次 / 日）、左氧氟沙星（每次 0.2g，2 次 / 日）、利福喷丁（每次 0.45g，每周给药 2 次，周一与周四各 1 次）、吡嗪酰

胺（每次 0.5g，3 次 / 日）。术后切口愈合良好。术后 3 周：红细胞沉降率 60mm/h，C 反应蛋白 13.70 mg/L。术后 6 周佩戴支具下地行走锻炼，腰痛及下肢麻木消失。

术后 2.5 个月出现腰部肿胀、酸痛，活动后加重，于 2017 年 6 月 8 日因"腰椎结核术后 3 个月，腰痛 2 周"再次入院。体格检查：右侧下腰部肿胀伴酸痛，切口中部出现波动性肿胀，双下肢肌力及皮肤感觉正常。复查腰椎 CT：内固定位置良好，椎间植骨未融合。右侧髂窝脓肿，病灶周围脓肿流向后侧，脓肿包绕椎弓根钉，L_4 椎体后外侧骨洞形成，内可见死骨（图 3-45，图 3-46）。红细胞沉降率 44mm/h，C 反应蛋白 12.4 mg/L，体温正常。

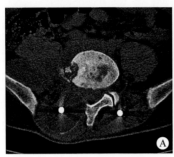 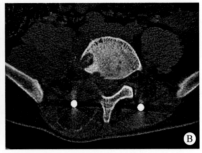

图 3-45　术后 2.5 个月腰椎 CT 横断面

可见腰椎右侧椎体骨质破坏，伴右侧腰大肌脓肿影

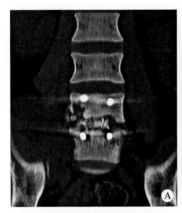 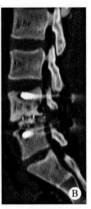

图 3-46　术后 2.5 个月腰椎 CT 三维重建

A. 腰椎 CT 三维重建冠状面；B. 腰椎 CT 三维重建矢状面。可见腰椎右侧椎体骨质破坏，伴右侧腰大肌脓肿影

于 2017 年 7 月 1 日局麻下行右侧髂窝脓肿穿刺。行结核分枝杆菌快速培养及药敏试验，培养结果：生长抗酸杆菌。第 1 次手术药敏试验结果：异烟肼、利福平耐药，阿米卡星、左氧氟沙星敏感。诊断为耐多药感染，再次调整化疗方案：左氧氟沙星（每次 0.6g，1 次 / 日）、阿米卡星（每次 0.6g，1 次 / 日）、吡嗪酰胺（每次 0.5g，3 次 / 日）、丙硫异烟胺（每次 0.2g，3 次 / 日）、利奈唑胺（每次 0.6g，1 次 / 日），3 周后红细胞沉降率 17mm/h，C 反应蛋白 6.7mg/L，复查右侧髂腰肌及切口下竖脊肌脓肿较前未见减少，且切口破溃，出现 0.5cm 窦道，腰痛症状未减轻。2017 年 7 月 21 日回报第 1 次术中结核分枝杆菌长时间培养及药敏试验：异烟肼、链霉素、利福平、阿米卡星低度耐药。经科室讨论考虑患者为腰椎结核术后复发，调整药物后，感染指标稳定，治疗有效，未调整化疗方案。但出现切口窦道，抗结核治疗近 2 个月未愈，考虑患者 L_4 椎体右侧中下部椎体后外侧骨破坏，有死骨约黄豆粒大小，有可能是复发的原因，切口皮下及肌间脓肿是由骨病灶通过后外侧手术入路流入，考虑右侧清除病

灶的同时亦可清除右侧腰大肌脓肿，所以选择手术方式为后路经双侧肌间隙切口行病灶清除。于 2017 年 8 月 1 日行 L₄、L₅ 结核术后再次病灶清除椎间植骨术，术中清除原正中切口窦道，刮除皮下肉芽组织。取右侧 Wiltse 入路探查 L₄、L₅ 椎间隙，取出椎间融合器，见坏死肉芽及干酪物在其周围，给予彻底清除，在 L₄ 椎体右侧中下部椎体后外侧部清除死骨约黄豆粒大小及部分碎死骨，彻底刮除坏死骨质，清除病灶彻底后更换椎间融合器，并加压固定椎弓根钉。

术后 1 周：红细胞沉降率 91mm/h，C 反应蛋白 43.90mg/L；原窦道存在渗出，未愈合。2017 年 8 月 23 日局麻下行切口清创＋负压封闭引流（vacuum sealing drainage, VSD）。查致病菌：阴性。应用 VSD 5 周后仍见 0.5cm×0.5cm 创面未愈合，换药至 2017 年 10 月 30 日（术后 3 个月）完全愈合。在治疗期间胸壁窦道自行愈合。复查红细胞沉降率 7mm/h，C 反应蛋白 1.9mg/L。腰部无疼痛，活动无受限。因有头晕，停左氧氟沙星后消失。出院后改化疗方案：乙胺丁醇（每次 0.75g，1 次/日）、吡嗪酰胺（每次 0.5g，3 次/日）、丙硫异烟胺（每次 0.2g，3 次/日）、利奈唑胺（每次 0.6g，1 次/日）。

2018 年 11 月 30 日复查 CT 可见内固定位置良好，椎间植骨融合（图 3-47）。

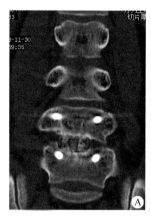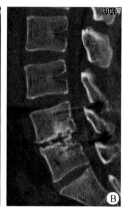

图 3-47　末次复查腰椎 CT 三维重建

A. 腰椎 CT 三维重建冠状面，见内固定位置良好，椎间植骨融合；B. 腰椎 CT 三维重建矢状面，见内固定位置良好，椎间植骨融合，未见右侧腰大肌脓肿影

【讨论分析】

本例患者为多发结核（脊柱、胸壁），耐多药结核分枝杆菌感染。因胸壁结核抗结核治疗结束后出现腰部疼痛，存在耐药结核感染可能，但无耐药结核感染证据，第 1 次住院术前延续一线药物化疗方案。第 1 次手术前红细胞沉降率、C 反应蛋白指标稳定，腰痛及下肢麻木、无力进一步加重，为防止出现马尾神经进一步损伤，行后路手术清除病灶，减压神经，固定融合、稳定脊柱；第 1 次术后 GeneXpert 检测到利福平耐药，调整化疗方案。出院时感染指标稳定，腰痛及下肢麻木无力消失。切口甲级愈合。术后 2.5 个月因腰部肿胀，切口皮下脓肿，再次入院。CT 示 L₄ 椎体后外侧原骨洞处骨破坏加重，死骨形成。第 2 次入院期间，第 1 次手术药敏试验回报，调整化疗方案治疗 4 周，再次选择双侧肌间隙入路，清除 L₄ 椎体右侧中下部及后外侧死骨。

本例患者复发原因如下。①未能及时调整药物：最后证实该例患者为耐多药结核感染，但未能及时取得耐药证据，术后药敏试验结果耗时较长，患者得到恰当治疗使发病症状向后推迟数月。②术中病灶清除的彻底性：第 1 次手术中见病灶为硬化型，很难用刮除的方法彻底清除。硬化壁不彻底切除，抗结核药很难进入空洞、无效腔及附近的骨质内，严重影响抗结核治疗效果；第 1 次手术 L₄ 椎体右侧骨洞未清除，为再次复发原因。③停药 1 个月后出现腰痛症状，考虑存在腰椎结核，第 1 次入院时可应用复治方案，由于没有得到药敏试验结果，而使用初治方法，可能也是复发原因。应采取如下治疗原则。①调整化疗方案：获得药敏试验结果后，化疗方案的制订是根据药敏试验结果和既往用药史确定。GeneXpert 检测到利福平耐药，属于利福平基因靶点突变，即采用其他敏感药物替代；当得到异烟肼、利福平耐药结果时，增加了敏感的氨基糖苷类注射药阿米卡星，同时加用 1 种喹诺酮类药物，同时加用利奈唑胺。耐药结核治疗中，利奈唑胺的应用起到关键作用。研究证实利奈唑胺可用于耐药结核病，且疗效良好。②手术方式的选择：原正中切口下出现窦道，皮肤血运差，二次手术选择后侧 Wiltes 路，更加彻底地清除右侧腰大肌及骨病灶。③病灶清除的彻底性。该患者 L_4 椎体后外侧骨洞清除不彻底，考虑为复发的原因，二次手术彻底清除后，才得到临床治愈。在只累及单节段的手术中，这一点可以为术后的抗结核治疗作弥补，本例患者为耐多药结核，原化疗方案效果不佳。只有通过药敏试验结果调整用药方案才能治愈。

【经验总结】

结合本例耐多药多发结核患者，耐药脊柱结核手术治疗成功的首要原则仍然是彻底清除脊椎结核病灶，这是脊椎结核治疗基础。早期获得耐药及药敏试验结果，并基于药敏试验结果的个体化化疗联合手术是尽早治愈耐药脊柱结核的关键措施。本例患者正是在不断结合最新药敏试验结果调整药物的基础上结合彻底病灶清除手术，才达到治愈的目的。

参 考 文 献

秦世炳，董伟杰，兰汀隆，等，2013. 128 例脊柱结核耐药患者的临床分析 [J]. 中国防痨杂志，35（5）：299-304.

施建党，王自立，2005. 脊柱结核术后未愈及术后复发的原因探讨 [J]. 中国矫形外科杂志，13（15）：1184-1186.

姚晓伟，董昭良，李卓，等，2016. 60 例耐药脊柱结核患者个体化治疗及疗效的临床研究 [J]. 中国防痨杂志，38（11）：978-984.

张丽帆，边赛男，刘晓清，等，2016. 利奈唑胺治疗广泛耐药结核研究进展 [J]. 中华实验和临床感染病杂志（电子版），10（6）：649-653.

Li Y，Jia W，Lei G，et al，2018. Diagnostic efficiency of Xpert MTB/RIF assay for osteoarticular tuberculosis in patients with inflammatory arthritis in China[J]. PLoS One，13（6）：e0198600. PMID：29856840.

（柳盛春　李睿鹏　姜荃月）

病例 3-5

【病例摘要】

患者，男性，58 岁，1 年前无明显诱因出现间断性腰部疼痛，可耐受，无低热、盗汗，就诊于当地医院，按"腰椎间盘突出"对症处理，回家休养后好转，间断性发作几次均未进一步详细诊治。1 个月前腰痛再次发作并加重，不能耐受，活动受限，当地医院再次检查，腰椎 MRI 提示 L_3、L_4 椎体异常信号，腰椎 X 线片提示 L_3、L_4 椎体骨质破坏，椎间隙变窄，考虑腰椎结核，给予 HRZE 免费抗结核药治疗 2 周。患者因抗结核治疗效果不理想，来我院进一步治疗。入院后给予异烟肼（每次 0.4g，1 次 / 日）、利福平（每次 0.45g，1 次 / 日）、乙胺丁醇（每次 1.0g，1 次 / 日）、吡嗪酰胺（每次 0.5g，3 次 / 日）抗结核治疗 4 周，腰部疼痛症状缓解不明显，科室讨论后考虑应手术治疗，完善术前检查。

骨科情况：患者平车推入病房，脊柱生理弯曲存在，L_3、L_4 棘突压叩痛阳性，无后凸畸形，脊柱前屈后伸活动受限，双下肢感觉无减退，双下肢肌力 5 级，肌张力正常。左侧髋关节外旋外展位，关节皮肤色泽正常，腹股沟区可触及囊性质硬包块，无波动，触痛阳性。左侧腕关节屈曲畸形，肿胀明显，皮肤陈旧性瘢痕形成，呈关节半脱位状态，指间关节活动可，感觉存在，左侧腕关节活动受限。生理反射正常，病理反射未引出。

辅助检查：腰椎 X 线片（2016 年 7 月 13 日）显示 L_3、L_4 椎体骨质破坏，椎间隙变窄，脊柱侧弯畸形。腰椎 CT（2016 年 7 月 13 日）显示 L$_3$、L$_4$ 椎体骨质呈虫蚀样破坏，椎旁及双侧腰大肌脓肿形成。腰椎 MRI（2016 年 7 月 13 日）显示 L$_3$、L$_4$ 椎体异常信号影，椎旁及双侧腰大肌脓肿形成（图 3-48 至图 3-53）。

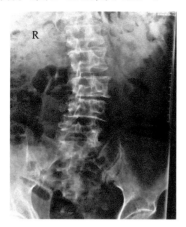

图 3-48 腰椎正位 X 线片

显示 L$_3$、L$_4$ 椎体骨质破坏，椎间隙狭窄，脊柱侧弯畸形

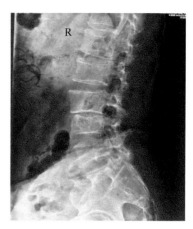

图 3-49 腰椎侧位 X 线片

显示 L$_3$、L$_4$ 椎间隙狭窄，局部缺损、变形

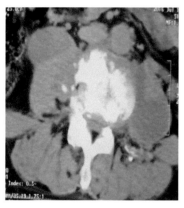

图 3-50 L$_3$ CT

显示 L$_3$ 椎体骨质呈虫蚀样破坏，椎旁及双侧腰大肌脓肿

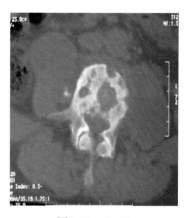

图 3-51 L$_4$ CT

显示 L$_4$ 椎体骨质有大量死骨组

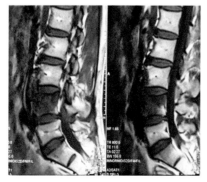

图 3-52 腰椎 MRI 矢状面

显示 L$_4$ 椎体异常信号，椎管内未见明显脓肿

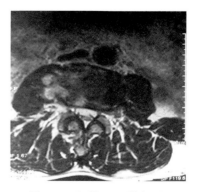

图 3-53 腰椎 MRI 横断面

显示 L$_4$ 椎旁及腰大肌异常信号影

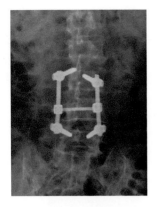

图3-54　第1次术后腰椎正位X线片

显示内固定装置满意，植入椎弓根螺钉

入院后停用免费抗结核药，给予异烟肼（每次0.4g，1次／日）、利福平（每次0.45g，1次／日）、乙胺丁醇（每次0.75g，1次／日）、吡嗪酰胺（每次0.5g，3次／日）。完善术前检查，入院后复查红细胞沉降率65mm/h，C反应蛋白45mg/L，血常规正常，肝肾功能正常，T-SPOT.TB阳性。患者同时患有左侧髋关节结核和左侧腕关节结核，腕关节结核轻度肿胀，关节半脱位，已经形成陈旧性瘢痕，给予非手术治疗。但左侧髋关节结核有间断性疼痛，有骨质破坏及脓肿形成，判断为活动期，需要手术治疗，遂决定一期对腰椎结核和髋关节结核进行手术治疗，术前检查无手术禁忌证，于2016年8月21日行腰椎后路植骨融合术、后路内固定术及前路双侧倒八字病灶清除术、左侧髋关节结核病灶清除术，术后X线片见图3-54和图3-55。术后加用阿米卡星注射液每次0.4g，左氧氟沙星每次0.6g，1次／日加强抗结核治疗，术后3周出院门诊治疗，出院时切口愈合良好，一般情况稳定。术后8周佩戴支具下地行走锻炼，腰痛基本消失，术后复查红细胞沉降率一直未正常，C反应蛋白未恢复正常。

术后病理：结核（图3-56）。脓液结核分枝杆菌培养阳性，药敏试验一线耐药情况为对利福平耐药，对异烟肼耐药，对链霉素耐药，对乙胺丁醇敏感；二线耐药情况为对左氧氟沙星耐药，对利福布汀耐药。请耐药科会诊后调整治疗方案为吡嗪酰胺、乙胺丁醇、卷曲霉素、丙硫异烟胺肠溶片、莫西沙星。

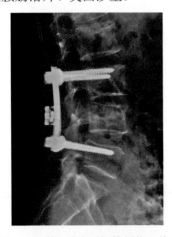

图3-55　第1次术后腰椎侧位X线片

显示内固定装置满意，螺钉深度无异常

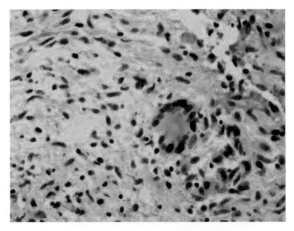

图3-56　第1次术后病理结果

提示慢性肉芽肿性炎伴坏死

术后4个月左侧髋关节切口肿胀破溃，形成窦道，左侧腹股沟区仍可触及囊性包块，B超检查脓肿分隔包裹，给予门诊定期换药治疗，窦道一直未愈合，然后患者再次住院治疗。全科讨论后认为，术后切口破溃形成窦道与患者多耐药有关，且术后红细胞沉降率一直未恢复正常，说明抗结核效果不理想，收入院请耐药科会诊协助治疗。

患者于2017年3月24日因"左侧髋关节切口窦道不愈合1个月"再次入住我院治疗。复查腰椎CT：L_3、L_4椎体骨质虫蚀样破坏伴椎旁脓肿形成（图3-57、图3-58）。左侧髋关节结核CT显示左侧髋关节骨质破坏缺损伴关节周围脓肿形成（图3-59、图3-60）。考虑到患者为多耐药患者，治疗方案上请耐药科会诊，给予指导，同时给左侧髋关节与腰大肌脓肿进行微创治疗，B 超引导下置管引流，脓液再次送结核分枝杆菌培养和 GeneXpert 检测，结核分枝杆菌培养阳性，GeneXpert 检测为阳性且耐药。患者置管后，定期生理盐水冲洗，患者不适症状较前缓解，窦道口逐渐变小好转，引流量明显下降后拔除引流管，窦道口继续无菌纱条换药，后转入耐药科继续治疗。末次来院复查，窦道口已经愈合，复查腰大肌和髋关节脓肿基本吸收好转。术后 1 年时复查 X 线片可见内固定稳定，病椎椎间隙基本恢复正常（图 3-61、图 3-62）。

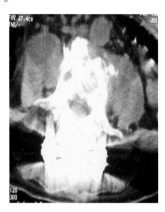

图 3-57　腰椎 CT 横断面 1

见 L$_3$、L$_4$ 椎体骨质呈虫蚀样破坏，椎旁及腰大肌脓肿形成

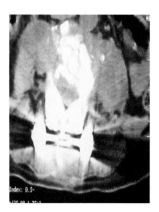

图 3-58　腰椎 CT 横断面 2

见 L$_3$、L$_4$ 碎死骨形成，椎旁及腰大肌脓肿形成，后缘内固定阴影

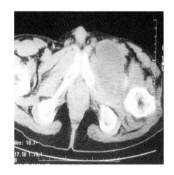

图 3-59　左侧髋关节结核 CT 横断面 1

见左侧髋关节周围脓肿形成

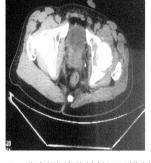

图 3-60　左侧髋关节结核 CT 横断面 2

见左侧髋关节骨质破坏缺损伴周围脓肿形成

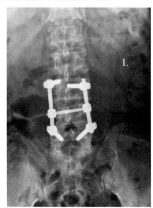

图 3-61　术后 1 年时复查腰椎正位 X 线片

显示内固定装置满意，与前无变化

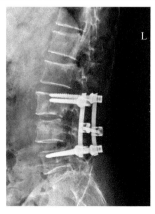

图 3-62　术后 1 年时腰椎侧位 X 线片

显示内固定装置满意，与前无变化

【讨论分析】

耐药结核病是目前结核病治疗领域的难点，严重影响患者的健康和未来生活。而耐药问题亦严重影响骨结核患者的愈后，尤其是复发复治患者，更易产生耐药问题。减少复发，对减少耐多药脊柱结核患者有重要意义，已经在临床工作中得到最大重视。对于复治患者，若手术治疗失败，术后出现切口窦道，脓肿复发，首先应依据结核分枝杆菌药敏试验判断是否耐药，否则可按照耐药结核处理。对于一部分临床可疑耐药患者，由于结核分枝杆菌培养阳性率低，致使一部分耐药患者不易诊断，因此提高结核分枝杆菌培养阳性率的研究，对于提高骨关节结核的治愈率，降低复发率有关键性的指导意义。

不规范化疗及耐药菌株的传播流行是导致耐多药脊柱结核产生的主要原因，尤其是不合理的化疗方案，只杀灭了绝大部分敏感菌和活动期的细菌，留下少数耐药菌株或休眠期菌株继续繁殖，最终形成耐药菌株选择性生长，从而导致获得性耐药。秦世炳等也报道了脊柱结核患者中耐药性产生的多个原因：①不规律用药，此类患者大多数病史已久，反复发作，经济困难，免疫力低下，病灶难以吸收，结核分枝杆菌长期存活；②医源性耐药，医务人员或患者本人用药不适当，用药剂量不足等；③药物不良反应、心理因素等，迫使化疗方案中断或更改；④其他原因，如频繁更换就医地点，自行购买一些药物，不能继续正规治疗，致使病情迁延不愈，没能系统治疗；⑤原发耐药（耐药肺结核继发）。另外，对于这类复发复治并耐药的患者，抵抗力低下或缺陷也是难治的一个原因。回归分析显示，脊柱结核术后复发是一个多因素参与的过程，脊柱结核患者术后复发的危险因素包括：耐药结核分枝杆菌菌株出现、病灶清除不彻底、脊柱稳定性重建失败、手术时机的选择失当、伴有其他部位结核的影响。除了上述的危险因素外，患者手术前后营养状况、术后化疗规范化程度也是重要的危险因素。本例患者的耐药原因显然可以从以上原因得到解释，是比较典型的复治复发耐药病例。

本例患者耐药菌株产生的主要原因可能是个体化治疗方案不合理、患者服药不规律，从而引起耐药菌株的不断产生和传播，导致了原发性耐药菌株的不断增加。而结核病是慢性消耗的全身性疾病，耐药菌的产生特别是耐多药结核分枝杆菌的增多、不典型结核分枝杆菌感染等原因可导致脊柱结核治疗失败，引起复治复发。该患者突出的并发症之一就是术后形成窦道，此类窦道治愈困难，致残率很高，给患者及其家庭、社会带来了很大负担。而且患者全身和局部症状未有明显改善，脓肿增大、切口不愈合和窦道形成等症状，严重影响了患者的生活质量。该患者耐药后，在门诊不规律服药、化疗不规范，无法及时获得恰当的治疗，从而使该患者的耐药情况逐步呈现出复杂化、重症化趋势，其治疗过程复杂，临床疗效不确切，复发率仍较高。

通过对该病例复发复治原因的分析，术后门诊治疗时的督导及随访也是很重要的因素。术后定期随访，了解患者病情变化和指导患者定期复查，有利于早期发现、减少和预防耐药结核的发生。药物治疗贯穿骨关节结核治疗的全过程，由于患者对结核病治疗的不了解甚至误解，在脊柱结核术后，患者自认为已痊愈，有的不规律执行术后化疗方案，有的甚至停止用药，这些都大大增加其复发率。因此，术后如果有严格的督导必将降低复发复治病例的产生。

【经验总结】

脊柱结核的复发复治是多种因素共同作用导致的结果，因此要明确正规、有效的药物化疗，全身营养状况的调理及重视耐药菌株的产生对脊柱结核治疗的影响。在治疗过程中需要尽可能得到结核分枝杆菌药敏试验结果的佐证，为耐药脊柱结核患者提供科学合理的用药参考依据，制订有效的耐药治疗方案，尽量避免脊柱结核治疗的失败和术后复发复治。

参 考 文 献

李力韬，马远征，李大伟，等，2013. 21 例耐多药脊柱结核手术联合个体化化疗的临床分析 [J]. 中国防痨杂志，35（5）：317-321.

秦世炳，董伟杰，兰汀隆，等，2013. 128 例脊柱结核耐药患者的临床分析 [J]. 中国防痨杂志，35（5）：299-304.

秦世炳，董伟杰，徐双铮，2009. 脊柱结核药物治疗回顾性分析 [J]. 第三军医大学学报，31（9）：1921-1931.

（朱昌生　张会军）

病例 3-6

【病例摘要】

　　患者，男性，35 岁，因"胸骨结核术后 1 年，背痛、肋间痛 2 个月，加重 1 周"于 2017 年 7 月 13 日以"T_1、T_5、T_7、T_8 结核"为诊断收入院。

　　患者 1 年前无明显诱因出现胸骨部疼痛，就诊于肿瘤医院考虑胸骨肿瘤，行手术切除，术后病理诊断胸骨结核，回当地结核病院给予初治方案（HRZE）抗结核治疗，术后切口不愈，经多次清创及换药持续近 3 个月愈合，2 个月前出现背部疼痛，就诊于当地结核病院，考虑胸椎结核，继续抗结核治疗，1 周前加重转入我院。患病以来饮食可，睡眠差，无明显咳嗽、咳痰，有低热、盗汗，大小便正常。

　　骨科情况：$T_{5\sim8}$ 棘突压叩痛（+），向左侧季肋部放射，拾物试验阳性，双下肢肌力 4 级，双膝反射减弱，跟腱反射正常，巴宾斯基征（-），踝阵挛（-）。

　　辅助化验检查：T-SPOT.TB 阳性，C 反应蛋白 21mg/L，红细胞沉降率 34mm/h。胸椎 CT（2017 年 7 月 24 日）：T_1、T_5、T_7、T_8 椎体骨质破坏，椎间隙未见确切狭窄，椎旁软组织肿胀（图 3-63）。

　　胸椎增强 MRI（2017 年 7 月 24 日）：T_1、T_5、T_7、T_8 椎体呈长 T_1WI 混杂 T_2WI 信号改变，以 T_7、T_8 椎体水平硬膜囊受压，椎管变窄（图 3-64）。

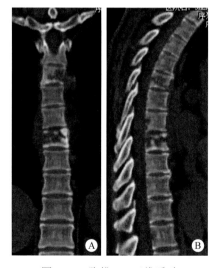
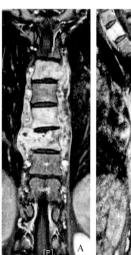
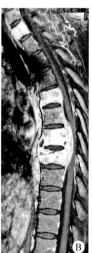
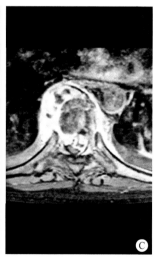

图 3-63　胸椎 CT 三维重建

A. 为胸椎 CT 三维重建冠状面；B. 为胸椎 CT 三维重建矢状面。可见 T_5、T_8 椎体骨质破坏、碎裂，T_7 椎体后缘骨质破坏，间隙尚可，椎旁软组织影增宽

图 3-64　胸椎 MRI

A. 为胸椎 MRI 冠状面；B. 为胸椎 MRI 矢状面；C. 为胸椎 MRI 横断面。可见 T_1、T_5、T_7、T_8 椎体呈长 T_1WI 混杂 T_2WI 信号改变，以 T_7、T_8 椎体水平硬膜囊受压，椎管变窄，椎旁软组织增宽

入院后，考虑该患者在抗结核治疗过程中出现多发脊柱结核（T_1、T_5、T_7、T_8），可能为耐药结核分枝杆菌所致，但无细菌学及药敏试验结果参考，根据既往用药史，经验性调整抗结核药治疗方案：利福喷丁（每次 0.45g，2 次 / 周）、左氧氟沙星（每次 0.4g，1 次 / 日）、帕斯烟肼（每次 0.3g，3 次 / 日）、吡嗪酰胺（每次 0.5g，3 次 / 日）口服及阿米卡星（每次 0.4g，1 次 / 日）静脉滴注。治疗 10d 出现排尿困难，体格检查：双下肢肌力 1 级，麻痹平面平脐上 5cm，巴宾斯基征（+），踝阵挛（+）。回顾分析，仍考虑用药效果不佳，出现截瘫。2017 年 7 月 27 日行 T_5、T_7、T_8 经胸病灶清除椎间植骨椎板植骨椎弓根钉内固定术。术后复查 CT 等证实病灶清除彻底、减压满意（图 3-65）。术后病理：肉芽肿性炎，倾向结核（图 3-66）。

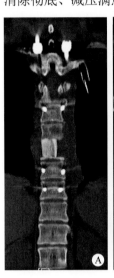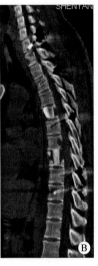

图 3-65　术后胸椎 CT 三维重建

A. 为胸椎 CT 术后三维重建冠状面；B. 为胸椎 CT 术后三维重建矢状面。可见 T_5 椎体切除，髂骨植骨缺失，T_7、T_8 病灶清除彻底，椎管减压充分，植骨缺失，位置良好

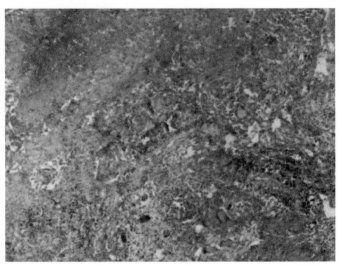

图 3-66　术后病理检查

显示肉芽肿性炎，倾向结核

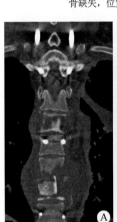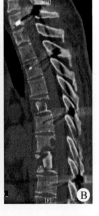

图 3-67　术后 3 个月胸椎 CT 三维重建

A. 胸椎 CT 三维重建冠状面，见 T_5、T_7、T_8 椎体破坏较术后加重，植骨块有吸收，椎旁软组织影较术后增大；B. 胸椎 CT 三维重建矢状面，见 T_5、T_7、T_8 椎体破坏较术后加重，植骨块有吸收

术中脓液标本结核分枝杆菌 GeneXpert 检测为阳性，有利福平耐药，再次调整治疗方案为莫西沙星（每次 0.4g，1 次 / 日）、乙胺丁醇（每次 0.75g，1 次 / 日）及帕司烟肼（每次 0.3g，3 次 / 日）口服，阿米卡星（每次 0.4g，1 次 / 日）静脉滴注。术后 3 周截瘫恢复至 Frankel D 级，排尿正常，体格检查：双下肢肌力 3 级。红细胞沉降率 51mm/h，C 反应蛋白 7.60mg/L。患者出院。

2017 年 10 月 27 日（术后 3 个月）复查 CT（图 3-67）与术后三维 CT（图 3-65）比较：病椎骨破坏加重，植骨不规则破坏，椎旁脓肿增大。

体格检查：脐水平以下皮肤感觉迟钝，左下肢肌力 1 级，右下肢 2 级，双侧膝反射及双侧跟腱反射亢进，双巴宾斯基征（+），踝阵挛（+）；红细胞沉降率 38mm/h，C 反应蛋白 11mg/L。

2017 年 11 月 1 日再次入院。诊断：T_5、T_7、T_8 结核截瘫 Frankel C 级。大小便正常。科

室讨论分析：该患者三维 CT 表现为植骨块破坏、吸收，椎旁脓肿增大，截瘫加重，考虑患者为耐药患者，但目前大小便正常，且第 1 次手术病灶清除彻底，骨病灶术后再次加重，如再次行手术治疗难以达到治疗目的，故选择观察、调整药物治疗为主。此时结核分枝杆菌慢性培养药敏试验结果尚未回报，结合术后结核分枝杆菌 GeneXpert 检测有利福平耐药，目前抗结核治疗方案效果欠佳，经验性调整治疗方案：乙胺丁醇（每次 0.4g，1 次 / 日）、莫西沙星（每次 0.4g，1 次 / 日）、帕斯烟肼（每次 0.3g，3 次 / 日）、利奈唑胺（每次 0.6g，1 次 / 日）、丙硫异烟胺（每次 0.25g，3 次 / 日）口服。2017 年 12 月 8 日（调整用药方案 5 周后）体格检查：双下肢肌力逐渐恢复，左下肢：3+ 级，右下肢：4 级；红细胞沉降率、C 反应蛋白正常。复查 CT 见骨质无进一步破坏，椎旁脓肿缩小（图 3-68）。

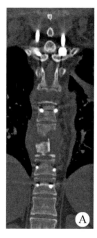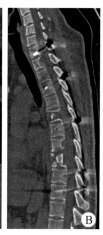

图 3-68　调整用药方案后胸椎 CT 三维重建

A. 为胸椎 CT 三维重建冠状面；B. 为胸椎 CT 三维重建矢状面。见 T_5、T_7、T_8 骨质无进一步破坏，椎旁脓肿缩小

2017 年 12 月 26 日（术后 5 个月、调整化疗方案 2 个月）结核分枝杆菌慢性培养药敏试验回报：链霉素、丁胺卡那为高度耐药，异烟肼、利福平、左氧氟沙星为低度耐药，乙胺丁醇敏感。证实最后的抗结核治疗方案（乙胺丁醇、莫西沙星，帕斯烟肼、利奈唑胺、丙硫异烟胺）为正确方案，患者为脊柱结核广泛耐药病例，而初治方案及第 1 次复治方案的药物基本为耐药或低敏感药物，故导致疾病加重、治疗效果欠佳，而根据药敏试验结果用药，则取得良好治疗结果。

2018 年 1 月 9 日（调整用药方案后 9 周）出院，体格检查：双下肢肌力 4 + 级，红细胞沉降率、C 反应蛋白正常；麻痹平面下降至膝关节以远，调整药物疗效确切。

2018 年 6 月 19 日（调整用药方案后 8 个月）复查 CT：椎旁脓肿消失，植骨部分融合，见图 3-69。

2018 年 9 月 17 日（调整用药方案后 10 个月）复查 CT：T_5 椎体植骨融合，T_7、T_8 间植骨远端融合（图 3-70）。

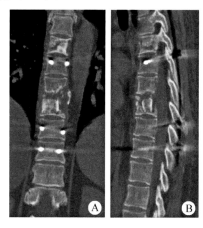　　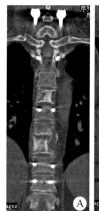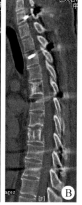

图 3-69　调整用药方案后 8 个月胸椎 CT 三维重建　　　图 3-70　调整用药方案 10 个月后胸椎 CT 三维重建

A. 为胸椎 CT 三维重建冠状面；B. 为胸椎 CT 三维重建矢状面。可见 T_5、T_7、T_8 骨质无进一步破坏，椎旁脓肿基本消失　　　A. 为胸椎 CT 三维重建冠状面；B. 为胸椎 CT 三维重建矢状面。见 T_5 椎体植骨融合，T_7、T_8 间植骨远端融合，椎旁软组织影进一步缩小

【讨论分析】

本例患者初治为胸骨结核，可能因病灶清除不彻底，导致窦道长久不愈，且首次治疗不能遵循严格的抗结核治疗规范及督导不严密，在经历了好转、恶化反复交替，长期不愈的诊疗过程后，最终成为耐药或耐多药结核病。

耐药结核病是目前结核病治疗领域的难点。复发复治患者较易产生多耐药问题。对于复治患者，若手术治疗失败，术后出现切口窦道、脓肿复发，应按照耐药结核处理。该患者第1次按胸骨肿瘤手术治疗，术后病理明确为结核，术中未留取病原学依据，错失了术前及术中取得细菌学检查标本的机会，导致不能尽早得到药敏结果，进而不能应用正确的治疗方案，也是不能早期诊断、正确治疗耐药脊柱结核的原因之一。

临床工作中如考虑为耐药脊柱结核，取得药敏结果之前，经验性抗结核治疗，用药原则应遵循秦世炳等专家意见：脊柱结核病灶中结核分枝杆菌耐药仍以常规药物（异烟肼、利福平、链霉素、利福喷丁）为主，在选择用药时作为参考。临床常用检验 GeneXpert 仅能快速提供利福平耐药情况，不能提供耐药类型，无法指导复治治疗方案，在临床工作中，经验性治疗是非常重要的。

手术是治疗耐药脊柱结核的重要手段，有效的抗结核药治疗是治愈的保证。通过前后路内固定技术及植骨融合技术，重建脊柱稳定性，提高结核治愈的概率。本例患者在截瘫加重情况下，做 T_5、T_7、T_8 椎体病灶彻底清除及前路支撑植骨，但术后3个月又出现骨病灶破坏加重，截瘫进展，再次调整治疗方案，病情明显好转，术后5个月时慢性培养药敏结果证实是广泛耐药，最终化疗方案符合药敏结果。更加说明彻底病灶清除需在有效的化疗基础上才能达到目的。

【经验总结】

对于耐药脊柱结核患者，根据药敏试验结果制订个体化化疗方案是有效抗结核的根本措施。未获得药敏试验结果之前，对于复发复治结核病患者、规律抗结核药治疗3个月失败和不规律服药1个月以上的患者，常列为可疑耐药患者，应根据既往用药史经验性调整化疗方案。获得药敏试验结果以后应制订个体化化疗方案：对多耐药和耐多药患者根据药敏试验结果选择其他敏感药物替代并添加二线用药组成五联或六联用药；对广泛耐药结核病患者，应根据专科医师意见，针对性选择最新药物或更改治疗方案。在化疗过程中应避免随意更换化疗药物，同时督促患者实施规范、持续的化疗。

参 考 文 献

程鹏，张泽华，李力韬，等，2014.基因芯片法快速检测脊柱结核临床分离株 SM、EMB、LVFX、AMK、CPM 耐药 [J].第三军医大学学报，36（13）：1345-1349.

秦世炳，董伟杰，兰汀隆，等，2013.128例脊柱结核耐药患者的临床分析 [J]中国防痨杂志，35（5）：299-304.

全国第五次结核病流行病学抽样调查技术指导组，全国第五次结核病流行病学抽样调查办公室，2012.2010年全国第五次结核病流行病学抽样调查报告 [J].中国防痨杂志，34（8）：485-508.

许建中，2014.规范脊柱结核治疗，为我国结核病防治做出更大贡献 [J].中华骨科杂志，34（2）：97-101.

（柳盛春　陈　凯　张佳明　姜荃月）

病例 3-7

【病例摘要】

患者，女性，45岁，于2014年5月因腰痛，弯腰等活动后加重，不伴双下肢放射痛于当地医院检查后考虑"腰椎间盘突出症"，给予对症治疗后，腰痛等症状有所缓解。后腰痛反复加重。于2017年5月腰痛明显加重，伴双下肢坠胀感。在外院就诊，诊断为L_3、L_4结核伴腰大肌脓肿形成。并给予异烟肼（每次0.3g，1次/日）、利福平（每次0.45g，1次/日）、乙胺丁醇（每次0.75g，1次/日）、吡嗪酰胺（每次0.5g，3次/日）口服，链霉素（每次0.75g，1次/日肌内注射），抗结核治疗1个月后腰痛等症状无明显改善，并于2017年6月在该医院行后路L_3、L_4椎体结核病灶清除+植骨融合内固定术。术后患者腰痛等症状明显缓解。脓液培养结核分枝杆菌（+），药敏试验结果显示对异烟肼、链霉素耐药。患者于2017年10月到我院门诊，将抗结核药治疗方案调整为帕司异烟肼（每次0.3g，3次/日）、利福平（每次0.45g/次，1次/日）、乙胺丁醇（每次0.75g，1次/日）、吡嗪酰胺（每次0.5g，3次/日）、盐酸左氧氟沙星（每次0.6g，1次/日）抗结核治疗。术后3月余，2017年10月9日行CT检查（图3-71）。

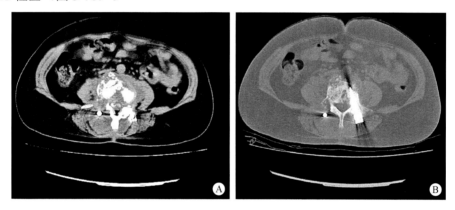

图3-71　腰椎CT检查（2017年10月9日）

A.可见腰椎骨质明显破坏，椎旁脓肿较明显，后方切口内亦已有较多脓肿；B.可见内固定螺钉未有明显松动

患者尚能起床活动，腰部后正中手术切口未见明显异常。继续门诊给予原方案抗结核治疗。

2017年11月开始，患者感起床活动后腰部疼痛，翻身、起床困难较前明显加重，并伴有夜间盗汗、纳差等症状。于2017年12月12日以"L_3、L_4结核术后复发"收入我科。入院后体格检查：腰部后正中手术切口未见明显异常，皮下未扪及明显波动感。患者自行翻身、起床不能，腰骶部叩痛较明显，未查及神经受压体征。入院后于2017年12月13日行胸部CT平扫：双肺炎症？结核？双侧少量胸腔积液及胸膜增厚；肺部出现新发病灶，$L_{3\sim5}$腰椎术后，内固定在位，$L_{3\sim5}$腰椎可见部分骨质破坏、增生并存，部分缺损、可见死骨形成，椎旁软组织肿胀，右侧腰大肌、髂肌肿胀，其内可见脓肿、骶骨、右侧髂骨骨质破坏、可见死骨、软组织肿胀，相应椎间隙明显狭窄（图3-72）。

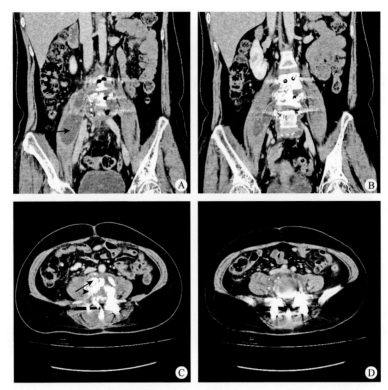

图 3-72　腰椎 CT 平扫（2017 年 12 月 13 日）

A、B. 可见腰椎骨质破坏明显，以 L$_3$、L$_4$ 破坏为著，箭头所示右侧腰大肌脓肿；C、D. 与图 3-71A 相应位置腰椎骨质破坏加重，箭头所示死骨，脓肿增多；椎管内未见明显脓肿，后方切口内脓肿明显，以椎前骨质破坏为著

　　入院后在 CT 引导下行右侧腰大肌脓肿穿刺引流术，共引流出脓性液体约 50ml，后未再有脓液引流出。拔除右侧腰大肌引流管。2017 年 12 月 21 日脓液结核夹层杯检查：彭氏夹层杯集菌（抗酸杆菌涂片镜检）阳性（+）；2017 年 12 月 22 日结核耐药基因检测：利福平耐药，异烟肼耐药。2017 年 12 月 22 日结核耐药基因检测：乙胺丁醇耐药，喹诺酮耐药。故该患者可能为广泛耐药结核病。将抗结核治疗方案调整为帕司异烟肼（每次 0.3g，3 次 / 日）、吡嗪酰胺（每次 0.5g，3 次 / 日）、阿米卡星（每次 0.4g，1 次 / 日，肌内注射）、丙硫异烟胺（每次 0.2g，3 次 / 日）、莫西沙星（每次 0.4g，1 次 / 日）、对氨基水杨酸（每次 0.8g，1 次 / 日，静脉滴注）抗结核治疗。因患者拒绝行二次翻修手术，故只能采取非手术治疗。治疗后患者自觉腰骶部不适稍有好转后出院。一直按此方案抗结核治疗。每月门诊复查，3 个月左右复查一次腰椎 CT。2018 年 2 月 1 日快速药敏（腰大肌引流液）试验结果提示：异烟肼、利福平、利福喷丁耐药；除外其余药物均敏感。未再调整抗结核方案。2018 年 2 月 8 日复查 CT 见图 3-73。

　　2018 年 4 月 18 日罗氏药敏试验结果（同为腰大肌脓肿穿刺引流脓液）提示：异烟肼、利福平、乙胺丁醇、帕司异烟肼、利福喷丁、链霉素、氧氟沙星、卡那霉素、丙硫异烟胺耐药；对氨基水杨酸钠、阿米卡星、卷曲霉素、左氧氟沙星敏感。三种检查方法所得结果不完全一致。综合三次结果，判断异烟肼、利福平、乙胺丁醇耐药，调整方案为吡嗪酰胺（每次 0.5g，3 次 / 日）、阿米卡星（每次 0.4g，1 次 / 日，肌内注射）、丙硫异烟胺（每次 0.2g，3 次 / 日）、莫西沙星（每次 0.4g，1 次 / 日）、对氨基水杨酸（每次 0.8g，1 次 / 日，静脉滴注）。其中阿米卡星治疗 6 个月后停药，其余药物目前仍在使用。2018 年 10 月 8 日末次复查腰椎 CT 见图 3-74。

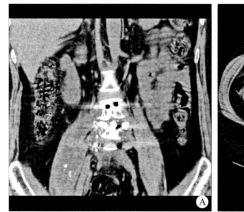
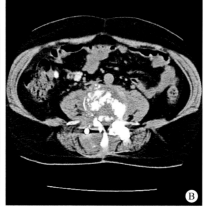

图 3-73　复查 CT（2018 年 2 月 8 日）

A. 为腰椎 CT 冠状面三维重建；B. 为腰椎 CT 横断面。可见腰椎骨质破坏明显，但椎旁脓肿、右侧腰大肌脓肿及后方切口处脓肿均有明显吸收好转

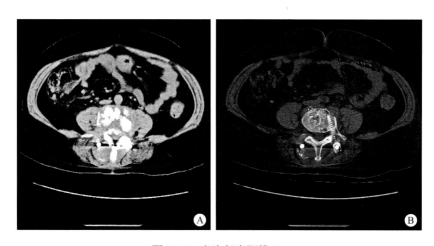

图 3-74　末次复查腰椎 CT

A. 腰椎 CT 横断面软组织窗，可见腰椎骨质破坏，植骨处已有明显融合，椎旁脓肿、右侧腰大肌脓肿基本吸收；B. 腰椎 CT 横断面骨窗，可见腰椎骨质破坏，植骨处已有明显融合，椎旁脓肿、右侧腰大肌脓肿基本吸收，内固定螺钉未见明显松动

　　患者腰痛、翻身、起床活动困难等症状均有明显减轻，现已能自行下床活动。多次复查 CT 内固定未见明显松动。胸部 CT 提示肺部病灶亦有明显吸收好转。

【讨论分析】

　　本例患者为原发性广泛耐药结核分枝杆菌感染脊柱结核。该患者起病初，术前使用 HRZES 抗结核治疗 1 个月，其间未有间断服药等不规律用药史，且不存在不合理联合用药。术后送检脓液即发现有异烟肼、链霉素耐药。故由此可判断为原发性耐药。该患者来我院前一直在某大型综合性医院就诊，术前正规抗结核药治疗 1 个月，术中标本送检行结核分枝杆菌培养及药敏试验。药敏试验结果术后约 4 个月报告耐药。其间，患者一直使用 HRZES 抗结核，腰部疼痛、活动受限等情况逐渐加重，未能及早发现患者耐药情况，及时调整用药方案。目前大多综合性医院在结核检测及药敏试验方面能力仍较为薄弱，所得耐药结果较为单一，缺乏更多抗结核药药敏检测，导致不能及时正确调整用药方案，延长治疗时间，增加手术失败机会。原发性耐药脊柱结核本不易早发现。坏死组织及脓液往往不易获得，通常需待手术中取出送检。而传统行结核分枝杆菌培养＋药敏试验需时较长，通常都大于2个月。若为耐药菌感染脊柱结核，未在有效抗结核药治疗基础上，术后1个月左右都会再次出现病变节段脓肿形成、切口下脓肿，乃至切口破溃。我科近年来所收治的脊柱结核术后复发病例，近1/2为耐药结核分枝杆菌感染。故早期发现耐药结核分枝杆菌尤为重要。目前异烟肼、利福平、乙胺丁醇、喹诺酮类耐药基因检测，报告时间通常在7d以内，在术前即能发现耐药结核分枝杆菌感染，及时调整抗结核治疗方案，真正做到术前有效抗结核治疗，提高手术成功率，降低术后复发风险。其中利福平耐药基因检测有两种方法，据临床研究报告显示在脓液的检测中，GeneXpert MTB/RIF敏感度可达78.09%以上，特异度达100%，可作为首选。

本例中通过快速耐药基因检测、快速药敏、罗氏药敏3种不同检测方法所得结论不能完全一致。异烟肼、利福平耐药3种方法均为一致，而乙胺丁醇耐药基因及罗氏药敏均提示该药耐药。喹诺酮耐药基因（+），然而快速药敏及罗氏药敏均提示左氧氟沙星敏感。故有条件的情况下，建议3种方法均检测，一方面耐药基因检测快速，能初步判断有无耐药，能及时调整药物；另一方面各种检测结果尚不能完全正确，故需相互印证，以提高检测准确率。该例患者若只常规行培养＋快速药敏，则无法发现乙胺丁醇、帕斯异烟肼、氧氟沙星、卡那霉素、丙硫异烟胺耐药，使制订的新方案无法起到良好的效果，且易因联合用药不合理造成更多的药物耐药。

有效的抗结核药治疗是脊柱结核患者能有效治愈的根本保证，也是脊柱结核手术成功，防止复发的先决条件。该例患者术后复发，虽已行内固定治疗，但患者仍无法进行翻身、起床等活动，脊柱稳定性仍未能得到改善，植骨块未能融合，脓肿增加。调整抗结核药治疗方案后，并未再次行翻修手术或清除坏死组织手术，患者病灶内炎症逐渐控制，脓肿基本吸收，脊柱稳定性得到加强，内固定物并未松动。症状明显缓解，现已能自由活动，基本能达到完全治愈。目前我院耐多药结核治疗方案均按照《WHO耐药结核病治疗指南（2016年更新版）》的要求指导用药。但往往仍需结合患者经济条件、药敏试验结果、药物是否易于稳定获得等因素来制订个体化用药方案。

【经验总结】

通过这个病例可以看出，在目前我国耐药结核病患者逐年增加的趋势下，越来越多的患者为原发性耐药患者，而术前未能有效抗结核治疗对手术的成功带来严峻的挑战，已成为术后复发主要原因之一。故而在条件许可情况下，特别是来自耐药结核病高发地区的患者，若有脊柱结核合并有椎旁脓肿或腰大肌脓肿，均在术前行CT引导下穿刺引流，脓液行耐药基因检测，同时行结核分枝杆菌培养及药敏试验，能在短时间内诊断原发性耐药脊柱结核，提高检测的正确率。在术前能有效抗结核治疗，适当推迟手术时间，延长术前抗结核治疗时间，对提高手术成功率，降低术后复发率，缩短患者治疗时间，降低患者总的医疗费用都有重要的意义。

参 考 文 献

董伟杰，秦世炳，兰汀隆，等，2017. Xpert MTB/RIF技术在骨关节结核临床诊断中的应用研究 [J]. 中国防痨杂志，39（4）：337-341.

（杨李军　廖　伟）

病例 3-8

【病例摘要】

患者，女性，43 岁，20 岁时曾患"肺结核"，具体治疗不祥。患者于 2011 年（入院 3 年前）因"胸椎结核合并截瘫"在我院手术治疗，第 1 次手术前 CT 三维重建图像（图 3-75）示 $T_{10\sim12}$ 间隙变窄，椎体骨质破坏，后凸畸形，硬膜囊受压。

术后截瘫恢复并规律抗结核治疗 1 年半停药，2012 年 6 月行 X 线检查（图 3-76），可见胸椎间植骨融合，内固定钛棒，螺钉稳定

2012 年 12 月患者自觉背部内固定异响，伴胸背部不适，运动后疼痛，10 余天前再次出现背部内固定处异响，背部胀痛加重，发现背部包块，当地拍片后发现"内固定钛棒断裂"，遂再次来我院就诊。

2013 年 6 月体格检查：体温 36.1℃，脉搏 80 次 / 分，呼吸 20 次 / 分，血压 120/80mmHg；神志清楚，皮肤、巩膜无黄染，浅表淋巴结未触及肿大，双肺呼吸运动对称，双肺呼吸音低，可闻及湿啰音；心率 80 次 / 分，律齐，未闻及杂音；腹软，无压痛及反跳痛，肝脾肋下未触及，神经系统体征阴性。辅助检查：X 线显示 T_{11}、T_{12} 椎间肋骨植骨骨折，双侧钛棒断裂（图 3-77）；CT 示椎旁出现脓肿，植骨破坏（图 3-78）。

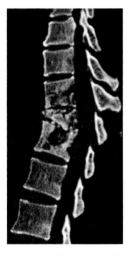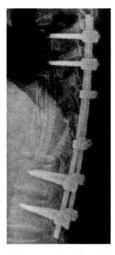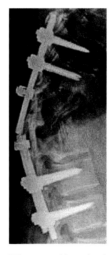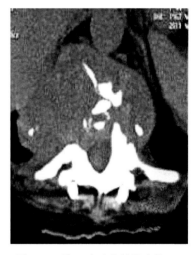

图 3-75　第 1 次手术前 CT 三维重建图像　　图 3-76　第 1 次手术后停药时 X 线检查　　图 3-77　第 2 次手术前 X 线片　　图 3-78　第 2 次手术前骨病灶 CT

诊断：T_{11}、T_{12} 结核术后，内固定钛棒断裂。

治疗经过及转归：再次手术，术中发现 T_{11}、T_{12} 椎体破坏，椎旁大量脓肿，肋骨骨折，后路内固定钛棒断裂，椎间缺损约 8.5cm，给予更换钛棒，清除胸椎病灶及椎旁脓肿，椎间缺损植入钛网，钛网内填充自体肋骨及髂骨。术后 3 个月获得药敏试验结果：对异烟肼、氧氟沙星、左氧氟沙星低耐药；对链霉素、利福平、利福喷丁、丙硫异烟胺高耐药。调整抗结核治疗方案给予乙胺丁醇、吡嗪酰胺、硫酸阿米卡星、对氨基水杨酸、莫西沙星强化治疗 8 个月；乙胺丁醇、吡嗪酰胺及莫西沙星巩固治疗 12 个月停药。随访观察钛网位置稳定，椎旁脓肿消失，椎体无新骨质破坏灶，X 线片示 $T_9\sim L_1$ 钛网位置稳定，内固定螺钉、钛棒无异常（图 3-79）。停药。

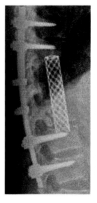

图 3-79　抗结核治疗 20 个月停药时 X 线片

【讨论分析】

1. 耐多药脊柱结核手术的必要性　手术可以直接切除受侵病灶,减少结核分枝杆菌的体内播散,达到治愈结核的目的,这在耐多药脊柱结核患者中意义尤为重大。另外,通过内固定技术及植骨融合技术,可以重建脊柱稳定性,改善畸形,有助于病变的控制。但对于耐多药脊柱结核,尽量避开病灶安放内固定,可能是一种比较安全的选择。内固定节段的选择需根据病变椎体的范围及后凸畸形的程度综合判断。植骨融合材料以选择自体骨髂骨或肋骨为宜,对于缺损巨大的患者,可以选择填充自体骨的钛网。虽然目前手术治疗得到较满意的疗效,但对于骨与关节结核的手术方法、内固定及植骨等的选择目前仍缺乏统一的量化标准。

2. 脊柱结核患者中耐药性产生的原因　①不规律用药:此类患者大多疾病史已久,反复发作,经济困难,免疫力低下,病灶难以吸收,结核分枝杆菌长期存活。②医源性耐药:医务人员或患者本人用药不适当,用药剂量不足等。③药物不良反应、心理因素等:迫使化疗方案中断或更改。④其他原因:如频繁更换就医地点,自行购买一些药物,不能继续正规治疗,没有系统治疗致使病情迁延不愈。⑤原发性耐药(耐药肺结核继发)。

3. 耐多药脊柱结核手术一再失败,挑战外科医师的心理承受力　耐药骨结核尤其是耐多药骨结核患者,可能需要经历数次病灶清除术才能获得治愈,每次手术都会给外科医师带来巨大心理压力,手术很成功,效果很糟糕,这也导致许多综合医院骨科医师在面对结核时如履薄冰。再者,耐药骨结核患者可能面临终身多次复发,同一部位因为组织粘连,导致手术难度成倍增加,如何再做手术,如何再进行功能重建,令人深思。

4. 遵循可疑耐多药结核病化疗方案的制订原则的同时,推荐耐多药脊柱结核应该遵循以下手术时机及手术方案　①详细了解疾病史及既往用药史、患者的手术过程等;②术前抗结核治疗 3 个月,体温正常;③手术方案应做到彻底清除病灶,充分脓肿引流,通过恰当的内固定或外固定保持病变部位处于稳定状态。

【经验总结】

早期进行结核分枝杆菌培养并获取药敏试验结果,制订个体化的化疗方案,并严密监测药物不良反应,选择合适的时机进行外科手术是防止和治愈耐多药脊柱结核的关键。

参考文献

秦世炳,董伟杰,徐双铮,2009. 脊柱结核药物治疗回顾性分析 [J]. 第三军医大学学报, 31(20): 1929-1931.

肖和平, 2006. 耐多药结核病化疗药物的选择与方案的制定 [J]. 中华结核和呼吸杂志, 29(8): 517-519.

施建党,王自立, 2005. 脊柱结核术后未愈及术后复发的原因探讨 [J]. 中国矫形外科杂志, 13(15): 1184-1186.

Pawar U M, Kundnani V, Agashe V, et al, 2009. Multidrug-resistant tuberculosis of the spine—is it the beginning of the end? A study of twenty-five culture proven multidrug-resistant tuberculosis spine patients [J]. Spine(Phila Pa 1976), 34(22): E806-E810.

（秦世炳　董伟杰）

病例 3-9

【病例摘要】

患者,女性,48 岁,汉族,因"胸背部疼痛 3 个月"于 2016 年 6 月就诊于某院,诊断

"T$_{7\sim11}$椎体结核"，口服 HRE[异烟肼（每次 0.3g，1 次 / 日）、利福平（每次 0.45g，1 次 / 日）、乙胺丁醇（每次 0.75g，1 次 / 日）] 抗结核治疗 20d 余后，行病灶清除手术治疗，2017 年 6 月 26 日以"T$_{7\sim11}$结核复发"第 1 次收入别院骨科。

患者 15 个月前无明显诱因出现胸背部痛，就诊于某医院，行 CT 检查后考虑"胸椎结核"，应用异烟肼（每次 0.3g，1 次 / 日）、利福平（每次 0.45g，1 次 / 日）、乙胺丁醇（每次 0.75g，1 次 / 日）抗结核治疗 20d 余后行结核病灶清除术（肋横突切口胸膜外入路病灶清除术）。术后一直给予异烟肼（每次 0.3g，1 次 / 日）、利福平（每次 0.45g，1 次 / 日）、乙胺丁醇（每次 0.75g，1 次 / 日）抗结核治疗。术后胸背痛症状缓解不明显，且右侧腰部逐渐肿胀，2017 年 6 月行 CT 检查示：T$_{7\sim11}$椎体结核并椎旁脓肿、右侧背部脓肿及右侧竖脊肌脓肿形成。于当地医院行右侧腰背部脓肿穿刺术，抽取脓液 15ml。1 周前来我院门诊，以胸椎结核术后复发收入院，拟行手术治疗。

骨科情况：患者步入病房，T$_9$、T$_{10}$棘突压叩痛，轻度后凸畸形，四肢肌力、肌张力正常。生理反射正常，病理反射未引出。

辅助检查：胸椎 CT（2017 年 6 月 5 日）：T$_{7\sim11}$骨质破坏，以 T$_9$、T$_{10}$为中心后凸成角约 24°，椎旁软组织肿胀。右侧第 11、12 肋缺失，见图 3-80，图 3-81。

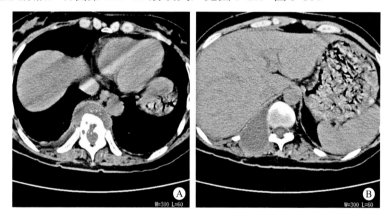

图 3-80　第 1 次手术腰椎 CT 横断面

A、B. 采取后路肋横突切口，术后 1 年可见椎体病灶仍然存在，再次形成椎旁脓肿，且脓肿沿切口向后流注

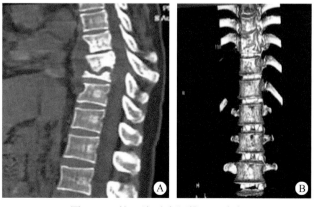

图 3-81　第 1 次手术腰椎 CT 重建

患者第 1 次手术后胸 11、12 肋缺失，T$_8$、T$_9$、T$_{10}$椎体骨质破坏，T$_9$、T$_{10}$椎体塌陷，椎旁脓肿形成。

A. 腰椎 CT 重建矢状位；B. 腰椎 CT 三维重建

入院后完善术前相关检查，根据《中国结核病防治规划实施工作指南（2008 年版）》关于脊柱结核化疗遵循的原则及文献指导给予复治方案：异烟肼（每次 0.3g，1 次 / 日）、利福喷丁（每次 0.45g，2 次 / 周）、乙胺丁醇（每次 0.75g，1 次 / 日）、吡嗪酰胺（每次 1.5g，1 次 / 日）、左氧氟沙星（每次 0.5g，1 次 / 日）。抗结核治疗 6 周后于 2017 年 8 月 21 日在全麻下行前路病灶清除＋内固定手术治疗。术中取脓液送检 GeneXpert 快速检测及传统分枝杆菌培养＋菌型鉴定＋药敏检查；脓液 GeneXpert 阳性、利福平耐药。术后病理：结核。术后培养＋鉴定＋药敏结果：异烟肼、利福平、链霉素、乙胺丁醇、丙硫异烟胺均耐药；对氨基水杨酸钠、卡那霉素、氧氟沙星、卷曲霉素敏感。调整治疗方案：左氧氟沙星（每次 0.5g，1 次 / 日）、阿米卡星（每次 0.4g，1 次 / 日）、环丝氨酸（每次 0.5g，1 次 / 日）、氯法齐明（每次 0.4g，1 次 / 日）、吡嗪酰胺（每次 1.5g，1 次 / 日）、异烟肼（每次 0.8g，1 次 / 日），其中注射药 6 个月，总疗程 24 个月。

出院后每月门诊复查，术后 6 个月复查 X 线及 CT，显示椎旁脓肿消失，T_8、T_9、T_{10} 椎体融合（图 3-82，图 3-83）。

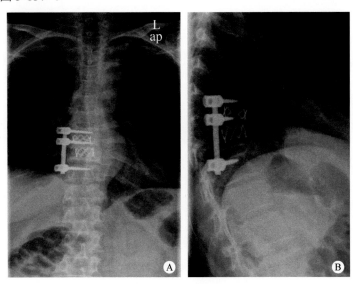

图 3-82   第 2 次术后腰椎 CT 正侧位

第 2 次手术行右侧经胸腔前路病灶清除、椎管前方减压、分节段钛网植骨钉棒系统内固定。
A. 为腰椎 CT 正位；B. 为腰椎 CT 侧位

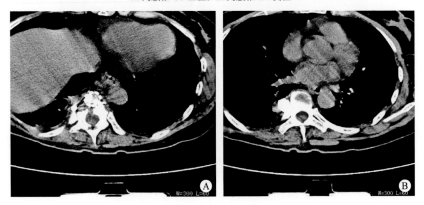

图 3-83   第 2 次术后腰椎 CT 横断面

A、B. 第 2 次手术后复查，脊柱固定稳定，椎旁脓肿消失

【分析及讨论】

1. 患者第 1 次手术后复发，笔者考虑以下因素：①初始抗结核方案制订不合理及不规律用药，可产生继发耐药；②患者原发耐药，HRE 为无效方案；③病灶清除不彻底；④患者抵抗力下降等。根据椎旁脓肿脓液结核分枝杆菌分子生物学与传统表型检测结果分析（脓液 GeneXpert 阳性，利福平耐药检出；脓液罗氏培养 + 鉴定 + 药敏结果为异烟肼、利福平、链霉素、乙胺丁醇、丙硫异烟胺均耐药，对氨基水杨酸钠、卡那霉素、氧氟沙星、卷曲霉素敏感），患者诊断为耐多药结核，依据 WHO 及我国耐药结核病指南推荐，重新调整化疗方案：异烟肼与丙硫异烟胺同时耐药，考虑低浓度异烟肼耐药，高浓度异烟肼可能敏感，方案调整为左氧氟沙星（每次 0.5g，1 次 / 日）、阿米卡星（每次 0.4g，1 次 / 日）、环丝氨酸（每次 0.5g，1 次 / 日）、氯法齐明（每次 0.4g，1 次 / 日）、吡嗪酰胺（每次 1.5g，1 次 / 日）、异烟肼（每次 0.8g，1 次 / 日），其中注射药 6 个月，总疗程 24 个月。

2. 术后胸背痛症状缓解不明显，且右侧腰部逐渐肿胀，笔者认为术后随访效果差的原因：①没有及时考虑术后疗效差是手术本身、诊断（敏感结核、耐药结核），还是化疗方案的原因；②没有及时干预并采取合理的方法寻找病因。所以，就术后随访提出几点建议：①每月按时随访，监测药物不良反应；②发现术后恢复未达理想效果，尽早在 CT 引导下行穿刺活检术，该方法安全、快捷，病埋阳性率达 93.3%，是目前确诊脊柱结核的主要手段。穿刺获得的标本可采用 GeneXpert 系统进行结核分枝杆菌检测与利福平耐药相关的 *rpoB* 基因突变检测，以尽早诊断并发现是否存在对利福平耐药，有利于指导后续治疗。

3. 2010 年由美国 Cepheid 公司研发的 GeneXpert 问世，同年 12 月被 WHO 批准应用在肺结核诊断中，被誉为结核病诊断中革命性突破，因其较高的敏感度、特异度和操作简便快速而得到广泛关注。2013 年 WHO 又推荐 GeneXpert 技术应用于肺外结核的诊断。2015 年 Gu 等验证了 GeneXpert 技术在诊断骨与关节结核的敏感度为 82%，特异度为 100%。2016 年唐凯等在膝关节结核诊断中应用 GeneXpert 技术的敏感度为 69%，特异度为 100%。2017 年董伟杰等以更大的样本量再次证实 GeneXpert 技术在骨与关节结核诊断中的必要性和可行性（敏感度 78.09%，特异度 100%），将骨与关节结核的诊治进程大大提前，同时及时发现利福平耐药，不仅可将耐药治疗的时间提前 6 ~ 8 周（罗氏培养 + 药敏回报时间为 6 ~ 8 周），还可避免手术失败导致的多次手术，所以早期诊断避免无效化疗，保证了治疗的成功率。该患者脓液 GeneXpert 阳性，利福平耐药检出，应尽早制订出耐多药治疗方案，避免二次无效化疗，产生新的耐药。

4. 根据 WHO《耐药结核病规划管理指南（2008 年紧急修订版）》关于耐药结核病患者发现的要求，笔者特别强调复治脊柱结核常规开展药敏试验，参照药敏试验选择用药，对非利福平耐药的耐药脊柱结核采用顺序选药法，而对利福平耐药的各型耐药脊柱结核则应参照《耐药结核病化学治疗指南（2015）》的五步选药法，对于耐多药、广泛耐药的脊柱结核也可采用《WHO 耐药结核病治疗指南（2016 年更新版）》最新的抗结核药分组选择核心药物，组成有效的化疗方案，给予个体化治疗。强化期最好选择 5 ~ 6 种药物，其中 4 种核心药物，巩固期至少 4 种药物。

【经验总结】

1. 有条件者术前可在 CT 引导下病灶部位穿刺活检，标本利用 GeneXpert 技术进行检测，以尽早诊断并发现是否存在对利福平耐药，如果对利福平耐药，尽早调整化疗方案。

2. 本病例初始方案制订不合理，造成医源性复治病例，且可产生继发耐药。回顾分析该患者初始方案为无效方案，术后脓液 GeneXpert 阳性，利福平耐药检出，未及时调整方案，加重继发耐药的风险，出现二次无效化疗，最终可能成为广泛耐药。所以早诊断、早制订合理化疗方案可以为手术保驾护航。

3. 强调复治脊柱结核常规开展药敏试验，参照药敏试验选择用药，方案严格按照《WHO耐药结核病治疗指南》制订。

4. 术后随访每月进行，发现问题及时干预。

参 考 文 献

李力韬，李洪敏，马远征，等，2014. 应用 Xpert MTB/RIF 对脊柱结核临床标本行结核分枝杆菌与利福平耐药性检测的验证性研究 [J]. 中华骨科杂志，34（2）：211-215.

孙雯雯，吴福蓉，肖和平，等，2013. 强化期含左氧氟沙星方案保守治疗脊柱结核的近期疗效分析 [J]. 中国防痨杂志，35（10）：840-842.

王高举，王清，兰永树，等，2012. CT 引导下经皮穿刺活检在脊柱占位性病变诊断中的应用 [J]. 中国微创外科杂志，12（1）：57-60.

姚黎明，赵茜，刘丰胜，等，2016. 复治脊柱结核的治疗方案及疗效的临床研究 [J]. 河北医科大学学报，37（5）：550-554.

中国防痨协会，2015. 耐药结核病化学治疗指南（2015）[J]. 中国防痨杂志，37（5）：421-469.

Boehme C C，Nabeta P，Hillemann D，et al, 2010. Rapid molecular detection of tuberculosis and rifampin resistance[J]. N Engl J Med，363（11）：1005-1015. PMID：20825313.

（朱德智　王文胜　张少华）

病例 3-10

【病例摘要】

患者，女性，35 岁，2 年前因劳累出现腰部钝痛，间断发作，伴双下肢放射性疼痛，至某三甲综合医院行腰椎 CT 示：腰椎生理曲度消失，L_4、L_5 骨质破坏，椎旁脓肿形成，诊断为"腰椎结核"。给予 HRZE[异烟肼（每次 0.3g，1 次 / 日）、利福平（每次 0.45g，1 次 / 日）、吡嗪酰胺（每次 0.5g，3 次 / 日）、乙胺丁醇（每次 0.75g，1 次 / 日）] 抗结核治疗 2 个月，行 L_4、L_5 椎体结核一期单纯后路内固定术，术后症状有所缓解，继续抗结核治疗 10 个月后自行停药，抗结核方案：异烟肼（每次 0.3g，1 次 / 日）、利福平（每次 0.45g，1 次 / 日）、吡嗪酰胺（每次 0.5g，3 次 / 日）、乙胺丁醇（每次 0.75g，1 次 / 日）。3 个月前至当地县级医院要求拆除内固定，给予行内固定拆除术。2 个月前患者腰痛症状再次加重，伴双下肢放射性疼痛，无法站立，急至省级某医院，复查腰椎 CT 示：L_4、L_5 椎体结核伴 $L_{2\sim5}$ 棘突旁脓肿形成（图 3-84 至图 3-86），诊断为"腰椎结核术后复发"。仍继续给予异烟肼（每次 0.3g，1 次 / 日）、利福平（每次 0.45g，1 次 / 日）、吡嗪酰胺（每次 0.5g，3 次 / 日）、乙胺丁醇（每次 0.75g，1 次 / 日）抗结核治疗半个月，症状无明显缓解，为求进一步诊治，遂来我院，门诊以"腰椎结核术后复发"收住，入院查体：L_4、L_5 棘突压痛（+），叩击痛（+），双下肢活动受限，双下肢肌力 3 级，肌张力正常，双下肢皮肤感觉、温觉、痛觉正常，生理反射存在，病理反射未引出。

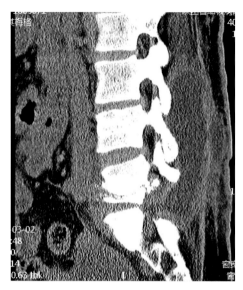

图 3-84　第 2 次术前腰椎 CT 重建矢状面

可见 L_4、L_5 骨质破坏，椎间死骨，以 L_5 破坏为著，伴棘突处大量脓肿影

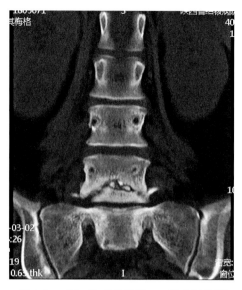

图 3-85　第 2 次术前腰椎 CT 重建冠状面

可见 L_4、L_5 骨质破坏，间盘破坏消失，椎间死骨，伴棘突处大量脓肿影，内固定取出孔

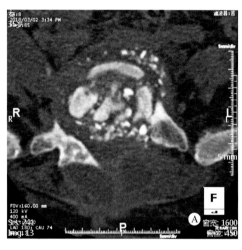

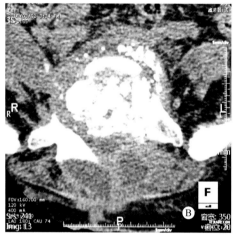

图 3-86　第 2 次术前腰椎 CT 横断面

A. 腰椎 CT 横断面骨窗，可见 L_4、L_5 椎体失去正常形态，椎间隙变窄，可见不同程度骨质破坏，局部可见游离死骨形成；B. 腰椎 CT 横断面软组织窗，可见椎旁及棘突旁局部软组织肿胀，其内可见不规则低密度影，伴部分钙化

入院诊断：L_4、L_5 椎体结核伴脓肿形成，入院后给予 6HRZAmLfx/12HRZ[异烟肼（每次 0.3g，1 次 / 日）、利福平（每次 0.6g，1 次 / 日）、吡嗪酰胺（每次 0.5g，3 次 / 日）、阿米卡星（每次 0.4g，1 次 / 日）、左氧氟沙星（每次 0.6g，1 次 / 日）] 抗结核治疗 1 个月后行 L_4、L_5 椎体结核前路病灶清除、椎管减压、后路钉棒内固定术，术程顺利。术后脓液结核菌耐药基因检测示：异烟肼、利福平耐药。

根据药敏试验结果给予调整抗结核治疗方案：6ZEAmLfxPto/16-18ZELfx[吡嗪酰胺（每次 0.5g，3 次 / 日）、乙胺丁醇（每次 0.75g，1 次 / 日）、阿米卡星（每次 0.4g，1 次 / 日）、左氧氟沙星（每次 0.6g，1 次 / 日）、丙硫异烟胺（每次 0.2g，3 次 / 日）]，术后患者症状明显缓解，复查示：L_4、L_5 椎体结核术后改变，内固定形态良好（图 3-87，图 3-88）。

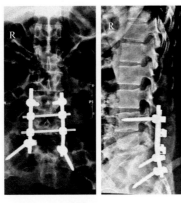

图 3-87　第 2 次术后腰椎正侧位
X 线片
可见内固定稳定，植骨

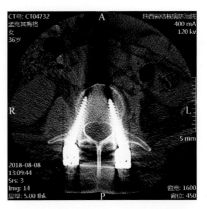

图 3-88　第 2 次术后腰椎 CT 横断面
可见内固定稳定，周围无明显脓肿

术后病理示："L$_4$、L$_5$ 椎体"慢性肉芽肿性炎伴坏死肉芽组织形成，形态符合结核，建议行结核病原学检测，抗酸染色（−）。

【讨论分析】

我们认为导致该患者首次手术治疗复发最主要的原因有如下两点。①该患者第 1 次手术在某三甲综合医院实施，只进行了单纯后路内固定，未做前路病灶清除术，导致 L$_5$ 椎体大量死骨及脓液未得到有效清理，导致患者复发。②第 1 次手术前、术后未做结核分枝杆菌培养及药敏试验等相关检测，只是给予经验性的常规抗结核治疗方案，最终药敏试验结果提示该患者为耐多药结核，对患者第 1 次的化疗方案中最重要的两种杀菌药利福平、异烟肼耐药，导致化疗失败是患者复发的另一个重要原因。

耐药结核病是目前临床最为棘手的问题，由于许多医院目前尚未开展结核分枝杆菌药敏试验及耐药基因检测，从而使耐药结核的诊治被延误。规范的诊治对于治愈脊柱结核、防治耐药菌株的产生有着重要意义。然而，由于部分地区医疗条件的局限性及患者对脊柱结核认知误区，治疗依从性差，影响脊柱结核的治疗效果，增加脊柱结核术后复治的发生率。

因此，在诊疗脊柱结核过程中，需对每一位患者病情进行全面评估，包括胸部情况、局部病变情况和全身营养情况及实验室检查和影像学检查情况，如红细胞沉降率、C 反应蛋白、术前和术后变化情况。对治疗过程中出现患者全身结核中毒症状改善不明显及红细胞沉降率、C 反应蛋白有增高的趋势或降低不明显的，以及患处疼痛不缓解、病变骨质破坏加重、局部脓肿增大或窦道形成，可疑为耐药结核病例。早期应进行穿刺活检，脓液培养结核分枝杆菌，鉴定菌型，药敏试验及检测耐药基因，及时准确检测耐药结核分枝杆菌，为更早诊断耐药脊柱结核提供依据。视药物敏感情况，制订合理、规范的个体化治疗方案，是治愈耐药结核病的关键。选择合适的手术方式是治愈脊柱结核另一个重要方案，彻底清除结核病灶是治愈脊柱结核，减少复发的基础。清除病变区域内的脓肿、干酪样物质、肉芽肿组织、坏死椎间盘组织、死骨等，保留健康和亚健康组织，建立一个相对理想的植骨床，有利于植骨融合。恢复局部血运，增加局部结核药物的渗透，是治愈脊柱结核另一个关键步骤。

【经验总结】

后路经椎弓根固定联合前路结核病灶清除、植骨融合治疗腰椎结核的临床疗效确切，有较高的安全性、可行性，对重建脊柱稳定性、恢复其生理曲度及促进病灶吸收有明显的优点，是减少脊柱结核复发的重要因素之一，但需要明确的是脊柱结核的外科治疗只是辅助治疗方法，有效的抗结核化疗才是脊柱结核治疗的基础，特别对于复发复治的患者要做到多方面、多手段，尽早明确有无出现耐药，这也是脊柱结核手术成功的前提和保证手术后疗效的重要条件。

<h2 align="center">参 考 文 献</h2>

蓝旭，许建中，罗飞，等，2013. 脊柱结核术后复发原因分析及再手术疗效观察 [J]. 中国骨伤，26（7）：536-542.

罗盛源，2015. 前后路联合手术治疗 42 例腰骶段脊柱结核的临床效果评价 [J]. 中外医学研究，13（36）：105-106.

买尔旦·买买提，胡建华，邓强，等，2008. 脊柱结核再次手术原因分析 [J]. 中国脊柱脊髓杂志，18（8）：584-588.

施建党，金群华，金卫东，1999. 脊柱结核 26 例再手术原因分析 [J]. 宁夏医学杂志，21（4）：299-230.

（陈其亮 赵 涛 彭茂轩）

<h2 align="center">病例 3-11</h2>

【病例摘要】

患者，男性，27 岁，主因"腰痛 5 个月，加重 3 个月"，于 2017 年 4 月 19 日第 1 次入院。

患者于 7.5 个月前无明显诱因出现腰痛，伴腰部活动受限，伴盗汗，不伴发热、乏力，未行治疗。14 周前出现双下肢疼痛，13 周前腰痛加重，就诊于外院骨科考虑为腰椎结核可能，12 周前就诊于我院门诊临床诊断为腰骶椎结核，给予抗结核治疗（HRZE），为行手术治疗第 1 次收入我院。

第 1 次入院骨科体格检查：患者步入病房，正常步态，腰椎曲度直，L_5 及 S_1 棘突叩击痛，腰椎活动受限（前屈 30°，后伸 10°，左侧弯 10°，右侧弯 12°），拾物试验阳性，左侧直腿抬高试验阳性，双侧跟膝腱反射正常，双侧巴宾斯基征阴性，未发现感觉异常区，肌力及肌张力未发现明显异常。

第 1 次入院化验检查：混合淋巴细胞培养 +γ 干扰素释放试验（interferon-γ release assay）阳性，降钙素原 0.03ng/L，白细胞计数 $7.71×10^9$/L，中性粒细胞 0.594，红细胞沉降率 30mm/h，C 反应蛋白 16.66mg/L。

第 1 次入院影像学检查：术前 CT 见 S_1 椎体骨质破坏，骶骨前脓肿形成（图 3-89）。术前 MRI 见 L_5 及 S_1 在 T_2 压脂像上高信号，椎管前及骶骨前脓肿形成（图 3-90）。

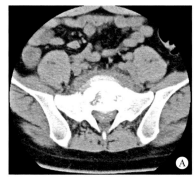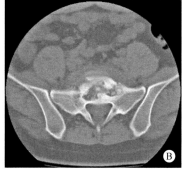

图 3-89 术前腰椎 CT 平扫

A. 腰椎 CT 平扫软组织窗，见 S_1 椎体骨质破坏，骶骨前脓肿形成；B. 腰椎 CT 平扫骨窗，见 S_1 椎体骨质破坏，骶骨前脓肿形成

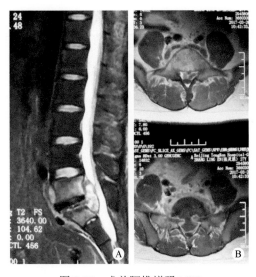

图 3-90　术前腰椎增强 MRI

A. 腰椎 MRI 矢状位，见 L$_5$ 及 S$_1$ 在 T$_2$WI 压脂像上高信号，椎管前脓肿形成；B. 腰椎 MRI 横断位，S$_1$ 在 T$_2$WI 压脂像上高信号，椎管前及骶骨前脓肿形成

结合患者病史、体格检查、影像学及化验结果，临床诊断为 L$_5$、S$_1$ 结核，术前接受 HRZE 方案抗结核治疗 3 周。

全科讨论：患者 L$_5$ 及 S$_1$ 骨质破坏，致脊柱稳定性差，伴椎管内及骶骨前脓肿形成，腰痛严重影响患者生活质量，具有明确手术指征，经非手术治疗后无效，各项化验检查未见明确手术禁忌，拟行后路内固定，L$_5$、S$_1$ 结核病灶清除，椎体间植骨术治疗。

患者于 2017 年 4 月 25 日在全麻下行后路内固定，L$_5$、S$_1$ 结核病灶清除，椎体间植骨术，术后患者腰痛较前缓解。术后病理诊断为结核，脓液标本 GeneXpert 检查提示 *rpoB* 基因突变，提示利福平耐药；脓液标本 Hain-test 检查提示存在利福平耐药相关 *rpoB* 基因突变，存在异烟肼耐药相关 *KatG* 基因突变，考虑患者为原发耐多药脊柱结核（MDR）患者。调整抗结核治疗方案为

ZPtoLfxAmPAS，继续抗结核治疗。术后 CT 见椎管内脓肿已清除，椎间植骨的骨粒（图 3-91）。患者术后第 10d 出院。

患者第 1 次手术后 2 个月因 "腰部切口脓肿"，于 2018 年 7 月 7 日第 2 次入院。

患者于 2017 年 4 月 25 日行 "后路腰椎内固定，L$_5$～S$_1$ 结核病灶清除，椎间植骨术"，术后患者腰痛缓解，GeneXpert 及 Hain-test 检查提示异烟肼及利福平耐药基因突变，给予（ZPtoLfxAmPAS）抗结核治疗，术后 2 个月患者切口下方出现脓肿，脓肿逐渐增大，第 2 次收入我院治疗。

第 2 次入院骨科体格检查：患者步入病房，正常步态，腰椎曲度直，腰部正中可见一长约 13 cm 手术瘢痕，手术瘢痕下段可见一直径约 5cm 脓肿，可触及波动感，未触及压痛，局部皮肤无红肿。L$_5$ 及 S$_1$ 棘突未及叩击痛，腰椎活动受限（前屈 40°，后伸 15°，左侧弯 14°，右侧弯 20°），拾

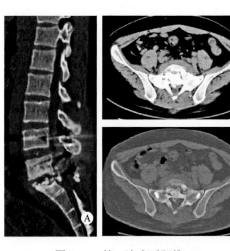

图 3-91　第 1 次术后腰椎 CT

A. 腰椎 CT 三维重建，见 L$_5$ 及 S$_1$ 间隙植入的骨粒，内固定位置好；B. 骶骨 CT 平扫，见椎管前脓肿已消失，可见植入的骨粒

物试验阴性，双侧直腿抬高试验阴性，双侧跟膝腱反射正常，双侧巴宾斯基征阴性，未发现感觉异常区，肌力及肌张力未发现明显异常。

第 2 次入院化验检查：混合淋巴细胞培养 +γ 干扰素释放试验阳性，白细胞计数 6.64×10^9/L，中性粒细胞 0.63，红细胞沉降率 29 mm/h，C 反应蛋白 22.80mg/L。

第 2 次入院影像学检查：第 2 次术前腰椎 CT 见骶骨前及切口下方脓肿形成，内固定未见松动迹象（图 3-92）。第 2 次术前腰椎 MRI，T$_2$WI 压脂像见骶骨前、切口下方、内固定周围、椎管内脓肿形成（图 3-93）。

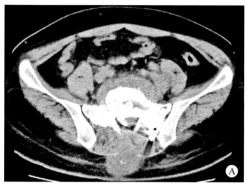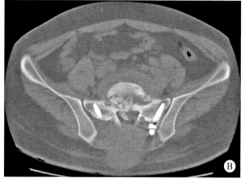

图 3-92　第 2 次术前腰椎 CT

A. 腰椎 CT 平扫软组织窗，见骶骨前及切口下方脓肿形成；B. 腰椎 CT 平扫骨窗，内固定未见松动迹象

　　术后 2 个月腰部切口下段出现脓肿，MRI 提示 L_5、S_1 病灶、椎骨旁、切口下方、内固定周围均有脓肿，CT 示 L_5、S_1 椎体间的植骨未融合。经穿刺抽脓后脓肿未见缩小，第 2 次入院拟行手术治疗。

　　全科讨论：第 1 次手术后复发原因考虑为手术中结核病灶清除不彻底，患者 L_5 ～ S_1 结核导致 L_5 及 S_1 相邻椎板破坏，相应椎间盘破坏，伴骶前脓肿形成。手术选择了单纯后方入路，对于骶前脓肿清除不彻底。再加之患者为耐多药脊柱结核患者，术前 3 周抗结核治疗使用 HRZE 方案未达到有效杀菌效果，所以导致术后复发。

　　患者第 2 次入院后，影像学检查显示患者结核脓肿主要在切口下方内固定周围、L_5 ～ S_1 间隙，骶前脓肿及左侧腰大肌脓肿以稀薄脓液为主。第 2 次手术仍选择后方入路，行 L_5 ～ S_1 结核病灶清除，骶前及左侧腰大肌脓肿清除，椎体间植骨术。第

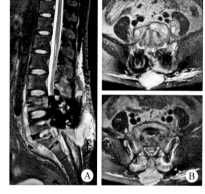

图 3-93　第 2 次术前腰椎 MRI

A. 腰椎 MRI 矢状位，T_2 压脂像见骶骨前、切口下方及内固定周围脓肿形成；B. 腰椎 MRI 横断位，T_2 压脂像见骶前、切口下方、内固定周围、椎管内脓肿形成

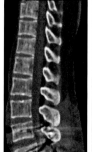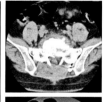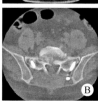

图 3-94　第 2 次手术后腰椎 CT

A. 腰椎 CT 三维重建，见 L_5 及 S_1 椎体间植入的骨粒，内固定影；B. 腰椎 CT 平扫骨窗，见骶骨前、切口下方、内固定周围、椎管内脓肿减少

2 次手术术中病灶清除彻底，见第 2 次手术后腰椎 CT（图 3-94），术后切口愈合好，但术后患者引流管口形成窦道，术后随访 2 个月引流管口形成窦道未愈合及复查 MRI 示椎旁脓肿未见缩小。

　　第 2 次手术后 2 个月引流管口窦道未愈合及椎旁脓肿不吸收的原因分析，第 2 次手术可以除外手术结核病灶清除不彻底的因素，考虑为抗结核治疗方案效果差所致，调整抗结核治疗方案为 ZPtoLfxAmLZD。将原方案中的注射用对氨基水杨酸钠（PAS）改为利奈唑胺片（剂量为 600 mg，口服，1 次 / 日），其他药物不变。更换为含利奈唑胺抗结核治疗方案后，患者引流管口窦道 3 周后愈合，椎旁脓肿逐渐吸收，MRI 示结核病灶窦道得到有效控制。硫酸阿米卡星注射液第 2 次术后使用 8 个月后停用，调整为 ZPtoLfxLZD 方案抗结核治疗至今。目前第 2 次手术后随访 13 个月，腰

椎正侧位 X 线片（图 3-95）及腰椎 CT（图 3-96），见患者 $L_5 \sim S_1$ 椎间植骨已融合，内固定稳定，位置好。腰椎 MRI（图 3-97）见椎旁脓肿已吸收，切口愈合好，患者腰椎功能及生活质量较术前有明显改善。

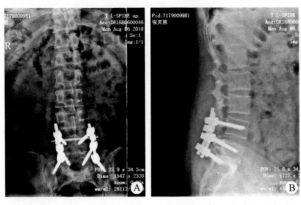

图 3-95　第 2 次手术后随访 13 个月腰椎正侧位 X 线片

A. 腰椎正位 X 线片，可见内固定位置好；B. 腰椎侧位 X 线片，可见内固定位置好，L_5 及 S_1 椎体间植骨已融合，腰椎曲度可

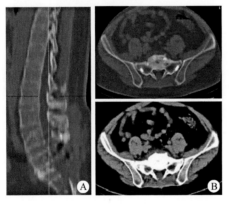 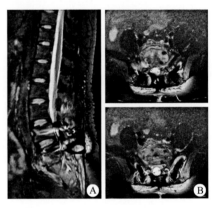

图 3-96　第 2 次手术后随访 13 个月腰椎 CT

A. 腰椎 CT 三维重建，见 L_5 及 S_1 椎体间的植骨已融合；B. 腰椎 CT 平扫骨窗，见骶骨前、切口下方的脓肿已吸收，S_1 骨缺损处的植骨已融合

图 3-97　第 2 次手术后随访 13 个月腰椎 MRI

A. 腰椎 MRI 矢状位，T_2 压脂像见骶骨前、切口下方及内固定周围脓肿已吸收；B. 腰椎 MRI 横断位，T_2 压脂像见骶骨前、切口下方、内固定周围、椎管内脓肿已吸收

最终分析患者第 1 次手术后脓肿形成及第 2 次手术后引流管窦道形成，以及椎旁脓肿不吸收的原因为抗结核药治疗效果差，原抗结核治疗方案（ZPtoLfxAmPAS）不能对耐多药结核分枝杆菌有效杀灭，而调整抗结核治疗方案（ZPtoLfxAmLZD）后患者结核感染得到有效控制，说明合理的药物治疗在耐多药脊柱结核的总体治疗中起到基础及关键的作用。脊柱结核属于感染性病变，结核分枝杆菌是其致病菌，也是造成骨质破坏、脓肿形成及患者功能障碍的根源，只有杀灭或控制了脊柱结核病灶中的结核分枝杆菌才能最终治好脊柱结核。对于耐多药脊柱结核患者而言，有效的抗结核药治疗是基础，也是治疗成败的关键。

【讨论分析】

利奈唑胺为噁唑烷酮类抗生素，2000 年在美国首次上市，2007 年在中国上市，用于治疗结核病的研究始于 2005 年，利奈唑胺对结核分枝杆菌也有很好的抗菌作用，尤其对耐药菌株同样保持着强大的抗菌活性，其治疗 MDR-TB 和 XDR-TB 也取得了较为满意的临床疗效。WHO 在耐药结核病相关指南中将利奈唑胺列为抗结核药，而在 2016 年 WHO 更将其归为 MDR-TB 的核心治疗药物。

研究表明，利奈唑胺具有较强的抗分枝杆菌作用，其抗结核分枝杆菌的最低抑菌浓度（minimal inhibitory concentration，MIC）值为 0.125～1mg/L，对敏感菌株和耐药菌株具有同等的抗菌活性，对快速增殖期和静止期菌群均有抗菌作用。Alcala 等采用比例法和 E-test 法测定了 117 株敏感和耐药结核分枝杆菌菌株对利奈唑胺的敏感性，结果发现，其抗敏感和耐药结核分枝杆菌菌株的 MIC 值为 0.125～1mg/L，MIC_{50} 为 0.5mg/L，MIC_{90} 为 0.5～1mg/L，显示了强大的杀菌活性。一些学者研究发现，利奈唑胺抗 MDR 菌株的 MIC 值为 0.125～8mg/L，MIC_{50} 为 4mg/L，MIC_{90} 为 8mg/L，推荐以 MIC 值≤ 8mg/L 作为其敏感性的分界点，286 株 MDR 菌株和 9 株 XDR 菌株中仅 2 株（0.7%）显示对利奈唑胺耐药。Huang 等研究显示，利奈唑胺抗结核分枝杆菌的 MIC 值为 0.125～4mg/L，利奈唑胺对于 MDR-TB 的 MIC_{50} 为 0.25～0.5mg/L，MIC_{90} 为 0.5～2mg/L。Tato 等也证实其抗耐药（包括 MDR-TB）菌株的 MIC 值很低（0.12～0.5 mg/L），MIC_{50} 为 0.25mg/L，MIC_{90} 为 0.5mg/L。以上研究表明，利奈唑胺在体外具有极强的杀灭结核分枝杆菌的作用。防突变浓度（mutant prevention concentration，MPC）是一种新的微生物学评价参数，是指在抗菌药物治疗过程中严格限制选择出耐药突变菌株的能力，MIC 检测的是优势菌群对药物的敏感性，而 MPC 则检测的是突变菌群对药物的敏感性，在选择药物时其血清和组织内的药物浓度应尽可能长时间地高于结核分枝杆菌的 MPC。研究显示，该药对结核分枝杆菌菌株的 MPC_{50}、MPC_{90} 分别为 0.6mg/L、1.2mg/L，而其 ROC 曲线下面积（AUC）很大，为 140.3mg/（L·h），表明该药选择出耐药突变菌株的可能性很小，即产生耐药的机会也很少。

利奈唑胺治疗 MDR/XDR-TB 的有效性评估，自 2005 年后，陆续出现利奈唑胺联合其他抗结核药治疗 MDR-TB 的报道，虽然使用剂量和疗程不同，且大部分研究为病例报道或队列研究，但均取得了较好的治疗效果。荟萃分析结果显示，利奈唑胺治疗组的治疗成功率为 77.36%（95% CI 值为 71.38～82.83），痰培养阴转率为 88.45%（95% CI 值为 83.82～92.38）。利奈唑胺每日使用剂量＞ 600mg 的患者治疗成功率为 89.47%，而≤ 600mg/d 的治疗成功率为 76.14%，两组比较差异无统计学意义（$P = 0.0695$）。早期活体内实验（小鼠感染模型）和临床试验结果表明，利奈唑胺的治疗效果与服药剂量的相关性最强，其次为超过 MIC 的血药浓度持续时间，以此来评估利奈唑胺治疗不同细菌的疗效。临床上要求利奈唑胺 24h 的 AUC/MIC 值＞ 100，且血药浓度高于 MIC 的时间比例需达到 100%。

【经验总结】

结合本例耐多药患者的治疗过程，其含利奈唑胺抗结核治疗方案在治疗耐多药脊柱结核患者所取得的确切疗效，说明利奈唑胺在脊柱结核病灶中能达到有效的抑菌浓度，能对脊柱结核病灶中的耐多药结核分枝杆菌产生有效杀伤。本例患者抗耐多药结核治疗方案中只将注射用对氨基水杨酸钠更改为利奈唑胺，不含利奈唑胺抗结核治疗方案不能控制结核感染发展，而含利奈唑胺抗结核治疗方案则能有效控制脊柱结核感染，说明利奈唑胺在本方案中为控制耐多药结核分枝杆菌的核心药物。

参考文献

黄海荣，于霞，姜广路，等，2011. 利奈唑胺对分枝杆菌体外抑菌作用的初步研究 [J]. 中华结核和呼吸杂志，

34（8）：575-578.

Alcalá L，Ruiz-Serrano M J，Pérez-Fernández Turégano C，et al，2003. In vitro activities of linezolid against clinical isolates of Mycobacterium tuberculosis that are susceptible or resistant to first-line antituberculous drugs [J]. Antimicrob Agents Chemother，47（1）：416-417.

World Health Organization，2015. Global tuberculosis report 2015[M]. Geneva：World Health Organization.

World Health Organization，2016. WHO treatment guidelines for drugresistant tuberculosis，2016 update[M]. Geneva：World Health Organization.

Zhang X，Falagas M E，Vardakas K Z，et al，2015. Systematic review and meta-analysis of the efficacy and safety of therapy with linezolid containing regimens in the treatment of multidrug-resistant and extensively drug-resistant tuberculosis[J]. J Thorac Dis，7（4）：603-615.

（秦世炳　李　元）

第四章 手术方式的选择

第一节 概　　述

在脊柱结核的治疗过程中，手术占了重要的地位。

自从 Hodgson 和 Stock 在 1956 年报道单纯前路手术治疗脊柱结核以后，Hodgson 的"香港术式"及后来改进的前路病灶清除、支撑植骨融合、内固定术成为治疗脊柱结核的标准术式。目前脊柱结核手术方式主要有前方入路、后方入路或前后联合入路，具体如何选择，应根据病灶部位、病灶范围、脊柱畸形情况而定。脊柱结核病灶绝大多数位于脊柱前方椎体，因此前入路仍是脊柱结核手术治疗的主要方式，对于病灶局限、无明显后凸畸形的患者，能达到结核病灶彻底清除和稳定性重建的目的。

前路开放手术优点：①能完成长节段病灶显露，达到在直视下清除病灶；②进行前方椎管减压、矫正畸形；③在病灶清除后行大块三皮质髂骨支撑植骨，获得更强的术后脊柱稳定性。但是其缺点也显而易见：①创伤大，术后需卧床，康复时间长；②前路手术必须大范围切断肋间肌或腹部肌肉，去除肋骨，结扎节段血管，且在处理对侧病变时，节段血管出血不易控制；③显露及清除病灶时对腰大肌的分离会导致术侧屈髋肌肉无力；④术区内重要血管、器官、神经较复杂，对术者经验及技术要求高，手术开展受限。

单纯前路手术的局限性：对于 Cobb 角达到 35º 以上伴明显的后凸畸形的矫正能力有限。Jain 等认为病程较长（3 ～ 6 个月以上）合并严重后凸患者，由于椎体破坏塌陷，前柱高度丢失，脊髓相应短缩，通过前路手术撑开矫形会使脊髓遭受牵拉导致瘫痪。因此，单纯前路手术适用于病灶局限于两个节段以内且后凸角度在 35º 以内的脊柱结核。

后路手术优点：①内固定牢靠；②可行长节段病灶清理、矫正畸形；③手术技术易于掌握，大部分脊柱外科医师均可开展。后路手术缺点：①后路手术对前方病灶显露有限，清除脓液、无效腔等病变可能不够彻底，术中前方节段动脉出血非常难以控制；②术中须大范围剥离椎旁肌，破坏了术前尚且完好的脊柱后方韧带复合体结构，手术创伤依然较大。

前后路联合手术：对于前中柱破坏严重、明显后凸畸形、脓肿较多（尤其伴有流注脓肿）、多个椎体受累及需要融合的脊柱结核，应先进行前路病灶清除，再进行后路内固定融合术。后路手术的主要目的是矫正后凸畸形，同时三柱融合可以防止脊柱生长的不平衡和远期矫正角度的丢失。Jain 等使用 T 形切口的侧卧位前外侧入路，首先进行前路病灶清除，再进行后路固定矫正后凸畸形，最后行前路髂骨或肋骨植骨融合。另一些学者则建议先行后路内固定矫形，再进行前路病灶清除植骨融合，避免"前—后—前"的手术操作。具有争议性的问题是，当确定需要前后路联合手术时，究竟应该首先进行前路病灶清除还是后路内固定矫形？部分学者担心没有前路减压以前进行后路内固定矫形，有加重神经损伤的风险，但考虑到活动性脊柱结核前方多为脓肿、干酪样组织、肉芽组织或破碎的椎间盘对脊髓的"软性压迫"，后路矫形过程中恢复脊柱正常生理曲度，防止脊柱短缩可以避免对脊髓的进一步压迫，同时一期行前方病灶清除可以彻底解除神经损伤的危险因素。

综上所述，脊柱结核手术应根据病灶的病变情况、病损范围、部位，畸形严重程度及脊柱稳定性等因素综合考虑。个体化合理选择手术入路，避免盲目选择而造成不必要的并发症和伤害。在本章节中，我们选择了 6 例典型病例来共同探讨手术入路的问题。

参 考 文 献

Jain A K，Dhammi I K，Prashad B，et al, 2008. Simultaneous anterior decompression and posterior instrumentation of the tuberculous spine using an anterolateral extrapleural approach[J]. J Bone Joint Surg Br，90（11）：1477-1481.

Jain A K，Maheshwari A V，Jena S，2007. Kyphus correction in spinal tuberculosis [J]. Clin Orthop Relat Res，460：117-123.

Rajasekaran S，2001. The natural history of post-tubercular kyphosis in children. Radiological signs which predict late increase in deformity [J]. J Bone Joint Surg Br，83（7）：954-962.

第二节　病 例 分 析

病例 4-1

【病例摘要】

患者，男性，29 岁，1 年前无明显诱因出现腰痛。2016 年 3 月 7 日就诊于外院，行影像学检查，可见双上肺条索及结节影伴渗出性病灶，L_4、L_5 椎体骨质破坏，椎间隙变窄，椎旁寒性脓肿形成，诊断为腰椎结核（图 4-1 至图 4-3）。给予 HRZE 方案：异烟肼（每次 0.3g，1 次 / 日）、利福平（每次 0.45g，1 次 / 日）、乙胺丁醇（每次 0.75g，1 次 / 日）、吡嗪酰胺（每次 0.5g，3 次 / 日）抗结核治疗。

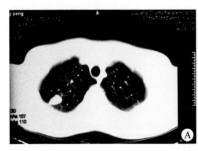
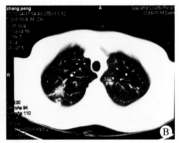

图 4-1　外院肺部 CT 横断面

A. 胸部 CT 平扫可见双上肺条索及结节影伴渗出性病灶；B. 胸部 CT 平扫可见双上肺条索及结节影伴渗出性病灶

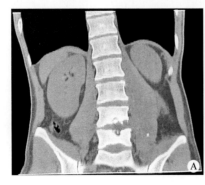
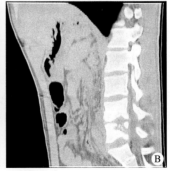

图 4-2　外院腰椎 CT 三维重建

A. 腰椎 CT 三维重建冠状面，L_4、L_5 椎体骨质破坏，椎间隙变窄，椎旁寒性脓肿形成；B. 腰椎 CT 三维重建矢状面，L_4、L_5 椎体骨质破坏，椎间隙变窄，椎旁寒性脓肿形成

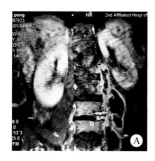
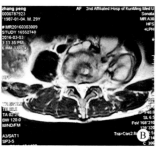

图 4-3 外院腰椎 MRI

A. 腰椎 MRI T_1WI 冠状面，L_4、L_5 椎体骨质破坏，椎间隙变窄，椎旁寒性脓肿形成；B.L_4、L_5 椎体骨质破坏，椎间隙变窄，椎旁寒性脓肿形成

其后于外院行后路腰椎结核病灶清除术＋内固定术（图 4-4），术后 2 周伤口拆线出院。

于 2016 年 4 月 6 日发现伤口流脓再次于外院就诊，给予抗结核治疗，检查结果提示抗结核效果不佳，建议转我院就诊。患者夜间盗汗明显，无发热，无咳嗽、咳痰，无尿频、尿急、尿痛，无肉眼血尿，无腹痛、腹胀。体格检查：腰背部可见 15 cm 手术切口，上下分离开可见 2 个伤口裂开，深约 4 cm，伴脓血性分泌物（图 4-5）。脊柱无畸形，无压痛，活动正常。无杵状指，无指趾发绀，四肢关节活动正常，无下肢静脉曲张，无下肢水肿。实验室检查：红细胞沉降率（ESR）55mm/h，谷氨酰转移酶（GGT）125U/L，谷草转氨酶（AST）55U/L，丙氨酸转氨酶（ALT）85U/L，C 反应蛋白（CRP）16.83mg/L。

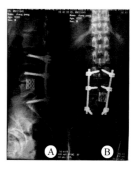

图 4-4 术后腰椎正侧位 X 线片

A. 腰椎侧位 X 线片，脊椎结核术后改变，$L_{3\sim5}$ 椎体内固定，腰椎顺序可，L_4、L_5 椎体间可见钛笼椎间融合器影像；B. 腰椎侧位 X 线片，脊椎结核术后改变，$L_{3\sim5}$ 椎体内固定，腰椎顺序可，L_4、L_5 椎体间可见钛笼椎间融合器影像

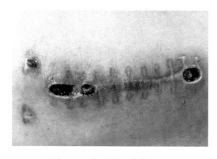

图 4-5 腰背部手术切口

可见 15cm 手术切口，上下分离开可见 2 个伤口裂开，深约 4cm，伴脓血性分泌物

完善相关检查后，经科室讨论，认为：患者目前为脊柱结核复发，伴有椎旁脓肿和窦道形成，但患者术后时间短，MRI、CT 上示内固定无松动的迹象，周围多为液性组织，无明显的硬化骨及死骨和增厚的脓肿壁形成（图 4-6 至图 4-9）。考虑复发与手术方式选择不当，病灶清除不彻底及术后积液未早期发现和处理有关，给予一期行 CT 引导下病灶处穿刺置管引流、冲洗，切口局部清创换药，视情况决定是否需行二期手术彻底清除病灶＋内固定探查术。

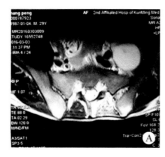
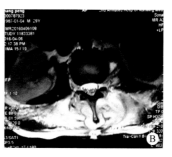

图 4-6 腰椎 MRI 横断面 1

A. 腰椎 MRI T_2WI 横断面，可见左侧腰大肌脓肿影；B. 腰椎 MRI T_2WI 横断面，可见腰椎竖棘肌处大量脓肿影

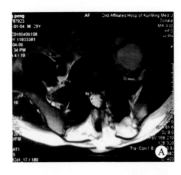
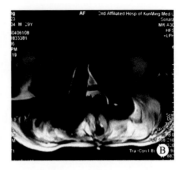

图 4-7　腰椎 MRI 横断面 2

A. 腰椎 MRI T$_2$WI 横断面，可见左侧腰大肌脓肿影；B. 腰椎 MRI T$_2$WI 横断面，可见左侧腰大肌脓肿影

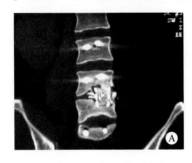
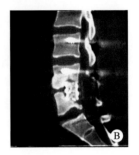

图 4-8　腰椎 CT 三维重建

A. 腰椎 CT 三维重建冠状面，L$_{3\sim5}$ 左侧腰大肌、腰背部皮下、竖脊肌后间隙多发液性灶，多考虑脓肿形成；B. 腰椎 CT 三维重建矢状面，L$_{3\sim5}$ 左侧腰大肌、腰背部皮下、竖脊肌后间隙多发液性灶，多考虑脓肿形成

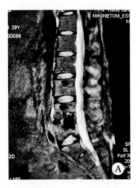
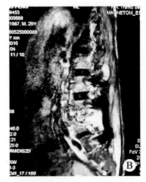

图 4-9　腰椎 MRI

A. 腰椎 MRI T$_1$WI，L$_{3\sim5}$ 左侧腰大肌、腰背部皮下、竖脊肌后间隙多发液性灶，多考虑脓肿形成；B. 腰椎 MRI T$_2$WI，L$_{3\sim5}$ 左侧腰大肌、腰背部皮下、竖脊肌后间隙多发液性灶，多考虑脓肿形成

遂于 CT 引导下行穿刺引流置管术（图 4-10），并给予持续的生理盐水（每次 1000ml，1 次 / 日）冲洗引流。术口处给予清创后每日换药。

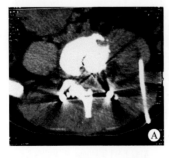
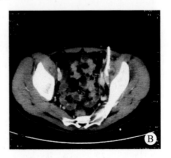

图 4-10　腰椎 CT 横断面，置管引流

A. 在 CT 引导下经皮于左侧 L$_4$、L$_5$ 旁腰大肌留置一次性双腔引流管；B. 在 CT 引导下经皮于左盆内髂腰肌内分别留置一次性双腔引流管

脓液行 GeneXpert 检查，阳性，利福平敏感。故沿用 HRZE 方案抗结核治疗。5 周后术口愈合（图 4-11），复查相关影像学资料示内固定稳定，椎旁脓肿消失，未见皮下感染灶（图 4-12 至图 4-16）。术后 2 年复查 X 线示内固定稳定，脊柱序列可（图 4-14），复查 MRI 见椎旁腰大肌、竖脊肌及棘突间脓肿消失（图 4-15），术口愈合良好（图 4-16）。

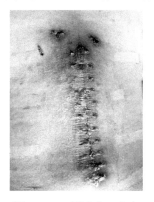

图 4-11　5 周后术口愈合

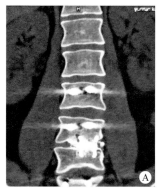

图 4-12　复查腰椎 CT 三维重建

A. 腰椎 CT 三维重建冠状面，术后 CT 可见内固定位置良好，L_4、L_5 椎间隙植骨融合良好；B. 腰椎 CT 三维重建矢状面，术后 CT 可见内固定位置良好，L_4、L_5 椎间隙植骨融合良好

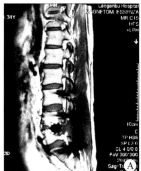
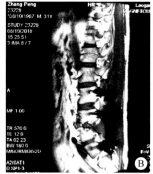

图 4-13　复查腰椎 MRI

A. 腰椎 MRI T_1WI，$L_{3\sim5}$ 左侧腰大肌、腰背部皮下、竖脊肌后间隙脓肿消失；B. 腰椎 MRI T_2WI，$L_{3\sim5}$ 左侧腰大肌、腰背部皮下、竖脊肌后间隙多发脓肿消失

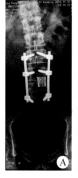
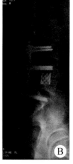

图 4-14　术后 2 年复查腰椎正侧位 X 线片

A. 腰椎正位 X 线片，示内固定稳定，脊柱序列可；B. 腰椎侧位 X 线片，示内固定稳定，脊柱序列可

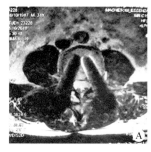
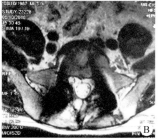

图 4-15　术后 2 年复查腰椎 MRI 横断面

A. 腰椎 MRI 横断面 T_2WI，见椎旁腰大肌、竖脊肌及棘突间脓肿消失；B. 腰椎 MRI 横断面 T_1WI，见椎旁腰大肌、竖脊肌及棘突间脓肿消失

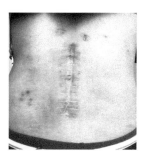

图 4-16　术后 2 年术口愈合良好

【讨论分析】

本例患者复发的原因：很多此类患者往往就诊于大型综合医院，很多同行对于结核的认识不深，往往将此类疾病与常规创伤、退变等疾病相同处理。

1. 术式选择不当导致病灶清除不彻底，最终结核复发　彻底的清除病灶基本已成为了手术治疗脊柱结核的共识，脊柱结核后入路病灶清除术最早由 Mehta 提出，后国内学者相继报道了通过该入路治疗脊柱结核。选择后路病灶清除，主要认为：①病灶清除、植骨融合与矫形、内固定均在后方同一个切口内完成，避免了同期或二期的再次手术；②手术显露面小，创伤小，减少了前路因胸、腹部入路可能发生的手术并发症；③畸形矫正效果好；④经椎弓根螺钉固定牢靠，不会出现螺钉切割椎体；⑤颈胸段及腰骶段前方入路风险较大，采取后方入路较为安全。但主张一期后路病灶清除、内固定治疗脊柱结核的学者几乎都来自国内，而国外学者对单纯后路病灶清除普遍持批判态度。这是由于：①后入路无论单侧或双侧显露，对于脊柱前方的显露均有限，病灶清除往往不够彻底，支撑植骨比较困难；②结核脓肿多向远处流注，单纯后入路手术将会切除健康的后柱结构，人为造成脊柱三柱失稳；③多节段病变时病灶清除、植骨、固定更加困难；④必须跨越正常运动单元进行内固定。前路手术最大优点是在一个入路下完成全部手术；病灶清除彻底，不留死角；植骨可靠、支撑性能好；充分减压。前路手术的适应证：①脊柱结核造成椎体破坏明显，在病灶清除后必须植骨以恢复椎体高度者；②脊柱结核已造成脊髓前方受压，需行前路减压者（最佳指征）；③病灶清除后脊柱稳定性有明显损害者；④椎体破坏在 3 个以内。而从该患者术前影像学资料可见，椎旁及椎体前均有脓液，且该患者病变节段不长，脊柱畸形不重，符合前路手术的适应证。

2. 术后积液未早期发现和处理　关于结核脓肿术后的引流问题争议较多，以往多数医师因担心造成灾难性的逆行混合感染或窦道形成不主张结核术后引流。脊柱结核是一种特异性感染。血是细菌最好的培养基，对于脊柱结核伴长节段或巨大脓肿，即使术中结核病灶清理非常彻底，术后脓腔内仍然会产生炎性渗出并成为结核分枝杆菌生长的培养基，术后积液自行吸收困难且容易导致结核复发。该患者术后短时间内出现脓肿复发，考虑除手术方式选择不恰当、病灶清除不彻底外，可能与手术中脓腔较大且缝合不严，术后出现积液未能早期发现或发现后仍然行非手术治疗，未行积极外科干预有关，为结核分枝杆菌提供了良好的培养基，导致了最终的复发。

放置引流管能净化病灶区，减少病变区域的液体聚集，减少脓腔中液体的渗出，有利于脓腔闭合，防止局部或全身感染的发生，降低吸收热，预防其治疗失败或复发。通过穿刺置管冲洗引流，将脓液及坏死组织引出，降低局部结核分枝杆菌数量，避免在内固定装置处的定植，降低复发风险。Dinc 等通过 CT 引导下经皮置管灌注冲洗成功治疗了 21 例髂腰肌结核脓肿患者。张西峰等通过 CT 引导下经皮穿刺引流治疗脊柱结核取得了很好的疗效，并认为对于单纯椎体内结核、椎旁长节段或腰大肌脓肿、病灶内死骨形成、病灶清除术后复发、病灶清除术后复发窦道形成、合并轻度神经压迫症状、全身情况差，无法耐受根治手术是一种很好的选择。该方式已得到了很多学者的认可。

【经验总结】

这个病例提示我们：对于脊柱结核的治疗，一定要有别于一般的创伤、退变等疾病。要充分认识到术中彻底清除病灶的重要性，充分清除病灶时的术野及病灶范围，而非仅凭医者自身对手术入路的熟悉程度而选择手术方式。同时应对于脊柱结核患者术后的引流、皮下积液情况引起高度重视，避免成为结核分枝杆菌的培养基，导致复发。对于复发脊柱结核，CT 引导穿刺置管引流技术是一种安全、有效、可靠的技术。

参 考 文 献

杨宗强，施建党，何胤，等，2015. 脊柱结核治疗失败、复发的原因及防治措施 [J]. 骨科，6（5）：277-280.

Dhammi I K. Jain R K，2007. Tuberculosis of the spine：a review [J]. Clin Or thop Relat Res，460：39-49.

（寸新华　刘思源　窦吉辰　饶　涛）

病例 4-2

【病例摘要】

患者，男性，42 岁，汉族，主因"胸椎结核术后 36d，伤口破溃窦道形成 20d"于 2017 年 9 月 9 日以"$T_{2\sim7}$ 椎体结核术后未愈伴窦道形成"收入我科。

患者约 7 个月前无明显诱因出现胸背部疼痛，活动时加重，休息后减轻伴有胸部放射痛。发病期间无发热、咳嗽、盗汗、呼吸困难、胸闷、气短等伴随症状，于当地医院就诊，考虑胸椎结核，给予异烟肼（每次 0.3g，1 次 / 日）、利福平（每次 0.45g，1 次 / 日）、乙胺丁醇（每次 0.75g，1 次 / 日）、吡嗪酰胺（每次 0.5g，3 次 / 日）抗结核治疗。3 个月前患者出现胸部疼痛加重，伴双下肢麻木、无力，39d 前在当地医院住院治疗，诊断为 $T_{2\sim6}$ 椎体结核伴周围脓肿形成，胸椎管狭窄伴不全截瘫，双侧第 5 ～ 7 肋结核，左上肺陈旧性肺结核，住院后 3d 在全麻下行胸椎后路全椎板切除减压病灶清除钉棒内固定术，术后胸部疼痛、双下肢麻木情况恢复，刀口愈合拆线后出院。20d 前患者伤口破溃窦道形成，伤口内流出脓液，自行在家换药及输液治疗。3d 前再次复查 CT 显示 $T_{2\sim7}$ 椎体结核术后改变，胸椎骨质破坏伴脓肿形成。患者为进一步诊治来我院就诊，门诊以"$T_{2\sim7}$ 椎体结核术后未愈"收入院。

骨科检查：患者平车推入病房，颈椎生理性前凸存在，腰椎生理性前凸基本存在，胸椎活动度受限，因疼痛不能行活动度检查。胸背部可见长约 25cm 手术瘢痕，切口近端破溃长约 8cm，其内可见坏死肉芽组织，深达骨质，肌肉上可见较多脓苔，见图 4-17。$T_{2\sim7}$ 椎体部位有叩击痛，无明显放射痛，双下肢皮肤感觉、各组肌力基本正常。双腿直腿抬高试验阴性，托马斯征阴性，"4"字试验阴性，股神经牵拉试验阴性，双侧膝腱反射、跟腱反射正常存在，双侧巴宾斯基征、克尼格征和布鲁辛斯基征阴性，双侧踝震挛阴性。

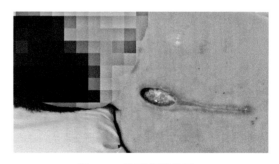

图 4-17　胸背部手术切口

可见切口近端破溃长约 8 cm，其内可见坏死肉芽组织，深达骨质，肌肉上可见较多脓苔

辅助检查：胸椎 CT 扫描（2017 年 9 月 11 日）显示胸椎结核术后 $T_{2\sim7}$ 椎体骨质破坏，可见脓肿，椎旁软组织肿胀及死骨形成（以 T_3、T_4、T_5、T_6 为重），后方椎板已减压，可见内固定螺钉（图 4-18，图 4-19）。胸椎 MRI 检查（2017 年 9 月 6 日）显示 $T_{2\sim7}$ 椎体信号异常，椎管受压，椎旁异常信号影，椎旁脓肿形成（图 4-20，图 4-21）。

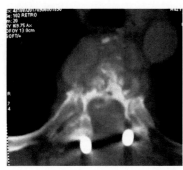
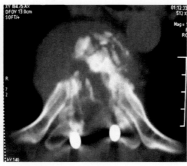
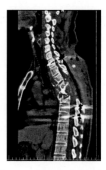

图 4-18　胸椎 CT 扫描横断面

CT 断层检查，显示椎体破坏伴椎旁脓肿，死骨形成

图 4-19　CT 矢状位重建

显示胸椎多个椎体骨质破坏伴椎旁脓肿死骨形成

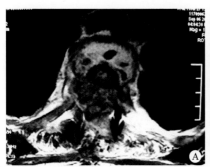
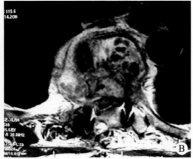
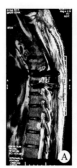
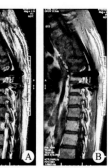

图 4-20　胸椎 MRI 横断面

A、B.MRI 显示胸椎信号异常，考虑脓肿形成，病灶压迫脊髓

图 4-21　胸椎 MRI 矢状位

A、B.MRI 显示多个胸椎信号异常，脓肿形成，病灶压迫脊髓

实验室检查：红细胞沉降率 20.0mm/h，C 反应蛋白 10.12mg/L。血常规：白细胞计数 6.80×10^9/L，中性粒细胞 0.702，中性粒细胞绝对值 4.77×10^9/L。结核感染 T 细胞斑点试验 A：51，参考值 < 6SFCs/2.5×10^5PBMC；结核感染 T 细胞斑点试验 B：83，参考值 < 6 SFCs/2.5×10^5PBMC；PPD 试验阳性，结核抗体检测阳性。

入院后诊断：$T_{2 \sim 7}$ 椎体结核术后未愈。完善术前相关检查，应用异烟肼（每次 0.3g，1 次 / 日）、利福平（每次 0.45g，1 次 / 日）、乙胺丁醇（每次 0.75g，1 次 / 日）、吡嗪酰胺（每次 0.5g，3 次 / 日）、甲磺酸左氧氟沙星（每次 0.6g，1 次 / 日，静脉点滴）抗结核治疗。

全科讨论分析认为：① $T_{2 \sim 7}$ 椎体结核术后未愈诊断成立；②初次手术失败原因为病灶清除不彻底，后路手术难以清除前方广泛病变；后路减压破坏了后柱稳定性，且造成后路手术野与前方病灶相通导致脓肿向后方流注；前方未行结构植骨不利于植骨融合。经过讨论，针对以上失败原因，决定再次行手术干预。于 2017 年 9 月 21 日在全麻下行后路病灶清除术联合经右侧第 5 肋开胸行病灶清除减压植骨融合术，见图 4-22。术中见后路钉棒周围有坏死肉芽组织增生及少量脓液，予以清除，椎弓根螺钉未松动，后方坏死肉芽组织与前方病灶相通，行彻底病灶清除后关闭切口。改变体位为左侧卧位后，取右侧第 5 肋切口开胸，见 $T_{2 \sim 7}$ 椎体旁有脓肿及坏死肉芽组织，椎体破坏以 T_5、T_6 为主，T_5 破坏约 1/2，T_6 破坏约 1/3，T_2、T_3、T_4、T_7 椎体为边缘破坏，吸取脓液进行结核分枝杆菌培养、GeneXpert 检测，取坏死肉芽组织送病理检查。彻底清除坏死肉芽、干酪物、脓液，凿除 T_5 椎体下部保留上终板、T_6 椎体上部破坏骨质，做好上下植骨床，T_5、T_6 椎管行前方减压，开放椎管约 1.5cm，前路采用钛笼填充自体肋骨结构植骨，T_3、T_4 椎体缺损处用自体肋骨植骨。术后继续按术前抗结核治疗方案用药。

术后病理检查结果：肉芽肿性病变伴坏死，符合结核分枝杆菌感染。GeneXpert 检查结果：结核分枝杆菌阳性，利福平耐药未检出。结核分枝杆菌培养未发育。术后第 8d 拔除胸腔闭式引流管，术后 14d 切口及窦道口已完全甲级愈合，术后 2 周佩戴支具下地行走锻炼，无其他明显不适症状，术后 8 周红细胞沉降率完全恢复正常。

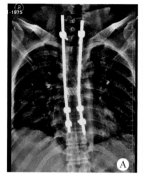
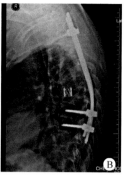

图 4-22 术后 26d 胸椎正侧位 X 线片

A、B. 术后 26d 胸椎正侧位 X 线片示胸椎结核术后，钛笼植骨及后侧内固定位置良好，内固定螺钉无松动

出院后每月门诊定期复查，术后 4 个月胸椎 CT 断层扫描显示椎旁肿胀减轻，自体肋骨、钛笼植骨与周围骨质融合（图 4-23、图 4-24）。术后 11 个月，末次复查 CT 可见椎旁肿胀明显减轻，无脓肿，椎体间植入骨质融合良好（图 4-25 至图 4-27）。

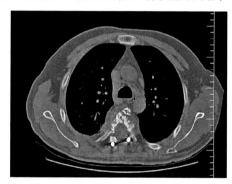

图 4-23 术后 4 个月 CT

显示椎旁肿胀减轻，无脓肿，自体肋骨与周围骨质融合

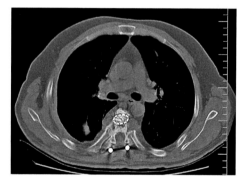

图 4-24 术后 4 个月 CT 断层

显示钛笼植骨处与周围骨质融合

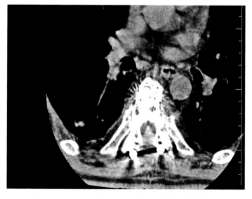

图 4-25 术后 11 个月 CT 断层检查 1

显示椎旁无脓肿，肿胀明显减轻

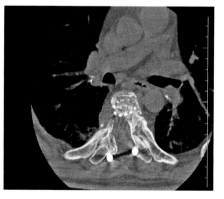

图 4-26 术后 11 个月 CT 断层检查 2

显示钛笼植骨处与周围骨质完全融合

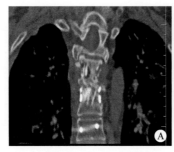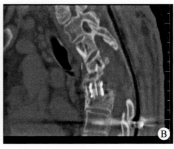

图 4-27　术后 11 个月胸椎 CT 三维重建

A、B. 胸椎 CT 三维重建冠状面，术后 11 个月显示胸椎结核术后，自体肋骨、钛笼植骨处均良好骨性融合

【讨论分析】

脊柱结核术后病灶早期未愈（积脓、形成窦道）可能由于下面一种或多种原因造成：①术中未彻底清除病灶；②术前未正规应用抗结核药治疗；③术后积液、积脓引流不畅或未及时发现和引流；④未发现患者耐药，导致抗结核药选择不当；⑤患者并发糖尿病、低蛋白血症、免疫力低下等基础疾病；⑥其他原因，如患者依从性差、营养状况差、高龄等。

本病例为多节段脊柱结核伴有流注性脓肿，诊断明确，患者没有耐药且应用抗结核药规范，依从性好，但第 1 次手术仍然失败，其原因：①胸椎后路全椎板切除减压病灶清除钉棒系统内固定术，虽减轻了患者神经压迫症状，但从后路手术不能直视前方病灶，结果未彻底清除坏死病变组织；②从后入路手术清除胸椎前方，人为造成病灶前后贯通通道，导致术后早期切口破溃，形成窦道；③广泛的减压脊柱后方正常骨质，破坏了脊柱后方的稳定结构，同时前方未结构性植骨，造成脊柱不稳。对于多节段脊柱椎体骨质破坏的患者，保留后方正常骨质对维持脊柱稳定尤为重要。在脊柱结核治疗的过程中，脊柱局部病变部位的稳定是影响脊柱结核愈合的重要因素。只有达到局部病灶部位稳定，脊柱结核病变部位才能静止，直至最终愈合。

手术方式选择：充分显露病灶并彻底清除是脊柱结核手术治疗的关键步骤。本例患者经后侧入路不能对病灶前方充分显露，导致病灶清除不彻底，为手术失败埋下隐患。术者应根据患者术前影像学资料，充分评估，认真设计手术入路，尽可能做到一期一个切口完成对病灶彻底清除、减压、植骨、内固定。如手术入路选择不当，即使患者不耐药且在有效的正规抗结核药治疗之下，也容易出现术后不愈、窦道形成的情况。本例患者在第 2 次给予彻底病灶清除植骨术后（前后路病灶清除），手术效果满意，窦道愈合，充分证实选择合适入路，彻底清除病灶是脊柱结核手术成功的关键。

脊柱结核手术方式选择目前常用的前路、后路、后前路联合手术被大家广泛证实疗效确切。要依据每例患者的具体情况、病变特点，制订最适合患者的个体化手术方式。手术中彻底病灶清除是防止复发的关键；术中充分减压是缓解症状，截瘫恢复的基础；良好的脊柱功能及稳定性重建是减少脊柱畸形，提高远期疗效的保证。术前应仔细阅读影像学资料，做好病灶清除计划，不遗留死角，硬化骨要部分切除，必要时钻孔处理。脊柱重建植骨材料可选择自体髂骨、同种异体髂骨块。应用钛网植骨可获得较好的支撑及融合，应用时可将钛网打成椭圆形，置于椎体的前中 2/3，后方留出 0.5 ~ 1cm 的安全距离，避免后期因负重造成钛网后移压迫神经。对本病例采用 2 次前路彻底病灶清除术后，前路钛笼支撑植骨，较好地重建了脊柱的稳定性。术后 4 个月 CT 显示：椎体间植骨处与周围骨质融合，手术效果满意。

【经验总结】

这个病例给我们提示：在规范应用抗结核药的情况下，合适的入路是手术成功的前提，彻底清除病灶（包括减压）、充分植骨和内固定的正确应用是手术成功的三要素。

参 考 文 献

施宗祥，朱德智，张少华，等，2013. 脊柱结核病灶清除和植骨融合术后复发的影响因素 [J]. 骨科，4（1）：11-15，18.

姚黎明，赵茜，刘丰胜，等，2016. 复治脊柱结核的治疗方案及疗效的临床研究 [J]. 河北医科大学学报，37（5）：550-554.

张会军，谭淹文，任磊鹏，等，2017. 24 例脊柱结核并发单纯流注性脓肿包块病灶清除术的临床分析 [J]. 中国防痨杂志，39（2）：158-162.

赵宇，杨开舜，李绍波，2013. 脊柱结核术后复发的危险因素探讨 [J]. 中外医疗，32（2）：47-48.

（刘丰胜　董昭良　贾晨光　王连波）

病例 4-3

【病例摘要】

患者，女性，57 岁，因"腰背部疼痛 1 年，T$_{11}$、T$_{12}$、L$_1$ 椎体结核术后 7 个月，切口破溃 5 个月"于 2016 年 11 月 16 日以"T$_{11}$、T$_{12}$、L$_1$ 椎体结核术后，切口窦道"第 1 次收入我院骨科。

患者 1 年前无明显诱因出现腰背部疼痛，呈持续性钝痛，活动时疼痛加重，休息则减轻，无游走性及夜间痛，未引起注意。7 个月前腰背部疼痛加重，到某医院住院治疗。手术前 CT 检查（2016 年 4 月 15 日）：T$_{11}$、T$_{12}$、L$_1$ 椎间隙变窄，椎体相邻处骨质破坏，形成骨空洞及死骨，周围软组织肿胀（图 4-28，图 4-29）。

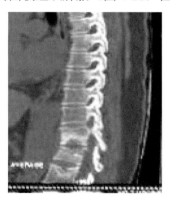 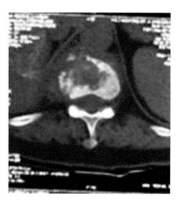

图 4-28　胸椎 CT 重建矢状面 　　　　　　　　　图 4-29　胸椎 CT 横断面

某医院手术前 CT（2016 年 4 月 15 日），可见 T$_{11}$、T$_{12}$、L$_1$ 椎间隙变窄，椎体相邻处骨质破坏，形成骨空洞及死骨，周围软组织肿胀　　　　　某医院手术前 CT（2016 年 4 月 15 日），可见 T$_{11}$、T$_{12}$、L$_1$ 椎间隙变窄，椎体相邻处骨质破坏，形成骨空洞及死骨，周围软组织肿胀

于 2016 年 4 月 24 日行 T$_{11}$、T$_{12}$、L$_1$ 椎体结核后路胸腰段融合术。术后病理（某医院，2016 年 4 月 27 日）：送检骨组织内见大量干酪样坏死及巨细胞，肉芽肿性改变，抗酸染色阳性，支持为结核。化验结果：结核抗体阳性、红细胞沉降率 51mm/h、C 反应蛋白 59.7mg/L。术后给予口服异烟肼（每次 0.3g，1 次 / 日）、乙胺丁醇（每次 0.75g，1 次 / 日）、吡嗪酰胺（每次 1.5g，1 次 / 日）、利福平（每次 0.45g，1 次 / 日）抗结核、保肝治疗。

术后 4 个月切口破溃，形成窦道，2 个月后在长春市某医院行清创术，切口愈合。术后 2 个月 CT（2016 年 6 月 23 日）：T$_{10}$ ～ L$_2$ 椎体可见钉棒固定，T$_{11}$、T$_{12}$、L$_1$ 椎间隙变窄，骨质破坏，可见骨空洞及死骨，周围软组织肿胀（图 4-30，图 4-31）。

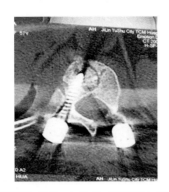
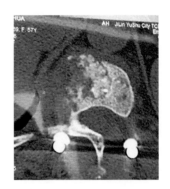

图 4-30　某医院术后 2 个月 CT 横断面 1（2016 年 6 月 23 日）

$T_{10} \sim L_2$ 椎体可见钉棒固定，T_{11}、T_{12}、L_1 椎间隙变窄，骨质破坏，可见骨空洞及死骨，周围软组织肿胀

图 4-31　某医院术后 2 个月 CT 横断面 2（2016 年 6 月 23 日）

$T_{10} \sim L_2$ 椎体可见钉棒固定，T_{11}、T_{12}、L_1 椎间隙变窄，骨质破坏，可见骨空洞及死骨，周围软组织肿胀

1 个月后切口再次破溃，形成窦道，腰背部疼痛加重，并向左下腹放射，行走困难，生活自理困难。患者为进一步诊治，来我院就诊，门诊以"T_{11}、T_{12}、L_1 椎体结核术后，切口窦道"收入院，拟行手术治疗。

骨科情况：患者扶入病房，胸腰背部正中可见一长约 18.0cm 纵行切口瘢痕，切口上部破溃，长约 2.0 cm，内有黄白色脓液及干酪物，T_{11}、T_{12}、L_1 椎体后凸，有压痛及叩击痛，胸腰椎活动受限，双下肢肌力 5 级，无感觉障碍，生理反射正常，病理反射未引出。

入院后完善术前相关检查，给予口服异烟肼（每次 0.3g，1 次 / 日）、乙胺丁醇（每次 0.75g，1 次 / 日）、吡嗪酰胺（每次 1.5g，1 次 / 日）、利福平（每次 0.6g，1 次 / 日，静脉点滴）抗结核、保肝对症治疗。

全科讨论后认为：患者术后 7 个月，切口破溃，形成窦道 2 次，根据病史、体征、X 线、CT、MRI、化验，临床诊断为 T_{11}、T_{12}、L_1 椎体结核术后，切口窦道。该患者复发考虑与术前未用抗结核药、选择术式不当、病灶清除不彻底、钉棒固定于病椎形成结核分枝杆菌扩散有关。切口破溃，形成窦道 2 次，腰背部疼痛加重，并向左下腹放射，行走困难，生活自理困难。CT 检查（2016 年 11 月 17 日）：T_{11}、T_{12}、L_1 椎间隙变窄，椎体相邻处骨质破坏，可见骨空洞及大量死骨，周围软组织肿胀，右侧明显，病椎内可见椎弓根钉，上端椎弓根钉松动拔出。具有手术指征，采用新型羟基磷灰石骨水泥复合利福平及钛网、椎弓根螺钉内固定，可维持病灶内抗结核药浓度，使病椎稳定。为清除病灶并稳定脊柱，择期在全麻下行取钉棒、后路钉棒内固定 + 左侧病灶清除、新型羟基磷灰石骨水泥复合利福平椎间植钛网植骨术。术中取出钉棒、彻底清刮干酪物及肉芽组织后，用利福平液冲洗将钉道填充，使后路钉棒与前方病灶尽量隔离，术后行结核分枝杆菌耐药性检测以明确是否耐药。

我院术前 X 线摄影（2016 年 11 月 17 日）：$T_{10} \sim L_2$ 椎体可见钉棒固定，T_{11}、T_{12} 椎间隙变窄，后凸，椎体相邻处骨质破坏，密度不均，病椎内可见椎弓根钉，上端椎弓根钉拔出（图 4-32，图 4-33）。CT 检查（2016 年 11 月 17 日）：$T_{10} \sim L_2$ 椎体可见钉棒固定，T_{11}、T_{12}、L_1 椎间隙变窄，椎体相邻处骨质破坏，可见骨空洞及大量死骨，周围软组织肿胀，右侧明显，T_{11}、T_{12} 左侧椎板缺如，病椎内可见椎弓根钉，上端椎弓根钉拔出（图 4-34，图 4-35）。MRI 检查（2016 年 11 月 18 日）：T_{11}、T_{12}、L_1 椎间隙变窄，椎体相邻处骨质及间盘破坏，形成骨空洞及缺如，椎体病变组织通过椎管左侧与后方钉棒固定处相通，信号异常，椎旁影增宽，信号异常（图 4-36，图 4-37）。

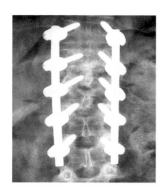

图 4-32 腰椎正位 X 线片（2016 年 11 月 17 日）

T_{10}～L_2 椎体可见钉棒固定，T_{11}、T_{12} 椎间隙变窄，后凸，椎体相邻处骨质破坏，密度不均，病椎内可见椎弓根钉，上端椎弓根钉拔出

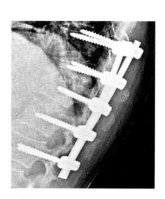

图 4-33 腰椎侧位 X 线片（2016 年 11 月 17 日）

T_{10}～L_2 椎体可见钉棒固定，T_{11}、T_{12} 椎间隙变窄，后凸，椎体相邻处骨质破坏，密度不均，病椎内可见椎弓根钉，上端椎弓根钉拔出

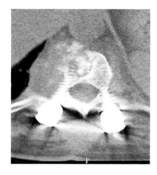

图 4-34 CT 横断面 1（2016 年 11 月 17 日）

T_{10}～L_2 椎体可见钉棒固定，T_{11}、T_{12}、L_1 椎间隙变窄，椎体相邻处骨质破坏，可见骨空洞及大量死骨，周围软组织肿胀，右侧明显，T_{11}、T_{12} 左侧椎板缺如，病椎内可见椎弓根钉，上端椎弓根钉拔出

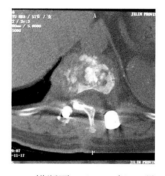

图 4-35 CT 横断面 2（2016 年 11 月 17 日）

T_{10}～L_2 椎体可见钉棒固定，T_{11}、T_{12}、L_1 椎间隙变窄，椎体相邻处骨质破坏，可见骨空洞及大量死骨，周围软组织肿胀，右侧明显，T_{11}、T_{12} 左侧椎板缺如，病椎内可见椎弓根钉，上端椎弓根钉拔出

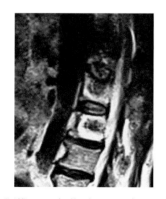

图 4-36 腰椎 MRI 矢状面（2016 年 11 月 18 日）

T_{11}、T_{12}、L_1 椎间隙变窄，椎体相邻处骨质及间盘破坏，形成骨空洞及缺如，椎体病变组织通过椎管左侧与后方钉棒固定处相通，信号异常，椎旁影增宽，信号异常

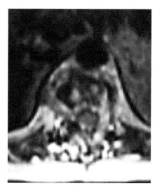

图 4-37 腰椎 MRI 横断面（2016 年 11 月 18 日）

T_{11}、T_{12}、L_1 椎间隙变窄，椎体相邻处骨质及间盘破坏，形成骨空洞及缺如，椎体病变组织通过椎管左侧与后方钉棒固定处相通，信号异常，椎旁影增宽，信号异常

抗结核、保肝对症治疗 8d 后，于 2016 年 11 月 24 日在全麻下行取钉棒、后路钉棒内固定＋左侧病灶清除、新型羟基磷灰石骨水泥复合利福平椎间植钛网植骨术。术中见：钉棒已松动，取出原有钉棒，钉棒周围有脓液及大量干酪物及肉芽组织，予以清除并清刮窦道，干

酪样坏死组织约 30ml，用利福平液冲洗，原有钉道内植入同种异体骨条填充，使后路钉棒与前方病灶尽量隔离，于 T_8、T_9、T_{10}、L_2、L_3 两侧椎弓根及其椎体重新固定钉棒；患者翻身右侧卧位，于脊柱左侧以 T_{11}、T_{12}、L_1 椎体为中心做一弧形切口，长约 18.0cm，逐层切开，切除胸 11、12 肋后段，拔除其肋骨小头，剪断肋间束，沿 L_1 横突推开，剪断肋下束，推开椎体骨膜，见 T_{11}、T_{12}、L_1 椎间隙变窄，椎间盘及骨质破坏，于 T_{11}、T_{12}、L_1 椎间隙处凿一长方形骨洞，于骨洞内刮出大小约 0.5 cm^3 的死骨 8 块，全部为坏死椎间盘、破坏之病骨、干酪物及肉芽组织，干酪样坏死组织约 35ml，骨洞通对侧，后方露硬膜，病灶清除彻底、满意。用利福平注射液 0.3 g 加入 0.9% 氯化钠注射液 100ml 中配置成 0.3% 的冲洗液，冲洗骨洞，再用纱布填充骨洞压迫止血，剪一直径及长度与骨洞相适应的钛网，调配新型羟基磷灰石骨水泥，将 10g 骨水泥与 0.45g 注射用利福平粉剂混合。拔出骨洞内纱布，待骨水泥呈糊状，把骨水泥及同种骨条放入钛网内，将充满骨水泥及骨条的钛网纵行植入骨洞内，将钛网前方及侧方之空隙再用骨水泥充填，再植入同种骨块，待骨水泥固化后 5 ~ 7min，逐层缝合，术毕。

术后病理：炎性肉芽、坏死、类上皮细胞、郎格罕细胞，形态符合结核。

结核分枝杆菌耐药性基因（利福平、异烟肼）检测：利福平 *rpoB* 526（A → G）突变、异烟肼 *katG* 315（G → C）突变、*inhA* 野生型，该菌株对利福平、异烟肼耐药。加用莫西沙星（每次 0.4g，1 次 / 日）、异烟肼（每次 0.3g，1 次 / 日）静脉点滴加强抗结核治疗。术后第 1 天 X 线摄影（2016 年 11 月 25 日）：T_{11}、T_{12}、L_1 病灶清除彻底，钛网、骨块、后路钉棒位置较好，内固定稳定（图 4-38，图 4-39）。

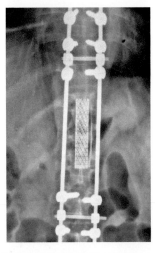 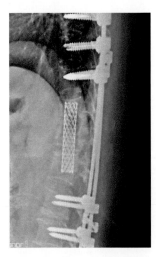

图 4-38　术后第 1 天胸腰椎正位 X 线片（2016 年 11 月 25 日）

T_{11}、T_{12}、L_1 病灶清除彻底，钛网、骨块、后路钉棒位置较好，内固定稳定

图 4-39　术后第 1 天胸腰椎侧位 X 线片（2016 年 11 月 25 日）

T_{11}、T_{12}、L_1 病灶清除彻底，钛网、骨块、后路钉棒位置较好，内固定稳定

患者术后腰背部无疼痛，左下腹无放射痛，双下肢轻松，肌力 5 级，无感觉障碍，生理反射正常，病理反射未引出。背部 2 个切口之间渗液，穿刺 2 次共抽出淡红色渗液 62ml。术后第 13 日拔除引流管，第 19 日拆线，切口甲级愈合。复查红细胞沉降率 45mm/h、C 反应蛋白 30.7 mg/L、血常规、肝肾功能正常。第 21 日窦道愈合而出院。出院后口服对氨基水杨酸异烟肼（每次 0.3g，3 次 / 日）、乙胺丁醇（每次 0.75g，1 次 / 日）、吡嗪酰胺（每次 1.5g，1 次 / 日）、利福喷丁（每次 0.6g，2 次 / 周）抗结核、保肝对症治疗，30d 离床行走。术后 4 个月复查 X 线片

（2017年3月21日）：钛网、骨块、后路钉棒位置较好，内固定稳定，椎旁影不宽（图4-40，图4-41）。

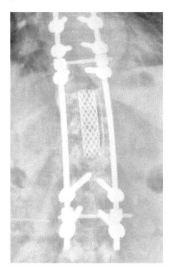 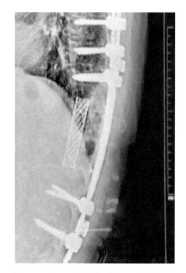

图4-40 术后4个月胸椎正位X线片（2017年3月21日）

可见钛网、骨块、后路钉棒位置较好，内固定稳定，椎旁影不宽

图4-41 术后4个月胸椎侧位X线片（2017年3月21日）

可见钛网、骨块、后路钉棒位置较好，内固定稳定，椎旁影不宽

术后10个月时患者自觉胸腰背部疼痛，行走较好，背部切口上部破溃，形成窦道，清刮窦道，行肉芽组织结核分枝杆菌培养＋药敏试验。复查X线（2017年9月21日）：T_7、T_8、T_9、T_{10}椎体下方密度减低，骨质破坏，钛网上移、后路钉棒上端椎弓根钉移位、稍有拔出，钉棒固定失稳，钛网前方已有骨化，有所愈合，骨块愈合较好（图4-42，图4-43）。

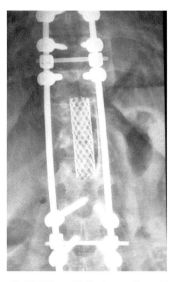 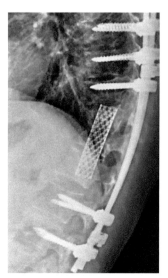

图4-42 胸椎正位X线片（2017年9月21日）

可见T_7、T_8、T_9、T_{10}椎体下方密度减低，骨质破坏，钛网上移、后路钉棒上端椎弓根钉移位、稍有拔出，钉棒固定失稳，钛网前方已有骨化，有所愈合，骨块愈合较好

图4-43 胸椎侧位X线片（2017年9月21日）

可见T_7、T_8、T_9、T_{10}椎体下方密度减低，骨质破坏，钛网上移、后路钉棒上端椎弓根钉移位、稍有拔出，钉棒固定失稳，钛网前方已有骨化，有所愈合，骨块愈合较好

嘱患者多卧床休息，病情无缓解。肉芽组织经培养未培养出结核分枝杆菌，清刮窦道，查

结核分枝杆菌耐药性（PCR 检测，2017 年 11 月 24 日）结果为利福平、氟喹诺酮敏感，异烟肼、乙胺丁醇、链霉素未检出。

调整抗结核用药，口服丙硫异烟胺（每次 0.3g，1 次 / 日）、乙胺丁醇（每次 0.75g，1 次 / 日）、吡嗪酰胺（每次 1.5g，1 次 / 日）、利福喷丁（每次 0.6g，2 次 / 周）抗结核、保肝对症治疗。术后 12 个月复查 CT（2017 年 11 月 21 日）：T_7、T_8、T_9、T_{10} 椎体密度减低，骨质破坏，周围软组织肿胀，钛网上移、后路钉棒上端椎弓根钉移位、稍有拔出，钉棒固定失稳，钛网前方已有骨化，骨桥，愈合较好，骨块愈合较好（图 4-44）。

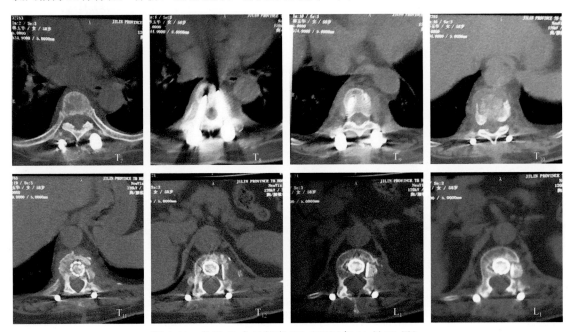

图 4-44　术后 12 个月复查 CT（2017 年 11 月 21 日）

可见 T_7、T_8、T_9、T_{10} 椎体密度减低，骨质破坏，周围软组织肿胀，钛网上移、后路钉棒上端椎弓根钉移位、稍有拔出，钉棒固定失稳，钛网前方已有骨化，骨桥，愈合较好，骨块愈合较好

全科讨论后认为：术后切口第 3 次破溃，T_{11}、T_{12}、L_1 椎体病灶处未见新的骨质破坏，愈合较好，上部椎弓根螺钉固定之椎体 T_7、T_8、T_9、T_{10} 椎体密度减低，骨质破坏，周围软组织肿胀与患者为多耐药结核，用药欠规范，结核分枝杆菌沿钉棒扩散至椎弓根固定之椎体有关。患者 T_7、T_8、T_9、T_{10} 椎体骨质破坏，范围广，T_{11}、T_{12}、L_1 椎体未完全愈合，T_{11} 椎体上缘前部终板破坏，钛网穿过终板，虽然部分钉棒松动，有一些脱出，但是仍有固定作用，若取出钉棒，脊柱稳定性欠佳，若重新植入钉棒，需固定到正常椎体，结核分枝杆菌可能沿钉棒扩散至椎弓根固定之椎体，继续引起正常椎体破坏，椎旁已形成脓肿，故建议患者行椎旁脓肿置管引流术，并查结核分枝杆菌培养＋药敏试验，进一步调整抗结核治疗方案，继续给予非手术治疗、窦道换药、动态观察治疗。

患者自觉胸腰背部疼痛逐渐加重，行走困难，背部切口上部窦道未愈合，清刮窦道。术后 13.5 个月复查 CT（2018 年 1 月 9 日）：T_7、T_8、T_9、T_{10} 椎体密度减低，骨质破坏加重，周围软组织肿胀明显，钛网上移、后路钉棒上端椎弓根钉移位、稍有拔出，钉棒固定失稳，钛网前方已有骨化，骨桥，愈合较好，骨块愈合较好（图 4-45）。

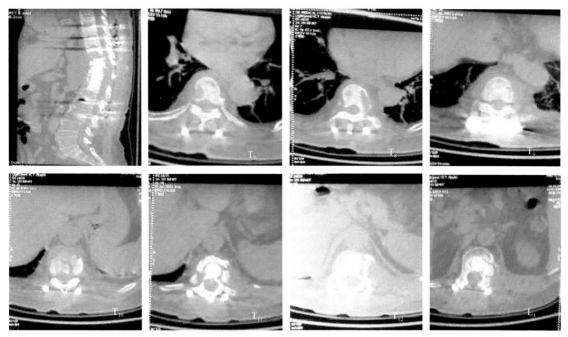

图 4-45　术后 13.5 个月复查 CT（2018 年 1 月 9 日）

可见 T_7、T_8、T_9、T_{10} 椎体密度减低，骨质破坏加重，周围软组织肿胀明显，钛网上移、后路钉棒上端椎弓根钉移位、稍有拔出，钉棒固定失稳，钛网前方已有骨化，骨桥，愈合较好，骨块愈合较好

　　于 2018 年 1 月 10 日到某医院行椎旁脓肿置管引流术，并行脓液结核分枝杆菌培养 + 药敏试验，置管引流 32d，共引流出黄白色干稠脓液约 500 ml，病情有所缓解。2018 年 4 月 12 日结核分枝杆菌培养 + 药敏试验回报：微生物结果为结核分枝杆菌；敏感药物为丙硫异烟胺、氧氟沙星、莫西沙星、左氧氟沙星、卡那霉素、阿米卡星、卷曲霉素；耐药药物为利福平、利福喷丁、链霉素、异烟肼、乙胺丁醇、吡嗪酰胺。

　　该患者为耐多药脊柱结核，调整治疗方案：口服丙硫异烟胺（每次 0.2g，3 次 / 日）、莫西沙星片（每次 0.4g，1 次 / 日）、环丝氨酸（每次 0.25g，2 次 / 日）、静脉滴注卷曲霉素（每次 0.75g，1 次 / 日）、利奈唑胺（每次 1.2g，1 次 / 日），再口服维生素 B_6，注意精神状态，防止抑郁症，防止低血钾。患者因经济原因拒绝用此方案。术后 18 个月 CT 检查（2018 年 5 月 2 日）：T_7、T_8、T_9、T_{10} 椎体密度减低，骨质破坏较前加重，周围软组织肿胀减轻，钛网上移、后路钉棒上端椎弓根钉移位、稍有拔出，钉棒固定失稳，钛网前方已有骨化，骨桥，愈合较好（图 4-46）。

　　患者于 2018 年 5 月 2 日到长春市某结核病医院住院非手术治疗，给予口服丙硫异烟胺（每次 0.25g，3 次 / 日）、利福布汀（每次 0.3g，1 次 / 日）、静脉滴注莫西沙星（每次 0.4g，1 次 / 日）、卷曲霉素（每次 0.75g，1 次 / 日）抗结核、保肝对症治疗 36d。出院后口服丙硫异烟胺（每次 0.25g，3 次 / 日）、利福布汀（每次 0.3g，1 次 / 日）、莫西沙星片（每次 0.4g，1 次 / 日），用了 3 个月，病情逐渐好转，患者自觉胸腰背部疼痛逐渐减轻，行走较好，背部切口上部窦道愈合。术后 22 个月 X 线摄影（2018 年 9 月 18 日）：T_8、T_9、T_{10} 椎体下方密度减低，骨质破坏减轻，钛网上移、后路钉棒上端椎弓根钉移位、拔出明显，钉棒固定失稳，钛网前方已有骨化，骨桥，愈合较好，骨块愈合较好（图 4-47，图 4-48）。

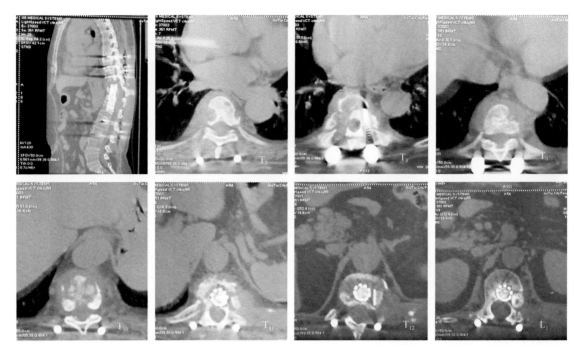

图 4-46　术后 18 个月 CT 检查（2018 年 5 月 2 日）

可见 T_7、T_8、T_9、T_{10} 椎体密度减低，骨质破坏较前加重，周围软组织肿胀减轻，钛网上移、后路钉棒上端椎弓根钉移位、稍有拔出，钉棒固定失稳，钛网前方已有骨化，骨桥，愈合较好

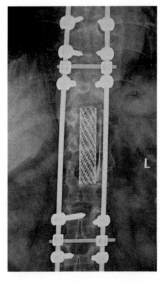

图 4-47　术后 22 个月胸椎正位 X 线片（2018 年 9 月 18 日）

可见 T_8、T_9、T_{10} 椎体下方密度减低，骨质破坏减轻，钛网上移、后路钉棒上端椎弓根钉移位、拔出明显，钉棒固定失稳，钛网前方已有骨化，骨桥，愈合较好，骨块愈合较好

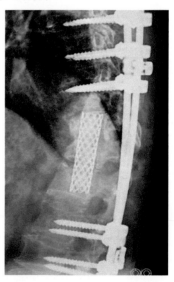

图 4-48　术后 22 个月胸椎侧位 X 线片（2018 年 9 月 18 日）

可见 T_8、T_9、T_{10} 椎体下方密度减低，骨质破坏减轻，钛网上移、后路钉棒上端椎弓根钉移位、拔出明显，钉棒固定失稳，钛网前方已有骨化，骨桥，愈合较好，骨块愈合较好

　　于 2018 年 10 月 6 日复查红细胞沉降率为 10mm/h。术后 24 个月 CT 检查（2018 年 12 月 11 日）：T_7、T_8、T_9、T_{10} 椎体密度减低，骨质破坏较前明显减轻，部分骨化愈合，周围软组织肿胀明显减轻，钛网上移、后路钉棒上端椎弓根钉移位、钉棒固定失稳无加重，钛网前方已

有骨化，骨桥，愈合良好，骨块愈合良好（图 4-49）；红细胞沉降率为 15mm/h，C 反应蛋白为 3.0mg/L。

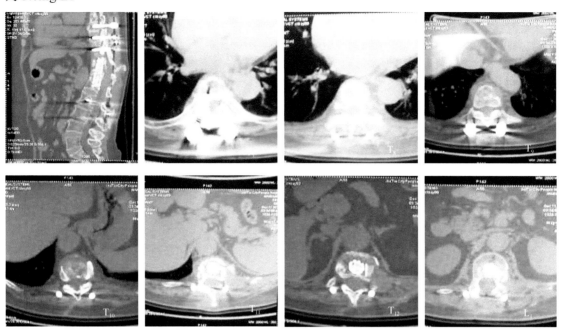

图 4-49　术后 24 个月 CT 检查（2018 年 12 月 11 日）

可见 T_7、T_8、T_9、T_{10} 椎体密度减低，骨质破坏较前明显减轻，部分骨化愈合，周围软组织肿胀明显减轻，钛网上移、后路钉棒上端椎弓根钉移位、钉棒固定失稳无加重，钛网前方已有骨化，骨桥，愈合良好，骨块愈合良好

【讨论分析】

脊柱结核手术方式分为前路、后路、后前路 3 种，通过病清、减压、固定、矫形、融合 5 种系列方法完成。具体手术方法：①病灶清除植骨加内固定术（常用）；②单纯脓肿引流术；③单纯病灶清除术；④病灶清除植骨术；⑤电视辅助腔镜手术（VATS）；⑥ CT 介入引导下手术。达到清除感染、治愈病灶、稳定脊柱、恢复脊髓功能、早日康复等目的。现在综合医院多采用后路手术，结核病专科医院多采用前路手术或后前路手术。

后路手术对前方病灶显露有限，清除脓液、无效腔等病变可能不够彻底。本例患者因为第 1 次手术在综合医院采用后路手术，术后 2 个月 CT（2016 年 6 月 23 日）显示 T_{10} ～ L_2 椎体可见钉棒固定，T_{11}、T_{12}、L_1 椎间隙变窄，仍存在椎体骨质破坏、骨空洞及死骨，周围软组织肿胀。术前未用抗结核药、选择术式不当、病灶清除不彻底、钉棒固定于病椎形成结核分枝杆菌扩散是患者复发复治的主要原因。患者在我院行取钉棒、后路钉棒内固定 + 左侧病灶清除、新型羟基磷灰石骨水泥复合利福平椎间植钛网植骨术。术中取出钉棒、彻底清刮干酪物及肉芽组织后，用利福平液冲洗，将钉道填充，使后路钉棒与前方病灶尽量隔离，病灶清除彻底并且采用新型羟基磷灰石骨水泥复合利福平及钛网、椎弓根螺钉内固定，可维持病灶内抗结核药浓度，病椎稳定。在椎弓根钉固定的正常椎体破坏的情况下，原有病椎逐渐骨化、愈合。结合本例长节段胸椎结核，可以发现脊柱结核手术治疗成功的首要原则仍然是彻底的病灶清除。我院行病灶清除植骨后路椎弓根螺钉内固定术治疗脊柱结核 3000 余例，术后复发率为 2.7%，其中固定钉棒处的椎体附件破坏，形成干酪物、肉芽组织及脓肿或椎体前方脓液因手术操作达椎体后方，结核分枝杆菌可能沿钉棒扩散至椎弓根固定之椎体，继续引起正常椎体破坏的有

5 例，复发率为 0.17%。对于椎旁有脓肿的患者，椎旁脓肿置管引流 + 合理的抗结核药治疗方案，取得了较好的效果。

【经验总结】

术前未用抗结核药、选择术式不当、病灶清除不彻底、钉棒固定于病椎形成结核分枝杆菌扩散是患者复发复治的主要原因。对于椎旁有脓肿的患者，椎旁脓肿置管引流 + 合理的抗结核药治疗方案，能取得较好的治疗效果。

参 考 文 献

买尔旦·买买提，牙克甫·阿不力孜，盛伟斌，等，2016. 后路经椎间孔入路病灶清除、椎体间融合内固定治疗胸腰段脊柱结核 [J]. 中华骨科杂志，36（11）：672-680.

Rufai S B，Kumar P，Singh A，et al, 2014. Comparison of Xpert MTB ／ RIF with line probe assay for detection of rifampin-monoresistant Mycobacterium tuberculosis[J]. J Clin Microbiol，52（6）：1846-1852.PMID: 24648554.

Wang G，Dong W，Lan T，et al, 2018. Diagnostic accuracy evaluation of the conventional and molecular tests for Spinal Tuberculosis in a cohort，head-to-head study[J]. Emerg Microbes Infect，7（1）：109.

（王中吉　塔长英　刘学来）

病例 4-4

【病例摘要】

患者，女性，19 岁，汉族，因"胸椎结核术后，背部伤口反复流脓半年余"于 2018 年 1 月 3 日以"胸椎结核术后窦道伤口形成"第 1 次收入我院骨科。

患者因 6 个月前因"背部疼痛"在外院住院治疗，当时诊断为"胸椎结核"，术前抗结核治疗 1 周后行后路一期胸椎结核病灶清除植椎弓根钉棒内固定术，术后康复步行出院，门诊规则抗结核 [HRZE 方案：异烟肼（每次 0.3g，1 次 ／ 日）、利福平（每次 0.45g，1 次 ／ 日）、乙胺丁醇（每次 0.75g，1 次 ／ 日）、吡嗪酰胺（每次 0.5g，3 次 ／ 日）] 及康复治疗。术后 1 个月背部手术伤口处出现破溃，有黄色脓液流出，患者于当地医院门诊换药治疗及规则抗结核治疗半年至今，窦道伤口迁延不愈，仍有脓液渗出，并伴有背部隐痛，现为求进一步治疗收入我病区。

骨科情况：患者步行入病房，脊柱生理曲度大致正常，后背部见一长约 10 cm 手术瘢痕，伴有色素沉着，并见两处脓肿窦道伤口，窦道见少量黄色脓液渗出。T_{10}、T_{11} 棘突压叩痛，四肢肌力、肌张力正常。生理反射正常，病理反射未引出。

辅助检查：胸椎 CT（2018 年 1 月 5 日）显示 T_{11} 椎体骨质破坏，椎旁软组织肿胀，T_9、T_{10}、T_{11}、T_{12}、L_1 见椎弓根钉棒内固定（图 4-50 至图 4-52）。

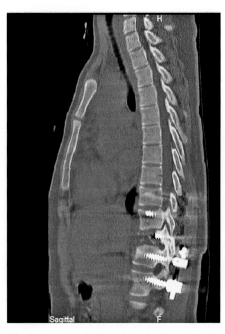

图 4-50　CT 矢状位重建（2018 年 1 月 5 日）

T_{11} 椎体骨质破坏，椎旁软组织肿胀，T_9、T_{10}、T_{11}、T_{12} 及 L_1 见椎弓根钉棒内固定

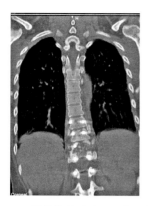

图 4-51　CT 冠状位重建（2018 年 1 月 5 日）

T_{11} 椎体骨质破坏，椎旁软组织肿胀，T_9、T_{10}、T_{11}、T_{12}

及 L_1 见椎弓根钉棒内固定

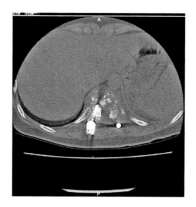

图 4-52　CT 水平平扫（2018 年 1 月 5 日）

T_{11} 椎体骨质破坏，可见右侧椎弓根短螺钉植入

　　入院后完善术前相关检查，继续给予异烟肼（每次 0.3g，1 次 / 日）、利福平（每次 0.45g，1 次 / 日）、乙胺丁醇（每次 0.75g，1 次 / 日）、吡嗪酰胺（每次 1.5g，1 次 / 日）、左氧氟沙星（每次 0.4g，1 次 / 日）抗结核治疗。留取窦道脓液标本，经 GeneXpert 检测到结核分枝杆菌，利福平敏感；脓液致病菌培养检查（−）。入院复查：红细胞沉降率 18 mm/h，血常规正常，肝肾功能正常，T-SPOT.TB 阳性，PPD 试验（++）。

　　经科室讨论，认为目前患者背部窦道伤口迁延不愈及背部疼痛为 T_{11} 椎体病灶未彻底清除，病灶向后流注所致，脓肿及死骨残留压迫胸髓。外院予以椎间填塞松质骨因非支撑植骨，半年多仍未融合，目前内固定未松动，非手术治疗半年窦道未愈合，应予以前路彻底病灶清除，T_{10}、T_{11} 椎间支撑植骨，后路病灶流注病灶、窦道切除、背部伤口清创缝合。

　　于 2018 年 1 月 30 日行右侧前路 T_{11} 椎体结核病灶清除 +T_{10}、T_{11} 椎间同种异体骨支撑体植骨融合 + 后路窦道切除、病灶清除、清创缝合术。

　　术后病理提示结核，病灶快速分枝杆菌培养（液体法）未见分枝杆菌生长。术后 X 线摄影：T_{10}、T_{11} 植入肋骨填塞同种异体骨支撑体材料，位置良好（图 4-53，图 4-54）。

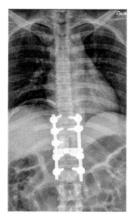

图 4-53　术后复查胸椎正位 X 线片

T_{10}、T_{11} 植入肋骨填塞同种异体骨支撑体材料，位置良好

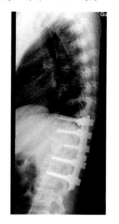

图 4-54　术后复查胸椎侧位 X 线片

T_{10}、T_{11} 植入肋骨填塞同种异体骨支撑体材料，位置良好

　　术后继续异烟肼（每次 0.3g，1 次 / 日）、利福平（每次 0.45g，1 次 / 日）、乙胺丁醇（每次 0.75g，1 次 / 日）、吡嗪酰胺（每次 1.5g，1 次 / 日）、左氧氟沙星（每次 0.4g，1 次 / 日）抗结核治疗，7d 拔除右侧胸腔引流管。术后 2 周右胸及背部切口拆线，切口甲级愈合，

术后 3 周出院。出院后继续抗结核治疗，每月返院复查，随访 1 年伤口未见窦道形成及渗液，伤口愈合良好，背部疼痛减轻。末次复查：红细胞沉降率为 2mm/h；复查 CT 见 T_{10}、T_{11} 椎间融合，椎旁未见死骨、脓肿形成（图 4-55 至图 4-57）。

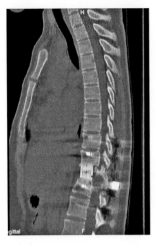

图 4-55　术后 1 年复查 CT 矢状位重建

T_{10}、T_{11} 椎间融合，椎旁未见死骨、脓肿形成

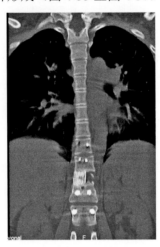

图 4-56　术后 1 年复查 CT 冠状位重建

T_{10}、T_{11} 椎间融合，椎旁未见死骨、脓肿形成

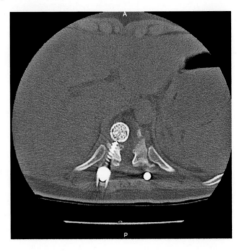

图 4-57　术后 1 年复查 CT 水平平扫

T_{10}、T_{11} 椎间融合，椎旁未见死骨、脓肿形成

【讨论分析】

1. 手术入路　脊柱结核是最常见的肺外结核，多影响脊柱前中柱的骨质破坏，对于初治胸腰椎结核的手术治疗上，单纯前路或前后联合入路在脊柱结核传统手术治疗上得到广泛认可，而近年来脊柱结核的后路手术治疗亦逐渐推广应用。然而对于此类单节段胸腰椎结核采用何种入路手术方式仍存在争议。

前路病灶清除、植骨融合内固定术可在同一切口内完成手术，手术视野好，显露清楚，可在直视下进行手术，彻底清除病灶及脊髓减压，缩短病灶清除、脊髓减压手术时间，同时能达到矫正畸形和稳定脊柱的目的，手术疗效可重复性强，疗效确切。而后路病灶清除、植骨融合内固定术亦可在同一切口内完成手术，解剖相对简单，然而由于手术视野较小，相对前路手术来说无法直视及暴露前方椎体病灶，对于病灶清除手术技术要求较高，并且有较严格的手术适应证，一般多适用于椎体破坏较轻、椎体后方破坏的和无合并前方及其他流注脓肿的单节段胸腰椎体结核。对于本例患者，笔者认为手术入路的选择并非导致其复发的主要原因，病灶未彻底清除是本次手术失败的主要原因，病椎内固定植入是病灶向后方流注导致窦道不愈合的诱发因素。

2. 病灶未彻底清除　胸椎单节段椎体结核外院行后路一期胸椎结核病灶清除植骨内固定手术治疗，术后窦道伤口形成，伤口渗液，经抗结核、换药非手术治疗迁延不愈合半年之久。入院后患者一般情况良好，无明显结核中毒症状，红细胞沉降率正常，窦道伤口脓液 GeneXpert 检测到结核分枝杆菌，利福平敏感，考虑患者耐药结核可能性较低，术前仍给予强化期 HRZE+LFX[异烟肼（每次 0.3g，1 次 / 日）、利福平（每次 0.45g，1 次 / 日）、乙胺丁醇（每次 0.75g，1 次 / 日）、吡嗪酰胺（每次 1.5g，1 次 / 日）、左氧氟沙星（每次 0.4g，1 次 / 日）] 抗结核方案治疗。

窦道伤口形成并不是复治脊柱结核手术指征，病灶彻底清除后，如果不是耐药结核，窦道经过局部换药治疗会逐渐愈合。入院 CT 显示椎体残留死骨、脓肿病灶，病椎见椎弓根钉植入，术后病灶向后方流注贯通导致窦道迁延不愈合半年之久，还合并胸背部疼痛症状及椎间植骨未融合情况，因此考虑本次复治原因主要为病灶未彻底清除。

时至今日，病灶清除手术依然是最传统、最基本的治疗方法。病灶清除手术方式已经得到广泛应用推广，然而对于病灶清除手术的标准，目前一直存在争议。瞿东滨认为，清除病变区内所有病变组织如脓液、干酪样物质、死骨、肉芽组织、坏死椎间盘、坏死液化组织等，保留健康和亚健康组织即是彻底清除；对于硬化骨只需部分切除，能够满足摘除死骨、植骨床准备及抗结核药的渗透即可。金卫东等认为，除了传统理论中认为的病灶组织外，椎体的硬化壁、多发空洞、病变性骨桥亦需一并清除。虽然脊柱结核是全身结核病的局部体现，彻底病灶清除只是为了促进结核病变的静止和痊愈，即使做不到彻底病灶清除术，但也不可盲目缩小病灶清除的范围。清除病变区的"结核物质"，如脓液、干酪样物质、死骨、肉芽组织、坏死的椎间盘、坏死液化组织是脊柱结核病灶清除手术的最基本的要求，是促使结核治愈、减少结核病灶复发的重要手段，也是使用内固定的安全保证。本病例中，我们发现对于病变区的结核物质并未做到病灶清除的最基本要求。可能是由于后路手术无法完全直视及暴露脊柱前方椎体病灶，后路病灶清除手术对术者手术技术要求更高，尤其对于多节段脊柱结核病变及合并椎旁、腰大肌巨大脓肿病变者，单纯后路手术一般难以做到病灶清除的基本要求，是后路脊柱结核手术失败导致复治的最主要因素之一。结合本例手术翻修病例，前路彻底清除病灶后，窦道伤口也随之愈合，随访效果满意。

【经验总结】

本例患者发病起初为单节段下胸椎结核，外院给予后路病灶清除＋椎间非结构性植骨＋椎弓根钉棒内固定术，术后胸背部疼痛未缓解及窦道伤口迁延不愈合。对于此类后路手术复治胸椎结核，首先需明确复治原因。笔者认为复治脊柱结核与手术入路的选择关系不大，对于单节段的胸椎结核可采用后路术式治疗，但对由于视野较小，后路相对彻底病灶清除手术对术者技术要求更高。本例复治患者手术失败的主要原因是病灶未彻底清除，病椎植入椎弓根钉棒容易导致病灶向后方流注，进而导致窦道伤口迁延不愈合。窦道伤口并非此类复治手术的适应证，残留椎体死骨、脓肿病灶及椎间植骨不愈合是此类手术的主要适应证。通过前路彻底病灶清除＋椎间支撑植骨后，窦道伤口也随之闭合。

参 考 文 献

陈兴，余方圆，马远征，等，2010. 前路一期手术治疗胸椎及胸腰段脊柱结核 [J]. 脊柱外科杂志，8（6）：356-358.

丁江平，翁习生，王斌，等，2007. 经脊柱前路病灶清除植骨一期前路内固定术治疗脊柱结核 [J]. 中华骨科杂志，27（1）：54-58.

张强，洪标辉，游佩涛，等，2004. 前路病椎切除一期植骨内固定治疗脊柱结核 [J]. 中国脊柱脊髓杂志，14（12）：728-731.

Jin D，Qu D，Chen J，et al, 2004. One-stage anterior interbody autografting and instrumentation in primary surgical management of thoracolumbar spinal tuberculosis[J]. Eur Spine J，13（2）：114-121.PMID: 14685831.

（张 强 钟 鑫 许祖远 方德健）

病例 4-5

【病例摘要】

患者，女性，43 岁，回族，因"双侧肋间放射痛 17 个月，加重伴背部疼痛 8 个月"于 2017 年 7 月 21 日以"$T_{4\sim7}$ 结核"第 1 次收入我院骨科。患者 17 个月前无明显诱因出现双侧肋间放射痛，就诊于当地医院，给予针灸、理疗，疼痛有所减轻。8 个月前肋间放射痛加重，伴背部疼痛，再次就诊于当地医院，行 X 线检查，发现 T_5、T_6 椎间隙变窄，建议行 CT 检查，患者拒绝。此后胸背部疼痛逐渐加重，1 个月前当地医院做 CT 检查：$T_{4\sim7}$ 骨质破坏，椎旁软组织肿胀，考虑胸椎结核。给予异烟肼（每次 0.3g，1 次 / 日）、利福平（每次 0.45g，1 次 / 日）、乙胺丁醇（每次 0.75g，1 次 / 日）、吡嗪酰胺（每次 0.5g，3 次 / 日）口服抗结核治疗约 3 周，背痛症状缓解不明显。2d 前来我院门诊，以胸椎结核收入院，拟行手术治疗。

骨科情况：患者平车推入病房，$T_{4\sim7}$ 棘突压叩痛，轻度后凸畸形，四肢肌力、肌张力正常。生理反射正常，病理反射未引出。

辅助检查：胸椎 CT（2017 年 6 月 24 日）显示 $T_{4\sim7}$ 骨质破坏，椎旁软组织肿胀（图 4-58）。胸椎 MRI（2017 年 6 月 27 日）显示 $T_{4\sim7}$ 信号异常，椎旁异常信号影。

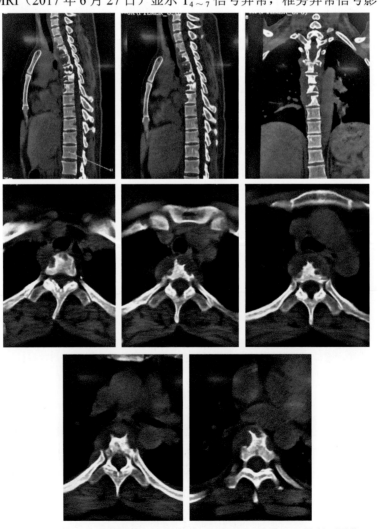

图 4-58　第 1 次术前胸椎 CT 矢状面、冠状面三维重建及横断面图像

入院后完善术前相关检查，继续给予异烟肼（每次 0.3g，1 次 / 日）、利福平（每次 0.45g，1 次 / 日）、乙胺丁醇（每次 0.75g，1 次 / 日）、吡嗪酰胺（每次 0.5g，3 次 / 日）。于 2017 年 7 月 31 日行单纯后路病灶清除，T_5、T_6 椎间融合内固定术，术后加用左氧氟沙星（每次 0.4g，1 次 / 日）抗结核治疗。入院后复查：红细胞沉降率 30mm/h，C 反应蛋白 12.05mg/L（0 ～ 5），血常规正常，肝肾功能正常，T-SPOT.TB 阳性。

术后病理：结核；GeneXpert 阳性，*rpoB* 无突变；结核分枝杆菌培养阳性，药敏试验无耐药。

术后 1 个月背部切口上端肿胀破溃，形成窦道，复查 CT：$T_{4～7}$ 椎旁仍存在脓肿（图 4-59），给予窦道换药治疗，术后 6 周佩戴支具下地行走锻炼，背痛及肋间放射痛消失。术后 6 周红细胞沉降率恢复正常，C 反应蛋白未恢复正常（25 ～ 30mg/L）。

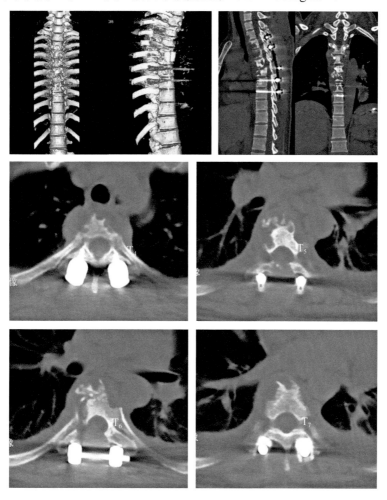

图 4-59 第 1 次术后 1 个月 CT 影像

全科讨论后认为：术后切口破溃与椎旁仍存在脓肿有关；因患者无耐药，术后红细胞沉降率恢复正常，建议继续给予 HRZE+Lfx 非手术治疗、窦道换药、动态观察治疗。

于 2017 年 11 月 22 日患者因窦道不愈合 4 个月再次入住我院治疗。复查胸椎 CT：$T_{4～7}$ 椎旁脓肿，T_5、T_6 融合满意（图 4-60）。术前红细胞沉降率 8mm/h，C 反应蛋白 5.85 mg/L（0 ～ 5）。于 2017 年 12 月 4 日在全麻下行后路胸背部切口清创、窦道切除＋右开胸 $T_{3～7}$ 结核病灶清除，椎间植骨融合术。术中见：皮下脓肿，钉棒周围有脓液及坏死肉芽组织增生，予以清除，脓液通过 T_5、T_6 右侧椎间孔通向前方病灶。右侧开胸：椎旁脓肿 $T_{2\sim7}$ 水平，脓液约 50ml，干酪样坏死组织约 30ml，T_5、T_6 部分融合，于椎间植入肋骨 2 段，T_3、T_4、T_7 椎体边缘腐蚀破坏。术后继续按术前抗结核治疗方案用药。术后病理：结核，GeneXpert 及 Hain 检测均为阳性，未发现 *rpoB* 突变，结核分枝杆菌培养阴性。术后第 7 日拔除引流管，切口愈合，于术后 2 周出院。

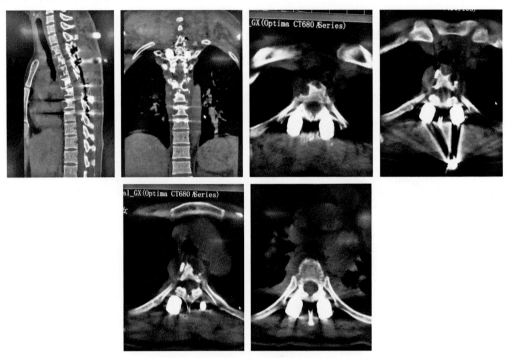

图 4-60　第 2 次术前胸椎 CT 影像

出院后每月门诊复查，术后 3 个月胸椎 MRI：椎旁脓肿消失，T_5、T_6 椎体融合（图 4-61）。

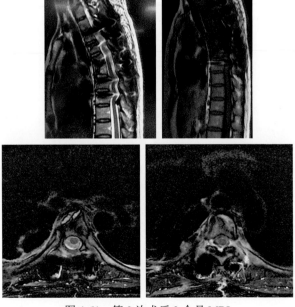

图 4-61　第 2 次术后 3 个月 MRI

【讨论分析】

胸椎多节段结核常伴有长节段椎旁脓肿，本例患者因为第 1 次手术从胸椎弓根向前方椎旁脓肿灌洗抽吸出较多脓液，加之患者用药反应尚可，遂未进行开胸病灶清除术，导致第 1 次术后仍残留前方椎旁脓肿，并因为后路手术为经椎间孔入路清除 T_5、T_6 病灶，人为造成病灶前后贯通通道，导致术后 1 个月切口破溃，窦道经久不愈合。由于该患者不耐药，第 1 次术后胸椎稳定性改善，神经刺激症状缓解，选择给予窦道换药及抗结核治疗观察。但窦道在第 1 次术后仍未愈合，胸椎 CT 显示：椎旁脓肿在非手术治疗期无明显缩小吸收，决定在第 1 次术后 4 个月行第 2 次手术。第 2 次手术发现：后路切口窦道处皮下脓肿，钉棒周围脓肿并通过 T_5、T_6 右侧椎间孔通向椎旁脓肿，右侧开胸发现椎旁脓肿自 $T_{2\sim7}$ 水平，脓液及干酪样坏死组织总量约 80ml，术后复查 GeneXpert 仍为阳性，无 *rpoB* 基因突变，但培养阴性。第 2 次术后切口愈合，在术后第 3 个月复查 MRI 示椎旁脓肿消失，T_5、T_6 椎体融合。

【经验总结】

结合本例长节段胸椎结核，可以发现脊柱结核手术治疗成功的首要原则仍然是彻底的病灶清除。在只累及单节段的手术中，这一点可以为术后的抗结核治疗作弥补，但在长节段脊柱结核中，病灶清除是否彻底的效应将会被放大，即使在有效的化疗之下，也容易出现窦道经久不愈的情况。本例患者在第 2 次后前路手术后，效果满意也正是在实践上印证了这一论断。

参 考 文 献

Caws M，Thwaites G，Dunstan S，et al, 2008. The influence of host and bacterial genotype on the development of disseminated disease with Mycobacterium tuberculosis[J]. PLoS Pathog, 4（3）：e1000034.

Li M，Du J，Meng H，et al, 2011. One-stage surgical management for thoracic tuberculosis by anterior debridement，decompression and autogenous rib grafts，and instrumentation[J]. Spine J，11（8）：726-733.

（秦世炳 董伟杰）

病例 4-6

【病例摘要】

患者，女性，41 岁，因"腰部疼痛"于 2013 年 8 月 21 日以"L_2、L_3 椎体结核"第 1 次收入院。

患者 2010 年出现腰部疼痛，未予重视；2013 年 8 月症状加重，就诊于某三甲综合医院，经相关检查后诊断为"L_2、L_3 椎体结核"。给予异烟肼（每次 0.3g，1 次 / 日）、利福平（每次 0.45g，1 次 / 日）、乙胺丁醇（每次 0.75g，1 次 / 日）、吡嗪酰胺（每次 0.5g，3 次 / 日）口服抗结核治疗，约 4 周后于 2013 年 9 月 18 日行手术治疗。2013 年 11 月 28 日出现切口处破溃流脓，遂来我院。我院以"L_2、L_3 椎体结核术后复发"收入院。拟行手术治疗。

骨科情况：患者平车推入病房。腰背部正中可见一长约 10cm 手术切口，局部皮肤破溃，有黄色脓液溢出。全身无明显感觉平面，L_2、L_3 椎体棘突压痛（+）、椎旁压痛、叩击痛（+）。脊柱因疼痛活动明显减弱。左侧髂腰肌、股四头肌、胫前肌、踇长肌、踇屈肌肌力分别为 4、4、4、4、4；右侧髂腰肌、股四头肌、胫前肌、踇长肌、踇屈肌肌力分别为 4、4、4、4、4；左右膝腱、跟腱反射均正常引出，病理反射未引出。

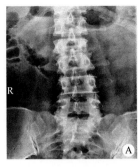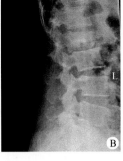

图 4-62　腰椎正侧位 X 线片

A.腰椎正位 X 线片，腰椎侧弯，L$_2$椎体楔变；B.腰椎侧位 X 线片，L$_2$、L$_3$椎体间隙变窄，椎间孔受压

辅助检查：腰椎 X 线片（2013 年 8 月）显示 L$_2$、L$_3$椎间隙变窄，L$_2$椎体下缘骨质破坏明显（图 4-62）。腰椎 CT（2013 年 9 月 15 日）显示 L$_2$、L$_3$骨质破坏，死骨形成，椎旁软组织肿胀（图 4-63，图 4-64）。

入院后完善术前相关检查，继续给予异烟肼（每次 0.3g，1 次/日）、利福平（每次 0.45g，1 次/日）、乙胺丁醇（每次 0.75g，1 次/日）、吡嗪酰胺（每次 0.5g，3 次/日），于 2013 年 9 月 18 日行单纯后路病灶清除，L$_2$、L$_3$椎间融合内固定术（图 4-65）。

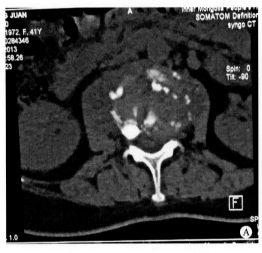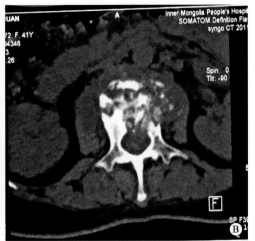

图 4-63　腰椎 CT 横断面

A.腰椎间盘破坏，周围脓肿影，伴碎死骨；B.腰椎椎体骨质破坏，周围脓肿影，伴碎死骨，侵及椎管

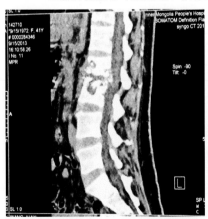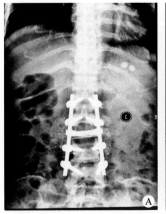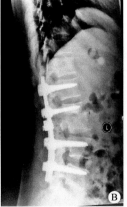

图 4-64　腰椎 CT 三维重建矢状面

L$_2$、L$_3$椎体骨质破坏，死骨形成，椎旁脓肿形成，椎管受压

图 4-65　腰椎结核术后正侧位 X 线片

A.腰椎正位 X 线片，内固定术后，可见内固定螺钉；B.腰椎侧位 X 线片，患者第 1 次手术后路椎弓根钉内固定术后

术后病理：结核。术中脓液 GeneXpert 及基因芯片检测均未做，结核分枝杆菌培养未做，药敏试验未做。

术后 4 周佩戴支具下地行走锻炼，术后 2 个月腰背部切口中段肿胀破溃，形成窦道，给予换药治疗。4d 后（2013 年 12 月 2 日）患者因"腰椎结核术后 2 个月，切口破溃 4d"入住我院治疗，入院检查红细胞沉降率为 2mm/h。全科讨论后认为：术后切口破溃与椎旁仍存在脓肿、死骨有关，因患者外院手术，未做 GeneXpert，基因芯片未做，结核分枝杆菌培养未做，药敏试验未做，无法判断是否耐药，暂时继续给予 HRZE+Lfx 抗结核保肝治疗。窦道换药、动态观察治疗 4 周。于 2014 年 1 月 15 日在全麻下行后路腰背部切口清创、窦道切除 + 部分内固定取出 + 前路右侧病灶清除、植骨融合钛网钉棒内固定术。后路术中见：皮下脓肿，钉棒周围有脓液及坏死肉芽组织增生，予以清除，脓液通过椎体后缘流向窦道口脓液约 10ml。于右侧腹部斜切口入路，彻底清除 L_2、L_3 椎体干酪样坏死组织约 20ml，腰椎 2/3 部分切除，于 L_2、L_3 间植入钛网及人工骨，并与 L_2、L_3 椎体短节段固定。术后继续按术前抗结核治疗方案用药。术后病理：结核，脓液 GeneXpert 检测阳性，利福平耐药未检出，脓液结核分枝杆菌培养阴性。术后第 3 日拔除引流管，切口愈合，于术后 6 周出院。出院后每月门诊复查，术后 6 个月腰椎 X 线检查：L_2、L_3 椎体融合。

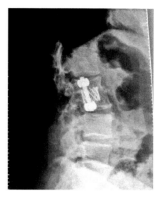

图 4-66 末次复查腰椎侧位 X 线片

可见内固定稳定，置入骨质融合

二次手术 2 年后行腰椎后路内固定取出术，末次复查腰椎侧位 X 线片可见内固定稳定，置入骨质融合（图 4-66）。

【讨论分析】

患者第 1 次手术采用脊柱后入路，从腰椎经椎间孔清除 L_2、L_3 椎体病灶及椎旁脓肿，与 L_1、L_2、L_4、L_5 椎体行椎弓根钉固定，术后拍片，椎弓根钉固定视觉效果满意。但该患者腰椎骨质破坏较重，椎旁脓肿浸润范围较广，后路手术经椎间孔病灶不易彻底清除，而病灶清除不彻底是脊柱结核术后未愈或复发的重要原因；脊柱结核多侵蚀椎体的前中柱，而椎体后柱很少受累，后路手术人为造成了脊柱后柱的损伤及窦道形成；另外，该患者腰椎结核以 L_2 椎体破坏为主，而椎弓根钉又固定在 L_2 椎体上，造成了骨性贯通。由于上述原因，导致了术后 2 个月切口破溃，窦道形成，结核复发。第 1 次手术后，经规则抗结核药治疗，窦道仍未愈合，决定行二次手术。脊柱结核再次手术治疗较初次手术治疗时复杂，选择术式因初次手术治疗采用术式的不同而异，第 2 次手术采用脊柱前后入路，先后入路，术中见：皮下脓肿，钉棒周围有脓液及坏死组织，脓液通过椎体后缘流向窦道口脓液约 10ml，予以清除，并取出固定于 L_2 椎体的椎弓根钉；前入路采用右侧腹外侧斜切口，彻底清除 L_2、L_3 椎体干酪样坏死组织约 20ml，L_2、L_3 部分切除，于 L_2、L_3 间植入钛网及人工骨，并与 L_2、L_3 椎体短节段固定。术后病理：结核，脓液结核分枝杆菌检测阳性，利福平耐药未检出，结核分枝杆菌培养阴性。术后继续按术前抗结核治疗方案用药。切口愈合，术后 6 周出院。出院后每月门诊复查，术后 6 个月腰椎 X 线片示 L_2、L_3 椎体融合。二次手术两年后行腰椎后路内固定取出术。

【经验总结】

通过该病例可以看出，对于椎体破坏较重，脓肿较大、侵蚀范围较广，而又没有严重脊柱畸形的患者，应采用脊柱前入路手术，直视下彻底清除病灶，尽可能采用短节段脊柱前路内固定。前路手术不破坏脊柱中后柱正常的结构，病灶清除彻底，内固定确切，短节段前路内固定还不影响脊柱的正常功能。

参 考 文 献

瞿东滨，金大地，陈建庭，等，2003. 脊柱结核的一期手术治疗 [J]. 中华医学杂志，83（2）：110-113.

Govender S，2002. The outcome of allografts and anterior instrumentation in spinal tuberculosis[J]. Clin Orthop Relat Res，（398）：60-66.

Turgut M，2001. Spinal tuberculosis（Pott's disease）：its clinical presentation，surgical management，and outcome. A survey study on 694 patients[J]. Neurosurg Rev，24（1）：8-13.

（朱德智　王文胜　张少华）

第五章 治疗的规范化

第一节 概 述

由于针对结核病强效化疗药物的广泛使用，以及外科手术治疗的持续进步，显著改变了以往停留在抗生素治疗脊柱结核时期的窘迫局面。近年来，因为对结核病患者管理不当等多因素影响，脊柱结核发病率也随之升高，治疗脊柱结核的难度也逐渐加大。目前，具有手术指征的脊柱结核患者的治疗方案主要采用抗结核化疗药物和必要的手术治疗相结合，治愈率较高。然而，少数患者术后由于治疗不规范引起复发需要再次手术，其原因复杂，无论化疗方案的重新制订还是手术方式的选择都存在困难。本章节主要谈论治疗规范化的问题。

一、抗结核治疗不规范、不合理

（一）非专科医师对结核病认识不足，治疗观念落后

脊柱结核患者首发症状多为病变部位疼痛，往往到县级医疗机构骨科就诊。而基层医疗机构骨科医师由于专业范围所限，多对结核病认识不足，尤其对耐多药及多耐药患者重视不够，抗结核治疗方案不规范，术前治疗时间短暂，病变仍处于活动期即贸然手术，造成术后复发。

（二）基层医疗机构设施不完善、结核药物单一，无法做到规范诊疗

结核病为传染性疾病，我国结核病防治工作主要压力在各县级防疫站、疾病控制中心、结核病防治所等，县级医院往往没有专业的结核病检测设备及完备的抗结核药，尤其耐多药及多耐药型结核在县级医疗机构的诊疗中基本处于空白状态，同时县级医疗机构往往只有少量一线抗结核药，而现阶段由于耐药株的产生，需使用二线、三线抗结核药的患者较以前明显增加，而各县级防疫站、疾病控制中心、结核病防治所由于基础条件所限，亦难以对这部分患者进行规范治疗指导。

（三）术后抗结核治疗时间不足

脊柱结核是全身性疾病，手术病灶清除术固然重要，但术前、术后的抗结核药治疗也是治愈结核病的关键，术后抗结核药治疗时间一般为 1 ～ 1.5 年。

二、手术时机选择不合理

由于诊疗欠规范，术后复发的脊柱结核患者中有相当数量术前症状控制不满意，如体温不稳定、血糖偏高，或低蛋白、贫血症状未得到有效缓解。结核病属于消耗性疾病，相当数量的患者术前合并贫血、低蛋白血症，未有效控制即手术治疗，会明显增加术后意外及各种并发症发生率。同时，病变未得到有效控制或脓肿未完全液化，均会增加术后复发概率。因此认为合理的手术时机是规范抗结核 2 ～ 4 周及以上，患者全身中毒症状及并发症状得到有效缓解，脓肿充分液化。当然，如出现截瘫进行性加重，手术时机需提前，以使术后截瘫的康复概率增大。

为规范脊柱结核的手术适应证和手术方式，少数学者尝试进行脊柱结核临床分型，以规范其治疗策略，但因各自存在的不足而未被广泛接受。Oguz 等结合患者是否伴有脓肿、神经障碍、椎体塌陷、后凸畸形、脊柱失稳及椎间盘退变等指标，提出分型标准，但此分型并未

包含脊柱附件结核。张忠民等提出脊柱结核 MRI 分型，考虑到脓肿、神经障碍、椎体塌陷、后凸畸形、脊柱失稳等因素，但仅仅为 MRI 影像分型，不够全面。张泽华等定义了轻型脊柱结核的标准，采用严格的非手术治疗方案，认为早期诊断的轻型脊柱结核可作为脊柱结核临床分型最轻的一种，标准化疗安全有效，防止出现后凸畸形、椎间失稳、神经功能障碍等并发症，避免手术，为进一步全面的脊柱结核临床分型奠定基础。

三、手术方式选择不准确

脊柱结核的手术治疗经历了 4 个里程碑式的进展。

（一）单纯病灶清除术

20 世纪 50 年代方先之等首先提出单纯病灶清除术，简单有效，缩短病程，成为脊柱结核手术治疗的基本手段，开创了手术治疗脊柱结核的先河。但术后需长期卧床，不能稳定脊柱，无法矫正后凸畸形，目前仅适用于脓肿为主的脊柱结核。

（二）病灶清除、椎间植骨融合术

20 世纪 60 年代 Hodgson 和 Stock 在病灶清除的基础上，首创椎间植骨融合术，被誉为"香港式"，曾作为脊柱结核手术治疗的金标准。但存在局部稳定性不足，术后卧床时间长，畸形矫正力不足，后凸矫正容易丢失等缺点。

（三）前路病灶清除、椎间植骨融合，一期或二期后方内固定术

20 世纪 80 年代开始，为解决上述缺点，发展出前路病灶清除、椎间植骨，一期或二期使用后路内固定，增加了病变节段的稳定性，有效矫正后凸畸形并维持，内固定与病灶隔离，其安全疗效已得到肯定，应用比较广泛。但仍存在创伤大、手术时间长、后柱医源性损害等缺点。对于邻近多椎体结核，缺损大、病椎骨质强度低，前路缺乏有效的内固定条件，该术式应是较好选择。

（四）一期前路病灶清除、椎间植骨融合、内固定术

2000 年后，随着内植物的发展和对结核分枝杆菌特点的深入研究，结核分枝杆菌在钛合金表面形成生物膜既小又薄，一期病灶清除、植骨融合及病灶区使用内固定的安全性、有效性也逐渐被接受。该术式可以有效重建脊柱稳定性，防止术后畸形矫正的丢失，且同一切口内完成内固定，手术和麻醉时间缩短，出血少。但是多空隙结构（如钛网）在脊柱结核的应用存在较大争议，疗效报道不一，其安全性有待进一步证实。金大地等强烈反对在结核病灶内使用钛网，特别是在一些病灶清除不可能完全彻底的情况下。张宏其采用单纯一期后路病灶清除、多枚异形钛网椎间植骨、椎弓根钉-棒内固定治疗胸、腰椎结核，其多枚异形钛网植骨技术让人耳目一新，较好重建病椎前柱稳定性，取得了很好的疗效。通过研究结核分枝杆菌在钛网上的黏附及生长，非常有必要设立一些临床上的对照研究。

脊柱结核 95% 以上累及前、中柱，椎旁脓肿、流注脓肿也多位于前方，一期前路手术具有上述的理论和技术上的优势，可能的情况下应该首选。近年来，有学者尝试采用一期后路病灶清除植骨融合内固定的手术方式，适用于相邻多椎体病变或缺损，前路固定较困难或稳定性不足的情况。另外，对于僵硬性后凸畸形，前路手术矫形效果往往不如后路截骨明显，其优点是可以在一个切口内完成手术，创伤小、椎弓根螺钉系统固定可靠、矫形能力强；缺点是视野受限，彻底清除病灶困难，神经、硬膜囊损伤风险增加，且损伤附件结构、把结核分枝杆菌引入到了原本健康的中、后柱。赵晨等采用后路病灶，清除、椎间植骨融合内固定

术治疗复杂性胸、腰椎结核，认为这是一种安全、有效的手术方式。高志朝等创新了一种手术方式，采用单纯后正中入路椎弓根固定、经不同交叉肌窗病灶，清除治疗超长节段胸、腰椎脊柱结核，能较好地一次性解决清除病灶、侧前方减压、植骨融合、病灶外矫形内固定、彻底引流等问题，临床疗效满意。赵斌等采用经后路椎旁肌间隙入路治疗胸、腰椎结核，并与传统术式比较，证实经后路椎旁肌间隙入路一期行胸、腰椎结核清除、内固定术可行且有效。这些研究的成功建立在丰富的后路手术经验上，技术要求较高。

到底是选择前路、后路，还是前后路、后前路手术，应综合分析患者体质、年龄、经费、病变部位、病变程度、并发症、医师的习惯等因素，根据个体化原则选择最佳手术方案。王自立等针对胸、腰椎脊椎结核前路手术、后路手术、后前路手术方式的选择、适应证、入路优缺点进行了充分讨论和总结。

四、耐药株的出现

近些年结核病发病率又有再次抬头的迹象，其中耐药株的出现是不可忽视的因素。耐药脊柱结核的产生原因较为复杂，为多因素共同作用所导致，制订合理的抗结核化疗方案，规范化抗结核治疗是有效避免耐药结核产生的决定因素。针对耐药脊柱结核，在个体化化疗方案的前提下，选择合适的脊柱外科手术方式，对耐药脊柱结核进行个体化综合治疗策略，可以提高耐药脊柱结核治疗水平。

五、患者治疗依从性差

脊柱结核治疗措施中，严格平卧位非常重要。术前不能坚持平卧位，骨质破坏会逐渐加重；术后严格平卧有利于新生骨痂形成，对于术后脊柱的稳定性重建至关重要。目前，国内对于脊柱结核术中内固定的使用尚有争议，我院一般采用病灶完整清除，不采用钢板固定的内固定办法，对于患者骨质破坏严重、病灶清理后缺损严重的病例，多采用术中取患者自体骨植骨的方式，以减少术后异物反应。这种手术方式对患者术后严格平卧要求更高，需患者术后平卧 3～6 个月，复查 CT 病变椎体重建骨性联结稳固后才逐步下床。另外，结核病治疗周期长，需联合用药，患者治疗期间坚持服药也是有效治疗的保障。因此，治疗依从性是脊柱结核术后复发不可忽视的重要因素。

六、术后是否留置引流管

传统观念中，结核手术术后不建议引流，因为传统观念认为引流管口易形成窦道。但在脊柱结核患者，尤其是椎旁、腰大肌脓肿较大的患者，术后术野渗出较多，较多的积液也是病变复发或切口窦道形成的重要原因。笔者认为，术前经有效、规范的抗结核药治疗，且术后引流时间不长，形成窦道的概率并不大。

七、患者基础病变及身体状况

结核是长期慢性消耗性疾病，患者往往合并低蛋白血症、贫血、糖尿病或真菌感染等并发症，术前如未能有效控制，术后复发率会明显上升。

八、对身体其他部位结核重视不足

结核病大多数原发于肺部，对于肺部或其他部位有结核病灶的患者，如不能有效控制，术后出现结核播散的概率较高，同时使手术失败率升高。

　　总之，脊柱结核术后复发的因素是多方面的，常常多种因素同时存在、相互作用。因此，在临床上诊治脊柱结核的过程中，一定要坚持规范化、个体化的原则，详细分析复发相关危险因素，制订科学、规范、适合个体的治疗计划，围手术期加强机体支持，术中彻底清除病灶，术后及时处理积液，并加强宣教，使患者本身理解治疗方案及目的，从而达到理想的治疗效果。

参 考 文 献

陈少健，肖增明，罗红艳，等，2013.脊柱结核术后复发因素COX回归分析［J］.航空航天医学杂志，24（9）：1055-1057.

张宏其，郭强，郭超峰，等，2016.单纯后路、单纯前路或前后联合入路治疗成人腰椎结核的中期疗效比较［J］.中华骨科杂志，361（1）：651-661.

Hassan K，Elmorshidy E，2016. Anterior versus posterior approach in surgical treatment of tuberculous spondylodiscitis of thoracic and lumbar spine［J］. Eur Spine J，25（4）：1056-1063.

Rasouli M R，Mirkoohi M，Vaccaro A R，et al, 2012. Spinal tuberculosis: diagnosis and management［J］. Asian Spine J，6（4）：294-308.

Shi J D，Wang Q，Wang Z L，2014. Primary issues in the selection of surgicalprocedures for thoracic and lumbar spinal tuberculosis[J]. Orthop Surg，6（4）：259-268.

（秦世炳　范　俊）

第二节　病例分析

病例 5-1

【病例摘要】

　　患者，女性，26岁，患有"甲状腺功能亢进（甲亢）"5年，服用治疗甲亢药物2年余，否认药物过敏史。患者2018年5月因"腰痛"就诊于当地医院，行腰椎影像学检查（图5-1，图5-2）示：L_1、L_2椎体骨质破坏，考虑"腰椎结核"。

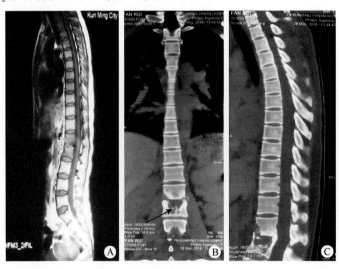

图 5-1　术前 MRI 及 CT 重建

A.MRI 矢状面，可见 L_1、L_2 椎体骨质及椎间隙破坏，椎间隙变窄，椎体终板破坏消失，脊柱后凸成角，压迫脊髓；B.腰椎 CT 冠状位重建，L_1、L_2 椎体骨质及椎间隙破坏，椎间隙变窄，椎体终板破坏消失，脊柱后凸成角；C.腰椎 CT 矢状位重建，L_1、L_2 椎体骨质及椎间隙破坏，椎间隙变窄，椎体终板破坏消失，脊柱后凸成角

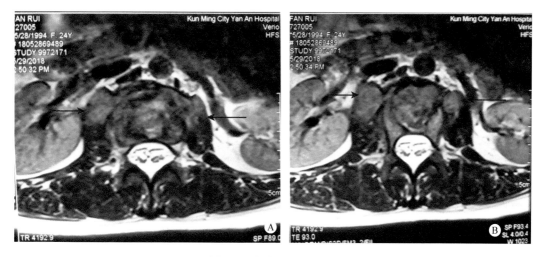

图 5-2　术前 MRI 横断面

A. 腰椎 MRI 横断面 T_1W1，示椎体骨质破坏明显，双侧腰大肌内寒性脓肿形成；B. 腰椎 MRI 横断面 T_2W1，
为椎体骨质破坏明显，双侧腰大肌内寒性脓肿形成

2018 年 6 月 15 日在当地医院完善常规术前检查后给予"经皮椎间孔镜下行 L_1、L_2 病灶清除、引流术 + 椎弓根钉内固定术"，术后给予口服"异烟肼（每次 0.1g，1 次 / 日）、利福平（每次 0.15g，1 次 / 日）"方案抗结核治疗，治疗期间无畏寒、发热，无咳嗽、咳痰等不适。经治疗后病情有所好转。

2018 年 10 初再感腰痛，弯腰活动受限，再次至原医院就诊，行影像学检查（图 5-3 至图 5-5），考虑为病灶复发，转诊我院，以"L_1、L_2 结核术后复发"收住院。

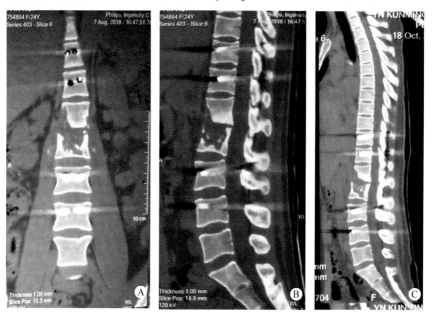

图 5-3　第 1 次术后腰椎 CT 三维重建

A. 第 1 次术后腰椎 CT 三维重建冠状面；B、C. 第 1 次术后腰椎 CT 三维重建矢状面。为患者在当地医院第 1 次术后复查的影像，
可见脊椎结核术后改变，T_{11} ～ L_4 椎体内固定，腰椎顺序可，L_1、L_2 椎体骨质破坏，以 L_2 椎体为著，
L_2、L_3 椎间盘消失，椎缘部分融合，L_2 椎体后缘后突，相应椎管稍变窄

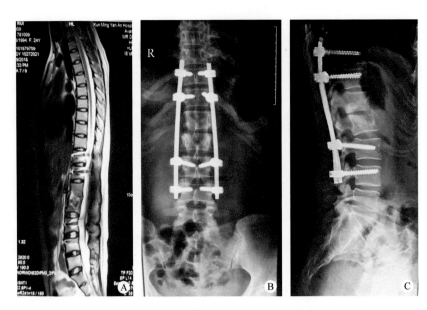

图 5-4　第 1 次术后腰椎 MRI 及 X 线片

A. 第 1 次术后腰椎 MRI 矢状面；B、C. 第 1 次术后腰椎正侧位 X 线片。为患者在当地医院第 1 次术后复查影像，可见脊椎结核术后改变，$T_{11} \sim L_4$ 椎体内固定，腰椎顺序可，L_1、L_2 椎体骨质破坏，以 L_2 椎体为著，L_2、L_3 椎间盘消失，椎缘部分融合，L_2 椎体后缘后突，相应椎管稍变窄

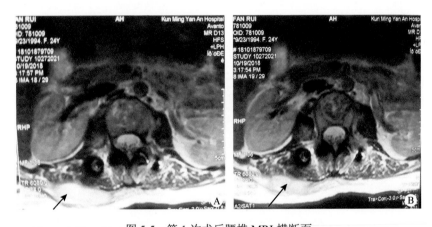

图 5-5　第 1 次术后腰椎 MRI 横断面

A. 腰椎 MRI T_1WI，$L_{1\sim5}$ 右侧腰背部皮下、竖脊肌后间隙多发液性灶，较大者约 4.8cm×2.6cm×5.1cm，考虑脓肿形成；B. 腰椎 MRI T_2WI，右侧腰大肌后上缘稍肿胀并感染

入院体格检查：脊柱外观无畸形，L_1、L_2 椎体叩痛及压痛，可触及约 8cm×4cm 包块，质软，皮肤无发红，触之有波动感（图 5-6），4 字试验阳性。入院后行腰部脓肿穿刺术，脓液检测 GeneXpert 阳性，利福平敏感；耐药基因 22 项检测结核分枝杆菌复合群阳性，异烟肼、利福平、盐酸乙胺丁醇、链霉素敏感。

入院后行血液检查，T-SPOT.TB 阳性。红细胞沉降率 8mm/h，C 反应蛋白 4.66 mg/L，肝肾功能及甲状腺功能正常，调整抗结核方案为异烟肼（每次 0.3g，1 次 / 日）、利福平（每次 0.45g，1 次 / 日）、乙胺丁醇（每次 0.75g，1 次 / 日）、吡嗪酰胺（每次 0.5g，3 次 / 日），抗结核过程中无药物不良反应，但原右侧第 3 颗经皮椎弓根钉手术切口破溃（图 5-7），给予定期换药。

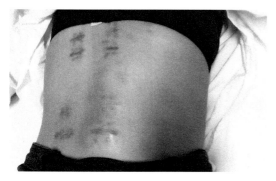

图 5-6 患者入院体格检查时后背外观像，可见后
背有大量脓肿影

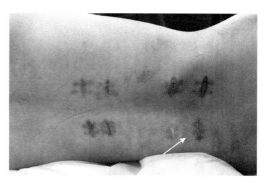

图 5-7 治疗过程中皮肤破溃，窦道形成

3 周后经科室讨论后认为，患者 L_1 椎体死骨形成，右侧腰部脓肿形成，有手术指征，无手术禁忌证，需再次行手术治疗，并于 2018 年 11 月 4 日行"前外侧入路 L_1、L_2 椎体结核病灶清除术，L_1、L_2 椎骨融合钛笼植入术"。手术取左侧卧位，消毒铺巾后先行清除右侧腰部脓肿，术中清除出黄色质稠脓液约 50 ml，坏死组织约 20 ml，探查脓腔深及 L_1、L_2 椎体处（图 5-8），术毕包扎右侧腰部切口，拆除铺巾。

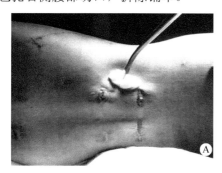
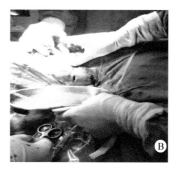

图 5-8 手术清除后背处脓肿

A. 可见脓液由原经皮钉切口流出；B. 为术中清除右侧腰部皮下脓肿及窦道

使用 C 型臂定位病椎体表投影（图 5-9）以确定手术切口，再次铺巾。术中见 L_1 椎体全椎体骨质破坏，椎体中央干酪样坏死骨形成，取部分送病理检查及行结核培养，完整清除 L_2 椎体、L_1 椎间盘，清除 L_1 椎体下 1/3（图 5-10），使用大量聚维酮碘及生理盐水冲洗病灶，用切下的 T_{11} 肋骨填充钛笼后植入 L_1、L_3 之间。术中 C 型臂透视后钛笼位置满意（图 5-11），留置引流管后关闭切口，术后患者麻醉清醒安返病房。

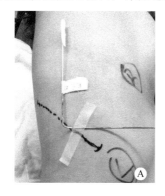
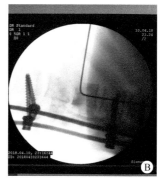

图 5-9 C 型臂定位病椎体表投影以确定手术切口

A. 为术前体表定位；B. 为三维 CT 定位图像

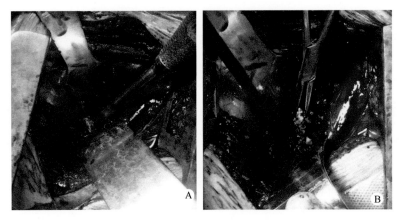

图 5-10　术中图像

A. 为清除 L_2 椎体、L_1 椎间盘，清除 L_1 椎体下 1/3；B. 箭头处示 L_2 椎体形成的干酪样死骨

　　患者术后继续给予异烟肼（每次 0.3g，1 次 / 日）、利福平（每次 0.45g，1 次 / 日）、乙胺丁醇（每次 0.75g，1 次 / 日）、吡嗪酰胺（每次 0.5g，3 次 / 日）抗结核治疗，继续服用治疗甲亢药物。术后 5d 予下床活动，无手术并发症。术后 1 个月复查影像学检查见内固定及钛网位置好，钛网内植骨坚实（图 5-12 至图 5-14），术后切口愈合好（图 5-15）。

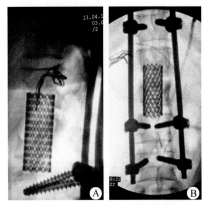

图 5-11　术中 C 型臂拍摄的图像

A. 为术中即时相侧位；B. 为术中即时相正位。
可见内固定稳定，植入无松动

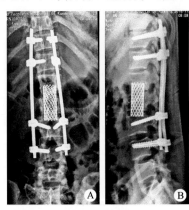

图 5-12　术后复查 X 线腰椎正侧位片

A. 为腰椎正位 X 线片，可见内固定稳定，植入钛笼位于中间；
B. 为腰椎侧位 X 线片，可见内固定稳定，植入钛笼位于中间

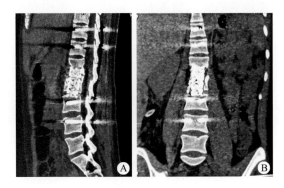

图 5-13　我院术后 CT 骨三维成像

A. 为腰椎 CT 术后三维矢状面，可见内固定稳定，植入钛笼位于中间；B. 为腰椎 CT 术后冠状面，可见内固定稳定，植入钛笼位于中间

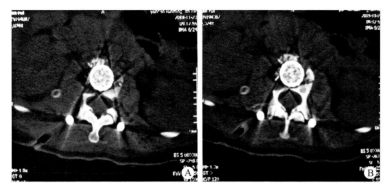

图 5-14　术后 CT 横断面

A、B.可见内固定稳定，植入钛笼位于中间，钛笼位置好，植骨充分，病灶清除干净，原双侧腰大肌脓腔消失

【讨论分析】

该患者复发原因如下所述。①用药不规范 [该患者初次治疗前使用剂量为异烟肼（每次 0.1g，1 次 / 日）、利福平（每次 0.15g，1 次 / 日），无法达到有效治疗血药浓度]。许多患者初次就诊医院常为综合性医院，此类医院虽然在综合诊疗的硬件水平上具有优势，但由于对结核病等专科疾病缺乏规范、系统的培训，所以对于该类疾病的认识及治疗存在一定程度的片面性。大部分骨科医师仅片面强调手术治疗的重要性，而忽略了该疾病的治疗核心和关键是药物治疗，且在规范药物治疗的同时，还需要针对不同的患者进行全程的药物监测及评价并及时针对药物治疗过程中的具体情况进行调整，要与结核内科医师进行充分的沟通

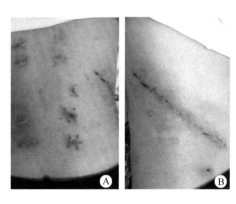

图 5-15　术后体表图像

A.可见原皮肤窦道处已愈合，原脓肿已清除，无明显包块；B.可见手术切口愈合好

协作，从多学科协作的角度共同参与患者的管理。②手术方式选择欠妥。该患者初次手术方式采用后路经皮椎弓根钉固定病变椎体相邻上下各两个椎体，经皮椎间孔镜于右侧 L_1、L_2 椎间孔进行病灶清除。

脊柱内镜技术由于具有创伤小，术后康复快等优点，在脊柱感染领域也开始有部分学者进行了尝试，获得了不错的临床效果。张正平等总结分析认为经皮内镜技术清除脊柱结核具有：①其自带的灌洗系统能够将病灶内的脓肿及死骨、碎屑等进行冲洗置换；②直视状态下直接清除死骨、肉芽组织等坏死物；③在孔镜的帮助下可以更为清晰有效地辨别病变及正常骨组织，并有利于观察磨钻磨除病变骨后正常骨组织的渗血情况，更利于控制清除的范围。

但张西峰教授认为在病变椎体间隙内由于病变组织的填充及术野内的广泛渗血，容易导致视野不清、操作困难，并且若病变间隙塌陷的病例容易由于椎间孔的继发狭窄导致孔镜的进镜困难，以及对于椎管内占位清除减压难度较大。所以这些经验尚没有表明经皮椎间孔镜技术能成为脊柱结核的常规治疗技术。该患者主要病变部位为部分 L_1 及大部分 L_2 椎体骨质破坏，其病变范围较广、骨质缺损较大、双侧腰大肌均有脓肿，故针对该患者要想通过选择经皮椎间孔镜技术达到广泛的病灶清除及有效的前方支撑植骨是很困难的，这一点在患者第 1 次手术治疗后及翻修手术过程中通过病变椎体内大量的坏死组织存留也得到了证实。

脊柱内镜技术在脊柱结核的治疗方面具有操作易推广、创伤小、对脊柱稳定性几乎没有影响等优点，但同样具有：需要术中反复透视，射线暴露量大；可能损伤前方重要脏器、血管、

神经根、硬脊膜的风险；对于多节段病变，需多部位操作及长时间射线暴露，对于患者长时间俯卧位难以坚持；对于脊柱后凸畸形的矫正能力有限，以及无法完成较大体积的支撑植骨等缺点。唐国柯等认为该项技术不适用于椎体骨质破坏超过椎体 1/3 的病例。所以，该技术在开展初期，应选择单一间隙病变、椎旁脓肿较小、椎管占位不明显、神经根受累不明显、脊柱无明显失稳的病例，这样既可以达到满意的临床效果，又可以减少并发症的发生，从而为患者提供更为合理的治疗选择。甚至在一些一般情况较差，无法耐受常规手术的患者中，该项技术可以作为一种可行的过渡性治疗手段，为患者进行进一步确定性的治疗，提供帮助。

　　总体来说，随着脊柱内镜技术的发展，其微创为患者带来的创伤小、康复快的优势是显而易见的，只要选择合适的病例，掌握严格的适应证，将为脊柱结核患者带来更多的实惠。我们也有理由相信随着该项技术的不断发展进步，以及操作者手术技术的逐步熟练及水平提高，经皮内镜技术在脊柱结核治疗中将作为常规开放手术一项有益的补充，在脊柱结核的治疗中也可拥有一席之地。

【经验总结】

　　造成初次药物治疗失败的原因，既有骨科医师缺乏对化疗的全面认识，也与对患者欠缺相关化疗的系统宣教和有效监管有关。因此，提高骨科医师自身对化疗认识并加强对患者的宣教和监管是非常必要的。新技术的开展应该循序渐进，严格掌握手术适应证，挑选合适的病例，不能盲目追求新技术的开展，而放大某一种技术的指征。对患者进行手术时，术者应进行充分细致的术前规划，详细制订手术计划方案，以求在对患者最小的创伤的同时兼顾彻底的病灶清除，这样才能使患者获得最大程度的降低复发率，缩短康复时间，提高治愈率。

参 考 文 献

Arora S，Sabat D，Mailli L，et al，2011. The results of nonoperative treatment of craniovenebral junction tuberculosis：a review of twenty-six cases[J]. J Bone Joint Surg Am，93（6）：540-547.

Brito J S D，Batista N，Tirado A，et al，2013. Surgical treatment of spinal tuberculosis: an orthopedic service experience [J]. Acta Med Port，26（4）：349-356.

Ito M，Abumi K，Kotani Y，et al，2007. Clinical outcome of posterolateral endoscopic surgery for pyogenic spondylodiscitis：results of 15 patients with serious comorbid conditions[J]. Spine（Phila Pa 1976），32（2）：200-206.

Wibaux C，Moafo-Tiatsop M，Andrei I，et al，2013. Changes in the incidence and management of spinal tuberculosis in a French university hospital rheumatology department from 1966 to 2010[J]. Joint Bone Spine，80（5）：516-519. PMID：23177776

（寸新华　刘思源　窦吉辰）

病例 5-2

【病例摘要】

　　患者，女性，24 岁，主因"胸背部疼痛伴双下肢麻木、无力 5 个月，术后出现全瘫 52d"于 2018 年 10 月 23 日收入我院。

　　患者 5 个月前无明显诱因出现胸背部疼痛，伴发热，体温最高达 39℃。就诊于当地医院，行胸部 X 线检查：肺纹理增粗。考虑肺部感染，给予头孢类抗生素治疗，体温基本恢复正常。胸背部疼痛无明显缓解。3 个月前胸背部疼痛加重，伴双下肢麻木、无力，但尚能行走。2018 年 8 月 1 日就诊于烟台某医院，行胸椎 MRI 检查：胸椎后凸畸形，后凸顶点位于 T_8 水平，$T_{6\sim9}$ 信号异常，T_8 椎体压缩变扁，椎旁软组织影增宽，T_7、T_8 水平椎管狭窄，硬膜囊受压。

考虑胸椎结核。于 2018 年 8 月 3 日就诊于烟台市某医院，遂住院治疗。

住院后给予异烟肼（每次 0.4g，1 次 / 日）、利福平（每次 0.3g，1 次 / 日）、乙胺丁醇（每次 0.75g，1 次 / 日）、吡嗪酰胺（每次 0.5g，2 次 / 日）、左氧氟沙星（每次 0.3g，1 次 / 日）五联抗结核治疗。患者主诉双下肢麻木、无力加重。2018 年 8 月 20 日复查，胸椎 MRI 示椎体炎症范围大致同前，椎管内病变范围扩大，脊髓受压程度加重。

患者双下肢麻木、无力加重，抗结核药治疗约 4 周后，于 2018 年 9 月 1 日行手术治疗，手术方式为右侧开胸胸椎结核病灶清除、椎管减压、植骨、前路钉棒内固定术。患者麻醉苏醒后双侧脐水平以下感觉、肌力消失，巴宾斯基征阳性。立即行胸椎 CT 检查：胸椎内固定术后，T_6 椎体后方植骨块进入椎管，与脊髓位置较近。下方螺钉置入 T_8、T_9 间隙水平，且其中一枚螺钉位置偏后，T_9 双侧椎弓根疑似有钉孔存在。于 2018 年 9 月 1 日中午 12 时 30 分行右侧开胸胸椎内固定翻修，T_6 植骨块取出术。患者苏醒后感觉、运动情况无明显改变。术后第 1 ~ 3d 给予地塞米松 10mg/d，术后 4 ~ 6d 给予地塞米松 5mg/d。给予单唾液酸四己糖神经节苷脂、腺苷钴胺营养神经治疗，继续五联抗结核治疗。

患者术后切口愈合好，体温平稳。脐平面以下痛温觉、触觉、位置觉完全消失，双下肢肌力 0 级，肌张力减弱。双侧巴宾斯基征阳性，双侧踝阵挛阳性，大小便功能丧失。2018 年 9 月 17 日行胸椎 MRI 检查，示胸椎内固定术后，胸椎后凸畸形较前减小，椎旁脓肿较前减少，T_9 水平脊髓内异常信号，考虑脊髓损伤。

患者感觉、肌力无明显改善，于 2018 年 10 月 18 日再次行胸椎 MRI：$T_{6 ~ 8}$ 水平椎管内硬膜囊背侧异常信号，考虑肉芽组织压迫硬膜囊，T_9 水平脊髓内高信号较前范围有所扩大。于 2018 年 10 月 23 日收入我院骨科病房继续治疗。

骨科专科查体：患者平车推入病房，胸椎轻度后凸畸形，右侧胸壁可见切口瘢痕，长约 30 cm。胸椎棘突无明显压痛、叩击痛。脐平面以下痛温觉、触觉、深感觉消失，双下肢肌力 0 级，肌张力减弱。肛门括约肌收缩消失。腹壁反射消失，双侧膝反射、跟腱反射亢进，双侧巴宾斯基征阳性，双侧髌阵挛阴性，双侧踝阵挛阳性。排尿、排便功能丧失。美国脊柱损伤协会分级（ASIA）A 级。

入院实验室检查：①血常规：白细胞计数 5.06×10^9/L，中性粒细胞 0.578，血红蛋白 115g/L；②炎性标志物：C 反应蛋白 12.4mg/L，动态红细胞沉降率 17mm/h，降钙素原 0.02ng/ml；③肝肾功能：谷丙转氨酶（ALT）8U/L，谷草转氨酶（AST）11U/L，总胆红素 3.8 μmol/L，尿酸 558.8 μmol/L。

影像学检查：①第 1 次术前胸椎正侧位（图 5-16）；②第 1 次术前胸椎 CT（图 5-17，图 5-18）；③第 1 次术前胸椎 MRI（图 5-19，图 5-20）；④第 1 次手术术后即刻胸椎 CT（图 5-21 至图 5-24）；⑤第 1 次手术术后 2 周胸椎 MRI（图 5-25 至图 5-27）；⑥第 1 次手术术后 6 周胸椎 MRI，胸椎轻度后凸畸形，后凸定点位于 T_7、T_8 水平，椎管狭窄，T_9 水平脊髓内异常信号，范围较 4 周前有所增大（图 5-28，图 5-29）；⑦入院时胸椎正侧位：胸椎内固定术后（图 5-30）；⑧入院时胸椎三维 CT（图 5-31）；⑨入院时胸椎增强 MRI（图 5-32）。

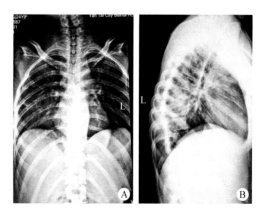

图 5-16 第 1 次术前胸椎正侧位

A. 为胸椎正位，可见 T_7、T_8 间隙变窄，T_8 椎体变扁，椎旁软组织影增宽；B. 为胸椎侧位，可见胸椎后凸畸形，T_7、T_8 间隙变窄，T_8 椎体塌陷

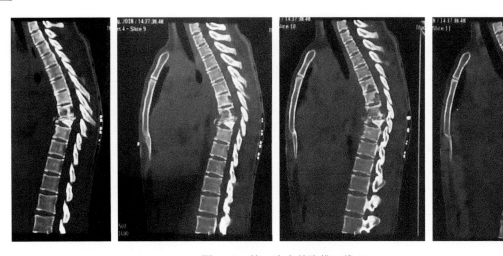

图 5-17　第 1 次术前胸椎三维 CT

胸椎后凸畸形，$T_{5\sim8}$ 骨质破坏，T_8 椎体塌陷、破坏，死骨形成，椎旁脓肿形成；胸椎 CT 矢状位重建，
可见胸椎后凸畸形，$T_{5\sim8}$ 椎体破坏，T_8 椎体塌陷、变扁

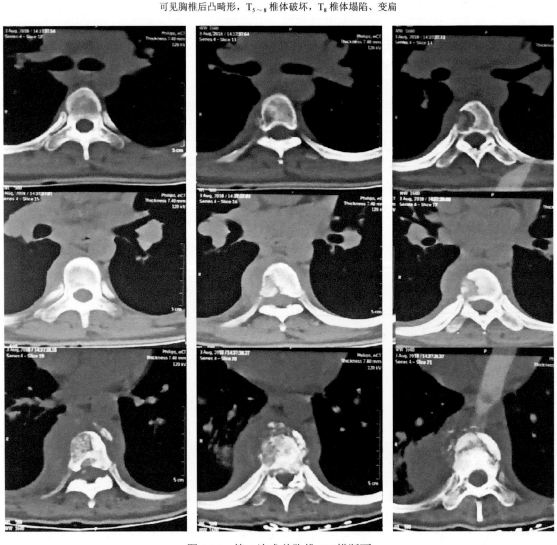

图 5-18　第 1 次术前胸椎 CT 横断面

$T_{5\sim8}$ 骨质破坏，T_8 椎体破坏，死骨形成，椎旁脓肿形成

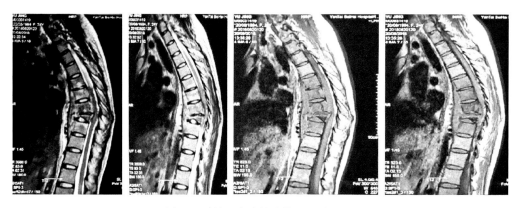

图 5-19　第 1 次术前胸椎 MRI 矢状面

胸椎后凸畸形，$T_{5\sim8}$ 信号异常，椎旁脓肿形成。T_7、T_8 椎管内异常信号压迫硬膜囊

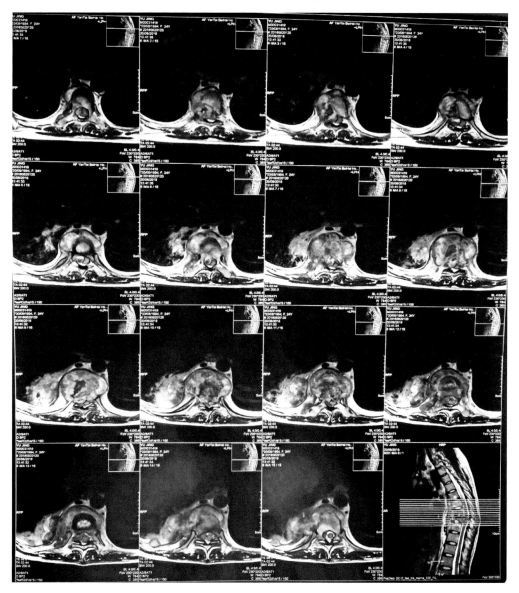

图 5-20　第 1 次术前胸椎 MRI 横断面

$T_{5\sim8}$ 信号异常，椎旁脓肿形成，T_7、T_8 水平硬膜囊受压

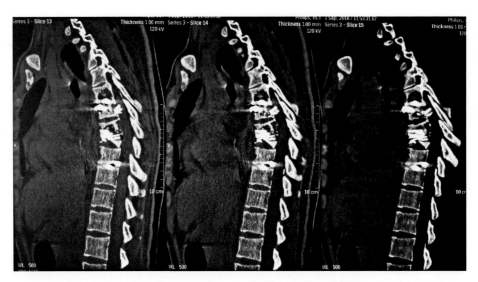

图 5-21　第 1 次手术术后即刻胸椎 CT 矢状位重建

胸椎前路钉棒内固定术后，后凸畸形较术前减轻，T_6 椎体后方椎骨块进入椎管

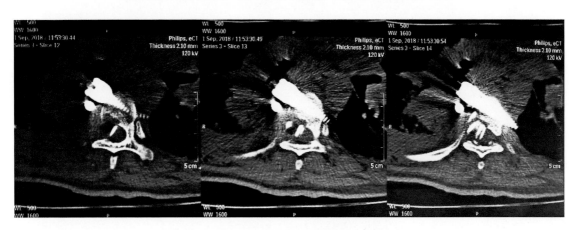

图 5-22　第 1 次手术术后即刻胸椎 CT 横断面 1

T_6 椎体后方植骨块进入椎管

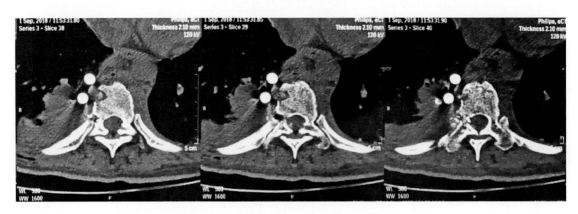

图 5-23　第 1 次手术术后即刻胸椎 CT 横断面 2

T_9 双侧椎弓根可见钉道，疑似术中置钉位置偏后，可能损伤脊髓

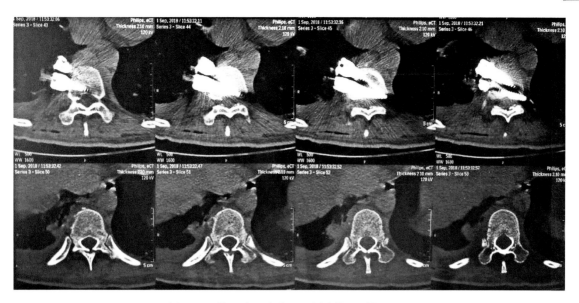

图 5-24　第 1 次手术术后即刻胸椎 CT 横断面 3

下方两枚螺钉置入 T_9、T_{10} 间隙水平，其中一枚螺钉位置偏后方

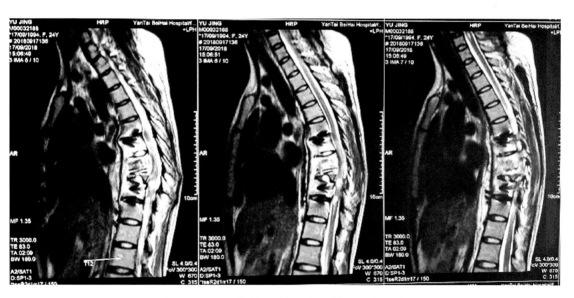

图 5-25　第 1 次手术术后 2 周胸椎 MRI 矢状位

T_7、T_8 水平椎管狭窄，T_9 水平脊髓内异常信号，考虑脊髓损伤

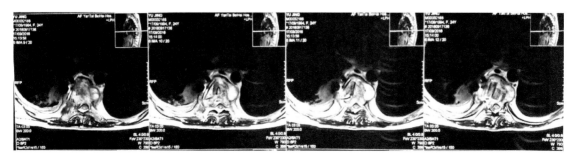

图 5-26　第 1 次手术术后 2 周胸椎 MRI 横断面 1

胸椎 MRI 水平位，T_6、T_7 水平椎旁脓肿，椎管内异常信号，硬膜囊受压

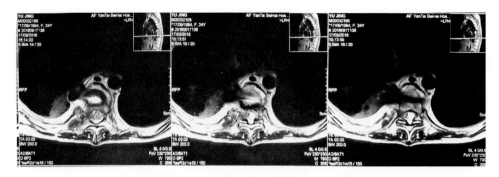

图 5-27　第 1 次手术术后 2 周胸椎 MRI 横断面 2

胸椎 MRI 水平位 T_2WI T_9 水平脊髓内高信号，提示脊髓损伤

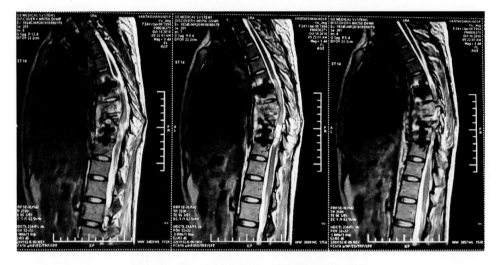

图 5-28　第 1 次手术术后 6 周胸椎 MRI 矢状位

胸椎轻度后凸畸形，后凸定点位于 T_7、T_8 水平，椎管狭窄，T_9 水平脊髓内异常信号，范围较 4 周前有所增大

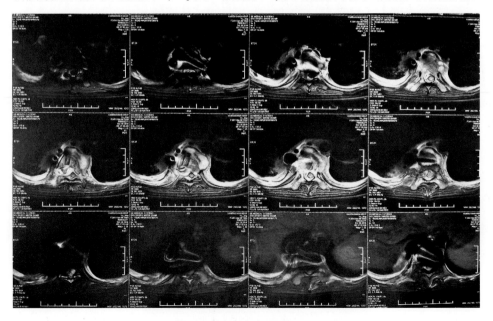

图 5-29　第 1 次手术术后 6 周胸椎 MRI 横断面

胸椎椎管内病变，压迫硬膜囊，脊髓内异常信号

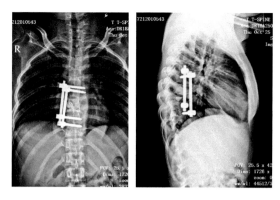

图 5-30 入院时胸椎正侧位

前路钉棒内固定术，T_7、T_8 间隙可见植骨块

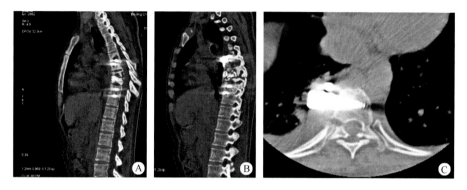

图 5-31 入院时胸椎三维 CT

A、B. 为胸椎 CT 矢状位重建，见胸椎内固定术后，植骨位置尚可，其中一枚螺钉置入 T_9、T_{10} 间隙水平；C. 为 T_9 双侧椎弓根，可见钉道

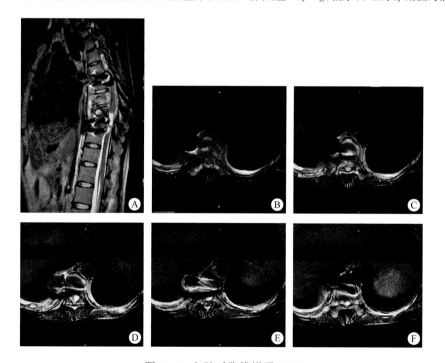

图 5-32 入院时胸椎增强 MRI

A. 为胸椎 MRI 矢状位；B、C. 为胸椎 MRI 水平位，可见 T_5、T_6 水平椎管内病变，压迫硬膜囊；

D、E、F. 为胸椎 MRI 水平位，可见 T_9 水平脊髓内异常信号

1. 诊断　①$T_{6\sim9}$结核合并截瘫；②脊髓损伤；③继发性肺结核。

2. 诊断依据　根据病史、体格检查、实验室检查、影像学检查及初次手术术后病理结果可以明确诊断。

3. 患者术后截瘫加重的原因分析　①减压不充分：患者术前胸椎MRI显示椎管内肉芽组织范围为$T_{6\sim8}$水平，从患者第1次手术术后复查胸椎CT可以发现，患者第1次前路手术仅切除T_7、T_8部分椎体，椎管减压范围不足。②术中医源性损伤：从患者第1次手术术后复查胸椎CT可以发现T_6椎体后方植骨块突入椎管，压迫硬膜囊，造成脊髓压迫。而且T_9椎弓根水平可见螺钉置入的螺纹，说明术中术者置钉位置可能过于靠近甚至突破椎体后壁从而穿过椎管，引起医源性脊髓损伤。术后复查胸椎MRI可以发现T_9、T_{10}水平脊髓内高信号，证明这一水平的脊髓损伤。③结核控制不佳：术后2周和6周复查胸椎MRI发现椎管内肉芽组织范围扩大，提示结核病控制不佳，造成脊髓缺血，加重脊髓损伤。

4. 选择手术方式及原因分析　根据患者术后截瘫加重的原因，再次手术需要注意以下两点：①扩大减压范围；②取出不恰当的内固定，重新进行内固定。因此，我们采取后路长节段内固定，$T_{6\sim9}$椎板切除减压，右侧开胸胸椎前路内固定取出，病灶清除，植骨术。

原因分析：①患者椎体破坏及椎管内压迫范围长，达到4个椎体高度，需要长节段固定以维持脊柱稳定性，因此适合采用后路椎弓根钉固定；②患者在硬膜囊背侧存在大量肉芽组织，需切除椎板清除这些肉芽组织；③患者硬膜的压迫来自前后方，需要前后方同时减压；④二次翻修手术，适宜采取前后路联合手术方式。

5. 术后化疗方案　强化期HRZELfxAk，巩固期HRE。

6. 复查情况及末次复查情况分析　术后2周胸椎正侧位见图5-33，术后2周胸椎三维CT见图5-34，术后2周胸椎MRI见图5-35。

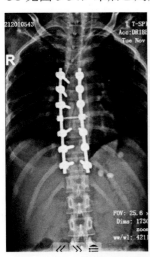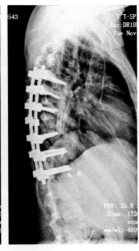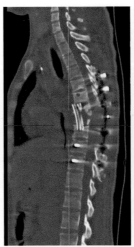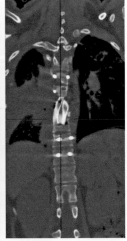

图 5-33　术后 2 周胸椎正侧位

胸椎后路钉棒内固定术后，$T_{6\sim9}$残余椎间隙可见自体肋骨植骨

图 5-34　术后 2 周胸椎三维 CT 矢状位、冠状位重建

胸椎内固定及植骨位置满意，椎管减压充分

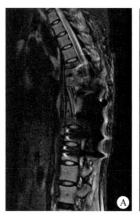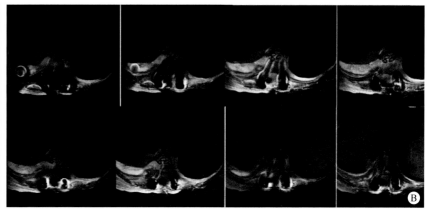

图 5-35 术后 2 周胸椎 MRI

A. 为胸椎 MRI 矢状位，可见胸椎生理弯曲正常，椎管无明显狭窄，T_9 脊髓内明显信号较前有所减轻；
B. 为胸椎 MRI 水平位，可见胸椎椎管无明显狭窄，脊髓内异常信号较前有所减轻

【讨论分析】

脊柱结核合并截瘫最常见于胸椎结核，其次为颈椎，腰椎少见。胸椎椎管直径相对较窄，胸椎生理弯曲为后凸，椎体破坏、塌陷后容易产生后凸畸形，胸椎椎旁软组织与椎体连接较为紧密，结核病变组织局限在病变椎体的椎管前方或椎体侧方，容易通过后纵韧带或椎间孔进入椎管，压迫硬脊膜，引起脊髓损伤。

根据神经功能障碍发生的机制，Hodgson 等将其分为脊柱结核病变活动型和治愈型（简称"活动型"和"治愈型"）。本例患者应属于病变活动型、髓外压迫型。活动型神经功能障碍的治疗存在争议，在现代抗结核药问世之前，采用卧床、加强营养、物理康复等传统非手术治疗方案。1951 年 Dobson 报道传统非手术治疗方法治疗脊柱结核，48% 的患者有不同程度的神经功能恢复。20 世纪 60 年代，英国医学研究会（Medical Research Council）成立了脊柱结核研究小组，对脊柱结核患者进行了一系列的临床随机对照试验。研究认为脊柱结核患者合并神经功能障碍，通过有效的抗结核治疗和限制活动，可以达到满意的治疗效果。在20 世纪 60 年代末至 70 年代初，有学者提出在有效抗结核药治疗的同时，早期行手术治疗，患者神经功能恢复的程度和时间均优于非手术治疗的患者。特别是对于 A1 型神经功能障碍，手术可以清除硬膜外的病变组织，矫正脊柱后凸畸形，解除脊髓压迫，有利于脊髓功能的早期恢复。而印度的 Tuli 提出先行抗结核治疗、卧床休息及营养支持治疗 4 ~ 6 周，若患者神经功能开始恢复，则继续抗结核治疗，若患者神经功能无恢复或进行性加重，则考虑手术治疗。研究证明，脓液及肉芽组织中药物浓度远大于最低抑菌浓度，有效的抗结核治疗可以减少硬膜外的脓液及肉芽组织，起到减压作用。脊柱结核患者神经功能障碍病情进展慢，除非合并椎间关节脱位，一般不会出现脊髓急性损伤，因此进行 4 ~ 6 周非手术治疗观察患者神经功能恢复情况再决定是否手术，不会对患者预后产生显著影响。

总之，有效的抗结核药治疗是基础，手术可以清除病变组织，矫正后凸畸形，使患者获得早期神经功能恢复。

对于活动型神经功能障碍的患者，手术适应证：①非手术治疗 3 ~ 4 周神经功能障碍无明显改善或进行性加重；②患者骨病变较重，Cobb 角超过 60°；③神经功能障碍迅速进展；④脊柱稳定性破坏，存在椎间关节脱位；⑤ MRI 显示脊髓外致压物为干性压迫，或脊髓周围360°环形压迫，或纤维组织环形卡压。

　　本例患者符合手术适应证，因此选择手术治疗无明显争议。对于手术时机的选择，研究表明创伤性脊柱脊髓损伤大多因为瞬间暴力损伤，发病急骤，脊髓压迫严重。骨质、椎间盘等硬性致压物的存在使得脊髓中白质、灰质出现不同程度缺血、缺氧改变。由于中枢神经细胞的不可再生性，随着时间的推移，神经功能不能恢复或仅能部分恢复。故创伤性脊髓损伤需急诊手术治疗，尽量缩短截瘫发生至手术的时间，以挽救神经功能。与之不同的是，脊柱结核具有其自身特征性的病理生理过程，多由软性致压物（脓肿、干酪样物质、炎性肉芽组织、坏死的椎间盘）的逐渐生成，从而产生脊髓压迫症状。其过程是缓慢、逐渐发生的，其神经功能障碍也多为不全瘫。严广璇等研究表明，截瘫时间对于远期脊髓功能的恢复无相关性影响。因此，本例患者手术时机的选择并无明显过失。

　　脊柱结核合并神经功能障碍患者手术的主要目的是病灶清除、椎管减压、畸形矫正、植骨融合。绝大多数脊柱结核的病灶位于脊柱的前、中柱，因而适合从前路进行病灶清除、椎管减压、植骨融合。然而，对于本例患者病变具有以下特点：①病变节段长、病灶破坏严重，椎管内病变蔓延范围广（$T_{6 \sim 9}$，共 4 个椎体高度）；②脊髓的压迫来自硬膜腹侧的骨嵴和硬膜背侧的肉芽组织，因此需要 360° 环形减压。基于以上两点，本例患者应选择后路内固定，胸椎板切除减压，右侧开胸胸椎结核病灶清除，椎体切除减压，植骨的后前路联合术式较为妥当。

　　此外，从患者第 1 次手术术后复查胸椎 CT 可以发现：T_6 椎体后方植骨块突入椎管，压迫硬膜囊，造成脊髓压迫。而且 T_9 椎弓根水平可见螺钉置入的螺纹，说明术中术者置钉位置可能过于靠近甚至突破椎体后壁从而穿过椎管，引起医源性脊髓损伤。术后复查胸椎 MRI 可以发现 T_9、T_{10} 水平脊髓内高信号，证明这一水平的脊髓损伤。这种由于内固定物放置不当造成的脊髓损伤是灾难性的，一旦发生很难恢复。

　　实施脊柱结核手术的医师必须有扎实的脊柱解剖知识和丰富的临床经验，在放置内固定物时，一定要熟悉内置物的使用原则和操作过程，清除椎管内的坏死物质及死骨，尽量仔细，要在直视下操作，不要伤及脊髓。放置植骨块时，要紧紧地嵌入，尽量放置在离脊髓 0.5～1.0cm 的位置，内固定安置好以后，可用止血钳提一下植骨块，确认是否松动，用神经剥离子探查植骨块与脊髓是否有接触。术中彻底止血，最好用双极电凝。另外，脊髓硬膜及骨面渗血时，最好用冰盐水冲洗创面或用吸收性明胶海绵止血。在行前路手术时，尽量避免损伤脊髓血供，在脊髓的供血中最大根动脉起着十分重要的作用，在已有血液循环未损伤的情况下，一旦术中损伤结扎了该血管，就可能发生脊髓缺血坏死。特别是在 T_3（第 4～5 胸髓节段）和 T_{10}（第 1 腰髓节段）平面，是两个侧支循环欠佳的血供危险区。最大根动脉一般来源于 T_9 附近的一支根动脉，多位于左侧，术中应尽量避免损伤。术后要放置通畅的引流管，笔者的经验是留置 2 根引流管，左右各 1 根。术中行体感诱发电位、运动诱发电位等脊髓监测及唤醒试验有助于了解有无神经损伤的发生。

　　我们在进行二次手术时，术中发现 T_8 以上直至 T_6 水平，硬膜囊背侧大量肉芽组织附着在硬膜囊表面，对硬膜囊造成挤压。因此推测，第 1 次手术病灶清除不彻底，局部结核病变控制不佳，加重了局部神经组织的血液循环障碍，也是患者截瘫加重因素之一。

【经验总结】

　　因此，对于脊柱结核合并截瘫的患者，手术彻底减压固然重要，有效的抗结核治疗、控制局部结核病变也是关键因素。

参 考 文 献

Bilsel N，Aydingöz O，Hanci M，et al，1997. Late onset Pott's paraplegia [J]. Spinal Cord，38（11）：669-674.

Jain A K，2002. Treatment of tuberculosis of the spine with neurologic complications[J]. Clin Orthop Relat Res，（398）：75-84.

Shimizu K，Nakamura M，Nishikawa Y，et al, 2005. Spinal kyphosis causes demyelination and neuronal loss in the spinal cord：a new model of kyphotic deformity using juvenile Japanese small game fowls [J]. Spine（Phila Pa 1976），30（21）：2388-2392.

（秦世炳　唐　恺）

病例 5-3

【病例摘要】

患者，女性，43 岁，14 年前无明显诱因出现腰背部疼痛，呈持续性钝痛，活动时疼痛加重，在当地医院按"腰椎间盘突出"对症治疗，病情无缓解，来我院门诊，以 L₃、L₄ 结核，L₃ 椎体一度右侧移位收入院，拟行手术治疗。患者步入病房，腰椎生理前凸变小，L₃、L₄ 轻度后凸畸形，棘突压叩痛，活动受限，四肢肌力、肌张力正常，无感觉障碍，生理反射正常，病理反射未引出。

腰椎 CT（2002 年 11 月 2 日）：L₃、L₄ 椎间隙变窄，椎体骨质破坏，左侧尤重，形成骨空洞及死骨，椎旁软组织不宽。腰椎 X 线（2002 年 11 月 8 日）：L₃、L₄ 椎间隙变窄，椎体相邻处骨质破坏，左侧尤重，可见死骨影，L₃ 椎体向右侧移位，约为椎体的 1/6，椎旁软组织不宽（图 5-36 至图 5-38）。

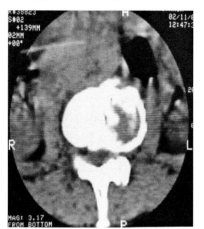
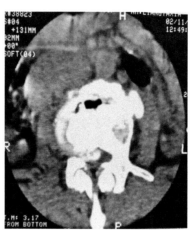
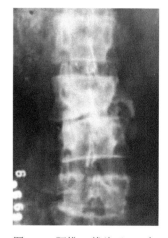

图 5-36　腰椎 CT 片 1（2002 年 11 月 2 日）

示 L₃、L₄ 椎间隙变窄，椎体骨质破坏，左侧尤重，形成骨空洞及死骨，椎旁软组织不宽

图 5-37　腰椎 CT 片 2（2002 年 11 月 2 日）

示 L₃、L₄ 骨质破坏，右侧可及脓肿影

图 5-38　腰椎 X 线片（2002 年 11 月 8 日）

示 L₃、L₄ 椎间隙变窄，椎体相邻处骨质破坏，左侧尤重，可见死骨影，L₃ 椎体向右侧移位，约为椎体的 1/6，椎旁软组织不宽

入院后完善术前相关检查，给予口服异烟肼（每次 0.3g，1 次 / 日）、乙胺丁醇（每次 0.75g，1 次 / 日）、肌内注射链霉素（每次 0.75g，1 次 / 日）、静脉滴注利福平（每次 0.5g，1 次 / 日）14d，于 2002 年 11 月 21 日在硬膜外麻醉下行右侧入病灶清除钛板内固定术。术中见 L₃、L₄ 椎间隙变窄，椎间盘及椎体骨质破坏，L₃ 椎体向右侧移位约 1.0cm，于 L₃、L₄ 椎间隙凿一"△"形骨洞，刮出 0.5 ～ 1.0cm³ 的死骨 4 块，全部为坏死的椎间盘、干酪物及肉芽组织，干酪样坏死组织约 10ml，骨洞通对侧，后方露硬膜，将一椎体钛板用 4 枚螺钉固定于 L₂₋₄ 椎体侧方。

术后病理：结核，见图5-39。

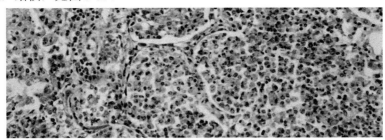

图5-39　术后病理（2002年11月27日）

见干酪样坏死，不除外结核

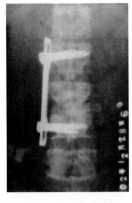

图5-40　腰椎X线片
（2002年12月28日）

示 L₃、L₄ 椎体病灶清除彻底、
满意，L₃椎体复位，已无移位，
钛板及螺钉固定位置佳

术后患者无腰背部疼痛，四肢肌力正常，无感觉障碍，于术后第14日切口甲级愈合好转出院，卧床3个月，术后复查红细胞沉降率20mm/h，血常规正常，肝肾功能正常。复查腰椎X线（2002年12月28日）：L₃、L₄ 椎体病灶清除彻底、满意，L₃ 椎体复位，已无移位，钛板及螺钉固定位置佳（图5-40）。抗结核（3HRES/15HRE）治疗18个月。

患者于2013年5月13日因"间断性咳嗽、咳痰伴胸闷、乏力2个月，发热20d"就诊。诊断为：①亚急性血行播散型肺结核，涂（+），初治，继发肺内感染；②结核性脑膜炎。入住我院内科治疗。给予口服乙胺丁醇（每次0.75g，1次/日）、吡嗪酰胺（每次1.5g，1次/日）、静脉滴注利福平（每次0.6g，1次/日）、异烟肼（每次0.6g，1次/日）、左氧氟沙星（每次0.2g，2次/日）抗结核对症治疗50d，病情好转出院。入院前肺CT（2013年5月12日）：双肺多发细小结节影，大小欠均，密度不等，另见散在斑片状及条索状高密度影，边缘模糊，

右肺下叶较大空洞影，洞壁光滑，靠后壁可见球状高密度影（图5-41）。50d后肺CT（2013年7月1日）：双肺病灶明显吸收，空洞变小（图5-42）。3年后肺CT（2017年2月28日）：双肺病灶吸收、钙化，空洞钙化（图5-43）。抗结核（2HRZE+Lfx/18HRZE）治疗20个月。

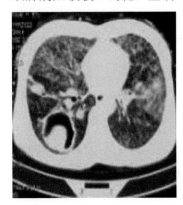 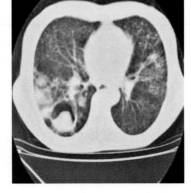 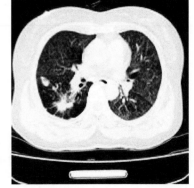

图5-41　患者入院前肺CT（2013年5月12日）	图5-42　患者入院50d后肺CT（2013年7月1日）	图5-43　2017年2月28日患者肺CT
见双肺多发细小结节影，大小欠均，密度不等，另见散在斑片状及条索状高密度影，边缘模糊，右肺下叶较大空洞影，洞壁光滑，靠后壁可见球状高密度影	可见双肺病灶明显吸收，空洞变小	可见双肺病灶吸收、钙化，空洞钙化

患者于 2017 年 2 月 27 日因 "L₃、L₄结核术后 14 年，右侧切口窦道 4d" 以 "L₃、L₄结核术后，右侧切口窦道" 第 3 次住我院治疗。骨科情况：患者步入病房，右侧腰背部可见一长约 14.0cm 弧形切口瘢痕，其远端有一直径 2.0cm 窦道，内有黄白色、无臭脓液流出，每日约 15ml，腰椎生理前凸变小，L₃、L₄轻度后凸畸形，棘突压叩痛，活动受限，四肢肌力、肌张力正常，无感觉障碍，生理反射正常，病理反射未引出。术前红细胞沉降率 58mm/h，C 反应蛋白 2.3mg/L，脓液经过结核分枝杆菌耐药性基因检测未检测到分枝杆菌。腰椎 X 线（2017 年 2 月 28 日）：L₃、L₄、L₅椎间隙变窄，椎体相邻处骨质破坏，L₃、L₄椎体向右侧移位，约为椎体的 1/5，左侧椎旁软组织增宽，椎体右侧见有内固定金属钢板影，钢板下方螺钉中部断裂，右侧见一脱落螺钉。腰椎 CT（2017 年 2 月 28 日）：L₃、L₄、L₅椎间隙变窄，椎体骨质破坏，密度不均，形成骨空洞及死骨，椎管内有较大钙化病灶，相应椎管狭窄，左侧椎旁软组织增宽，密度不均。腰椎 MRI（2017 年 2 月 28 日）：L₃、L₄、L₅椎间隙变窄，椎间盘及骨质破坏，信号异常，椎管内有较大异常信号影，相应椎管狭窄，脊髓受压，左侧腰大肌内信号异常（图5-44 至图 5-49）。

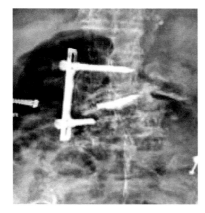

图 5-44　腰椎 X 线正位（2017 年 2 月 28 日）

可见 L₃、L₄、L₅椎间隙变窄，椎体相邻处骨质破坏，L₃、L₄椎体向右侧移位，约为椎体的 1/5，左侧椎旁软组织增宽，椎体右侧见有内固定金属钢板影，钢板下方螺钉中部断裂，右侧见一脱落螺钉

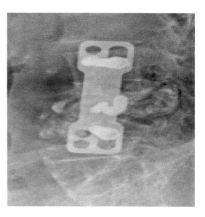

图 5-45　腰椎 X 线侧位（2017 年 2 月 28 日）

可见 L₃、L₄、L₅椎间隙变窄，螺钉断裂移位

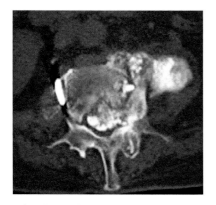

图 5-46　腰椎 CT 横断面 1（2017 年 2 月 28 日）

可见 L₃、L₄、L₅椎间隙变窄，椎体骨质破坏，密度不均，形成骨空洞及死骨，椎管内有较大钙化病灶，相应椎管狭窄，左侧椎旁软组织增宽，密度不均

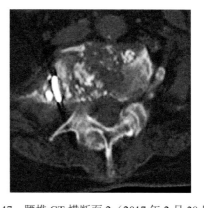

图 5-47　腰椎 CT 横断面 2（2017 年 2 月 28 日）

可见椎体骨质破坏，密度不均，形成骨空洞及死骨，左侧椎旁软组织增宽，密度不均

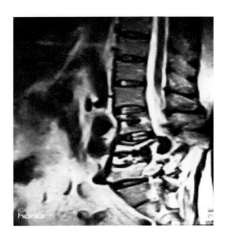

图 5-48　腰椎 MRI 矢状位（2017 年 2 月 28 日）
可见 L_3、L_4、L_5 椎间隙变窄，椎间盘及骨质破坏，信号异常，椎管内信号异常，
相应椎管狭窄，脊髓受压

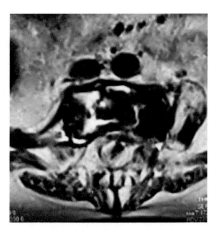

图 5-49　腰椎 MRI（2017 年 2 月 28 日）
可见左侧腰大肌内信号异常

　　全科讨论后认为：患者术后 14 年，切口破溃，形成窦道，根据病史、体征、X 线、CT、MRI、化验，临床诊断为：①L_3、L_4、L_5 结核术后复发，L_3 椎体一度右侧移位，左侧腰大肌脓肿，右侧切口窦道；②钛板下方螺钉断裂、脱落；③腰椎管局限性狭窄。考虑静止的结核分枝杆菌仍在病椎骨内，当患者自身免疫力低下时，患者再次感染结核分枝杆菌，原有病椎复发并破坏 L_5 椎体，脓液未检测到结核分枝杆菌及耐药，给予口服异烟肼（每次 0.3g，1 次 / 日）、乙胺丁醇（每次 0.75g，1 次 / 日）、吡嗪酰胺（每次 1.5g，1 次 / 日）、静脉滴注利福平（每次 0.6g，1 次 / 日）、左氧氟沙星（每次 0.2g，2 次 / 日）HRZE+Lfx 方案抗结核对症治疗。取钛板时易损伤腰大肌内神经，引起右下肢症状，行硬膜外麻醉，患者清醒，能感知到触碰神经，能提醒术者注意，可避免神经损伤。采用新型羟基磷灰石骨水泥复合利福平及钛网、椎弓根螺钉内固定，可维持病灶内抗结核药浓度，病椎稳定。左侧腰大肌脓肿尽量从术侧放出，不能放出则非手术观察治疗，必要时置管引流。椎管内有较大钙化病灶，狭窄较重，脊髓受压，但患者双下肢无症状，术中不予处理，观察治疗，必要时手术治疗。故择期在硬膜外麻醉下行右腹膜外入路取钛板 + 病灶清除、新型羟基磷灰石骨水泥复合利福平椎间植钛网植骨 + 后路椎弓根螺钉内固定术。

　　抗结核治疗 15d 后于 2017 年 3 月 14 日在硬膜外麻醉下行右腹膜外入路取钛板 + 病灶清除、新型羟基磷灰石骨水泥复合利福平椎间植钛网植骨 + 后路椎弓根螺钉内固定术，术中见窦道通椎体，内有黄白色干稠脓液，钛板周围有脓液、坏死肉芽组织及瘢痕组织，逐层钝性分离，钳夹腰大肌及瘢痕组织，患者双下肢无神经刺激症状方可剪断，显露钛板，找到并拧出螺钉，取出钛板，断钉 3 枚，腰 2 断钉未取，见 L_3、L_4、L_5 椎间隙变窄，椎间盘及骨质破坏，清除 0.5 ～ 1.0cm³ 的死骨 5 块，全部为坏死的椎间盘、干酪物及肉芽组织，干酪样坏死组织约 30ml，骨洞椎间盘处通椎体对侧，未放出左侧脓肿，未露硬膜，用利福平注射液 0.3g 加入 0.9% 氯化钠注射液 100ml 中配置成 0.3% 的冲洗液，冲洗骨洞，再用纱布填充骨洞压迫止血，剪一直径及长度与骨洞相适应的钛网，调配新型羟基磷灰石骨水泥，将 10g 骨水泥与 0.45g 注射用利福平粉剂混合。拔出骨洞内纱布，待骨水泥呈糊状，把骨水泥及同种骨条放入钛网内，将充满骨水泥及骨条的钛网纵行植入骨洞内，将钛网前方及侧方之空隙再用骨水泥充填，使之与相邻椎体缘接近，再植入同种骨块，待骨水泥固化后 5 ～ 7min，逐层缝合，患者翻身俯卧位，行后路椎弓根螺钉内固定术，完成手术。术后继续按术前抗结核治疗方案用药。

术后病理：结核（图 5-50）。

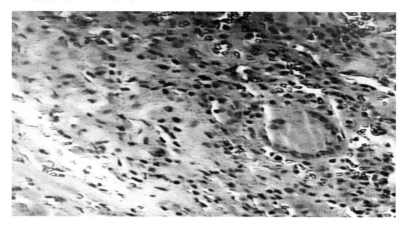

图 5-50　术后病理（2017 年 3 月 21 日）

可见类上皮细胞、郎格罕细胞、炎细胞浸润，形态符合结核

术后第 4d 拔除引流管，7d 离床行走，切口甲级愈合，于术后 2 周出院，给予 2HRZE+Lfx/18HRE 抗结核治疗。

出院后每 3～6 个月门诊复查，术后 4 个月复查腰椎 CT（2017 年 3 月 25 日）：L_3、L_4、L_5 椎间融合较好，钛网、骨块、后路钉棒位置较好，内固定稳定，椎管内有较大钙化病灶，相应椎管狭窄，左侧腰大肌脓肿增大（图 5-51，图 5-52）。于左侧腰大肌脓肿内置管引流，放出黄白色干稠脓液及渗液约 300ml，15d 后无脓液及渗液流出，拔除引流管。

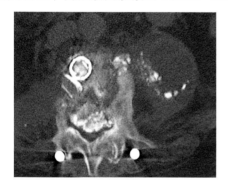

图 5-51　术后 4 个月复查腰椎 CT 片 1（2017 年 7 月 25 日）

可见 L_3、L_4、L_5 椎间融合较好，钛网、骨块、后路钉棒位置较好，内固定稳定，椎管内有较大钙化病灶，相应椎管狭窄

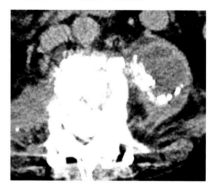

图 5-52　术后 4 个月复查腰椎 CT 片 2（2017 年 7 月 25 日）

可见左侧腰大肌脓肿增大

末次 19 个月复查，患者无腰腿部疼痛，行走正常，L_3、L_4、L_5 轻度后凸畸形，无棘突压痛及叩痛，活动略受限，四肢肌力、肌张力正常，无感觉障碍，生理反射正常，病理反射未引出。查红细胞沉降率及 C 反应蛋白正常。X 线及 CT（2018 年 10 月 25 日）：L_2、L_3、L_4、L_5 椎间及骨块已融合，钛网、骨块、后路钉棒内固定稳定，椎管内有较大钙化病灶，相应椎管狭窄，左侧腰大肌已无脓肿，可见钙化影（图 5-53 至图 5-55）。取出后路钉棒 X 线（2018 年 11 月 6 日）：L_2、L_3、L_4、L_5 椎间已融合，钛网固定稳定（图 5-56，图 5-57）。

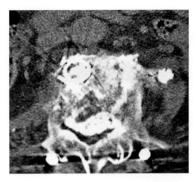

图 5-53　术后 19 个月复查 CT 片 1
（2018 年 10 月 25 日）

可见左侧腰大肌已无脓肿，可见钙化影

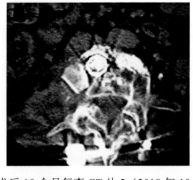

图 5-54　术后 19 个月复查 CT 片 2（2018 年 10 月 25 日）

可见 L_2、L_3、L_4、L_5 椎间及骨块已融合，钛网、骨块、后路钉棒内固定稳定，椎管内有较大钙化病灶，相应椎管狭窄，左侧腰大肌已无脓肿，可见钙化影

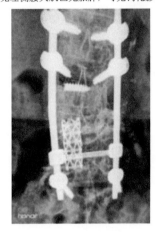

图 5-55　术后 19 个月复查 X 线（2018
年 10 月 25 日）

可见 L_2、L_3、L_4、L_5 椎间及骨块已融合，钛网、骨块、后路钉棒内固定稳定

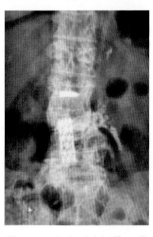

图 5-56　取出后路钉棒 X 线
正位（2018 年 11 月 6 日）

可见 L_2、L_3、L_4、L_5 椎间已融合，钛网固定稳定

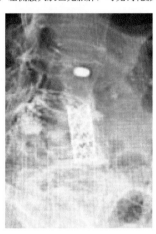

图 5-57　取出后路钉棒 X 线
侧位（2018 年 11 月 6 日）

可见钛网固定稳定，有少量后凸

【讨论分析】

我院 1970 ～ 2017 年已手术治疗脊柱结核 3 万余例，由于耐药结核分枝杆菌的出现、手术方式选择不当、病灶清除不彻底、病灶血供差、药物难以有效到达、长期服药依从性差、化疗不规范等原因，脊柱结核术后可有 0.7% ～ 8.0% 的复发和复治率。其中病灶清除术 2 万余例，术后患者需卧床 6 个月，出现病变治愈型截瘫 123 例，复发率为 8.0%；病灶清除植骨后路椎弓根螺钉内固定术 3000 余例及病灶清除植骨钛板或侧路钉棒系统内固定术 272 例，术后患者卧床 3 个月，无病变治愈型截瘫，复发率为 2.7%；新型羟基磷灰石骨水泥复合抗结核药及钛网内固定术治疗 150 余例，术后非瘫痪患者 1 周离床活动，无病变治愈型截瘫，复发率为 0.7%。

本例患者因为第 1 次手术时椎体侧方移位，椎体不稳定，虽然病灶清除彻底，但是未行病椎间植骨，右侧以钛板固定，病椎只是相对稳定（固定钛板的螺钉断裂 3 枚），影响病椎愈合；术后 14 年内恢复较好，病椎骨洞内血凝块血供差，含有结核分枝杆菌，并且术后抗结核药不易到达血凝块内，此为结核病复发原因之一；静止的结核分枝杆菌仍在病椎骨内，当患者自身免疫力低下时，结核分枝杆菌再次活跃致病。

传统的脊柱结核治疗方法为脓肿引流和病灶搔刮加术后抗结核治疗，术后复发率高，卧床时间长，后凸畸形等并发症多。前路病灶清除加椎体间植骨虽可解决上述问题，但植骨块对脊柱的支撑力量不够，不能完全解决脊柱矫形，同时患者卧床时间过长。后路内固定用于脊柱结核术后稳定性重建，能有效提高植骨融合率，促进瘫痪恢复和病变愈合，减少结核复发。但后路内固定对椎体前、中柱稳定性差，仍会出现植骨块吸收、畸形复发、椎弓根螺钉松动、连接棒断裂等并发症。前路病椎间钛网的应用为前路病灶清除后脊柱稳定性的重建提供了更理想的手段，钛网不受感染环境的影响，可以提供更好的前柱支撑。后路融合的补充可以更好地矫正畸形，增加融合率，并不增加感染概率。

目前，前路开放手术仍然是治疗脊柱结核的金标准，其有 3 个优点：①能完成长节段病灶显露，达到在直视下清除病灶；②进行前方椎管减压、矫正畸形；③在病灶清除后行大块三皮质髂骨支撑植骨，获得更强的术后脊柱稳定性。但是其缺点也显而易见：①创伤大，术后需卧床，康复时间长；②前路手术必须大范围切断肋间肌或腹部肌肉，去除肋骨，结扎节段血管，且在处理对侧病变时，节段血管出血不易控制；③显露及清除病灶时对腰大肌的分离会导致术侧屈髋肌肉无力；④术区内重要血管、器官、神经较复杂，对术者经验及技术要求高，手术开展受限。因此，近年来许多医师探讨后路病灶清除的可能性和有效性。后路手术优点：①内固定牢靠；②可行长节段病灶清理、矫正畸形；③手术技术易于掌握，大部分脊柱外科医师均可开展。其缺点：①后路手术对前方病灶显露有限，清除脓液、无效腔等病变可能不够彻底，术中前方节段动脉出血非常难以控制；②术中须大范围剥离椎旁肌，破坏了术前尚且完好的脊柱后方韧带复合体结构，手术创伤依然较大。

对于脊柱结核有椎旁脓肿者宜采用前路手术，对于有脊髓受压的腰椎结核宜采用后路手术，有脊髓受压的胸椎结核可采用侧前方或后路手术，彻底清除病灶，对于不能耐受手术且有脓肿的患者可采用单纯脓肿引流术。现在常用病灶清除、植骨、后路椎弓根螺钉内固定术，同时病灶内可植入钛网，植入物包括自体骨、异体骨、人工骨、钛网、复合抗结核药载体等，可采用局部药物递送系统。解决了病灶血供差，药物难以有效到达病灶及脊柱稳定性的问题，对于脊柱结核的恢复均能取得良好效果。

【经验总结】

脊柱结核术后复发复治原因较多，医师在手术时选择恰当手术方式、彻底清除病灶、充分考虑病灶血供差、药物难以有效到达病灶及脊柱稳定性的问题才能提高脊柱结核的治愈率。

参 考 文 献

马远征，王自立，金大地，等，2013. 脊柱结核 [M]. 北京：人民卫生出版社 .

Hee H T，Majd M E，Holt R T，et al, 2002. Better treatment of vertebral，osteomyelitis using posterior stabilization and titanium mesh cages [J]. J Spinal Disord Tech，15（2）：149-156.

Fuster S，Sala P，Prat S，et al, 2001. Spinal tuberculosis：early surgical treatment combined with medical treatment[J]. Med Clin（Bare），117（12）：457-459.

（王中吉 塔长英 庄宏达）

病例 5-4

【病例摘要】

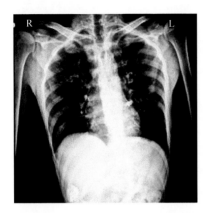

图 5-58　患者 2010 年 6 月当地医院
胸椎正位 X 线片

显示脊柱向左侧弯曲，$T_{11} \sim L_1$ 椎体轮廓不清，椎间隙消失

患者，男性，藏族，27 岁，因"胸背部间断疼痛 1 年，加重伴发热、盗汗 2 个月"于 2010 年 7 月 6 日就诊于我院外科。患者 1 年前无明显诱因出现胸背部疼痛，于劳作时发作，卧床休息缓解。发作时疼痛为持续性胀痛，无法直立行走，需蹲下缓解，无发热、盗汗，无胸闷、气短，无咳嗽、咳痰。在当地医院就诊，胸椎正侧位 X 线摄影提示"T_{12} 椎体骨质破坏，T_{11}、T_{12} 椎间隙狭窄"，考虑"胸椎结核"可能性大（图 5-58），但未给予抗结核药治疗，仅给予艾灸、口服藏药等治疗。2 个月前患者胸背部疼痛明显加重，呈持续性胀痛，无法进行重体力劳作，行走困难，行走约 200m 后需下蹲 5min 缓解疼痛，伴间断发热、盗汗，盗汗为午后休息时明显，发热多为午后低热，无咳嗽、咳痰，无胸闷、气短。CT 提示 T_{11}、T_{12} 椎体骨质破坏，椎旁脓肿形成，来我院就诊。

入院后患者结核抗体弱阳性，红细胞沉降率 84mm/h，C 反应蛋白 46.3mg/L，PPD 试验硬结平均直径为 15mm×15mm，呈强阳性。胸部 CT 提示：右肺上叶前段、中叶及左肺上叶前段、下叶前内基底段慢性感染，多系继发性肺结核所致（图 5-59，图 5-60）。

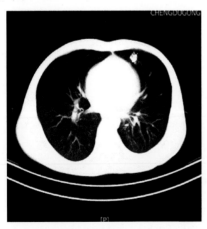

图 5-59　胸部 CT 片 1

显示患者双肺多发条索、结节影，左肺可见钙化灶

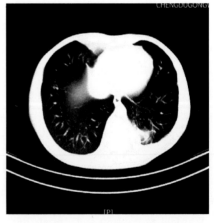

图 5-60　胸部 CT 片 2

显示左侧胸腔缩小，左肺下叶背段病灶，局部胸膜增厚

完善相关检查，请结核内科会诊，给予异烟肼（每次 0.3g，1 次 / 日）、利福平（每次 0.45g，1 次 / 日）、乙胺丁醇（每次 0.75g，1 次 / 日）、吡嗪酰胺（每次 1.5g，1 次 / 日）诊断性抗结核治疗。抗结核治疗 2 周后经患者及家属同意，于 2010 年 8 月 5 日在全麻下行"经前路 T_{12} 椎体病灶清除、植骨融合内固定术"（图 5-61 至图 5-63），术后恢复可，并按照术前抗结核药方案继续抗结核治疗，术后 14d 拆线出院。

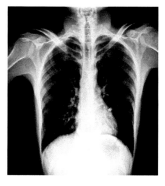
图 5-61 患者行胸椎前路术后 3d 胸椎正位 X 线片

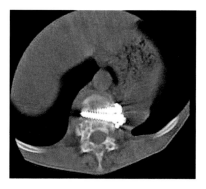
图 5-62 患者行胸椎前路术后 3d 后的 T_{11}、L_1 椎体 CT 平扫 1

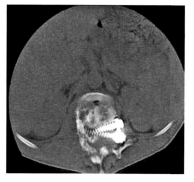
图 5-63 患者行胸椎前路术后 3d 后的 T_{11}、L_1 椎体 CT 平扫 2

出院后患者因路途遥远，在当地无法获取抗结核药，且胸背部疼痛缓解明显，故于术后 10 个月自行停药。停药后患者胸背部疼痛间断出现，偶伴双小腿麻木。无发热、盗汗，无胸闷、气短，无咳嗽、咳痰，未给予特殊处理。后因胸背部疼痛加重，双小腿麻木、乏力，先于 2013 年 3 月 16 日来我院行 T_{11}～L_1 椎旁脓肿清除、内固定器取出术。后于 2013 年 11 月 9 日再次就诊于我院，胸椎 X 线片提示：T_{11}～L_1 椎体呈楔形变，T_{12}～L_1 椎体融合，T_{11}、T_{12} 椎间隙变窄，胸 CT 提示 T_{11}～L_1 椎体骨质破坏，椎旁脓肿形成（图 5-64，图 5-65）。

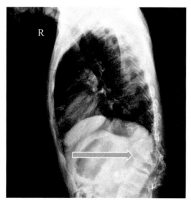
图 5-64 X 线片显示胸腰段脊柱后凸畸形加重（箭头处）

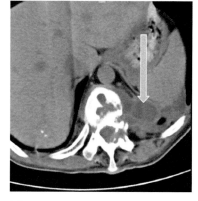
图 5-65 CT 显示 T_{12} 椎体骨质破坏、左侧椎旁脓肿形成（箭头处）

我科考虑胸椎结核术后复发。患者脊柱后凸畸形，脊柱不稳定，有潜在脊髓损伤可能，原病椎骨质破坏明显，可见较多游离死骨、脓肿形成，植骨块吸收，未融合，建议再次手术治疗。

患者病椎骨质破坏较前加重、植骨未融合，考虑脊柱结核耐药可能，术前需调整抗结核药方案，于 2013 年 11 月 22 日转入结核内科治疗，调整后复治方案：丙硫异烟胺（每次 0.3g，2 次 / 日）、对氨基水杨酸（每次 8g，1 次 / 日，由 2 g 逐日加量）、莫西沙星（每次 0.4g，1 次 / 日）、吡嗪酰胺（每次 1.25g，1 次 / 日）、卷曲霉素（每次 0.75g，1 次 / 日）。治疗 20d 后患者感胸背部疼痛缓解，于 2013 年 12 月 11 日转入外科治疗。术前准备充分后于 2014 年 2 月 24 日行经后路 T_{11}～L_1 椎体结核病灶清除、椎管减压、后凸畸形矫形、钉棒系统内固定、前路病灶清除、取髂骨植骨融合术（图 5-66 至图 5-69）。术中见 T_{11}～L_1 椎体后凸畸形明显，轻度左侧弯，T_{11}、T_{12} 双侧椎板旁见干酪样肉芽组织，T_{12} 椎体右侧肋骨骨质破坏。T_{11}～L_1 椎管狭窄，椎板下见较多干酪样肉芽组织积聚、与硬脊膜粘连，T_{11}、T_{12} 双侧椎弓根及椎体骨质破坏，较多游离死骨及硬化骨形成，原前方植骨所用肋骨远端未融合，T_{11}、T_{12}左侧椎间隙积聚少量黄色脓液。

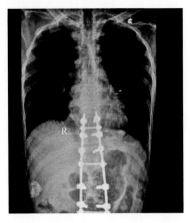

图 5-66　患者术后 3d 胸椎正位 X 线片

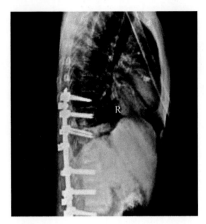

图 5-67　患者术后 3d 胸椎侧位 X 线片

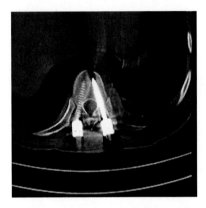

图 5-68　术后 3d T_{10}、L_1 椎体 CT 平扫 1

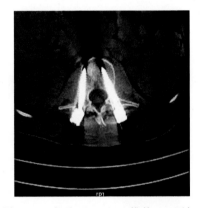

图 5-69　术后 3d T_{10}、L_1 椎体 CT 平扫 2

患者术后继续按照术前方案抗结核药治疗，术后 BACTAC MGIT 960 分枝杆菌快速培养系统（简称"BAC 培养"）结果提示耐多药结核，对卷曲霉素、丙硫异烟胺、对氨基水杨酸、大剂量莫西沙星、吡嗪酰胺均敏感，故请结核内科会诊后，不调整抗结核方案，因患者住院时间较长，使用卷曲霉素 6 个月后停用，故出院时抗结核药方案：丙硫异烟胺（每次 0.3g，2 次 / 日）、对氨基水杨酸（每次 8g，1 次 / 日）、莫西沙星（每次 0.4g，1 次 / 日）、吡嗪酰胺（每次 1.25g，1 次 / 日）。患者术后病理检查结果显示病变椎体由结核分枝杆菌感染引起。

出院后患者坚持使用丙硫异烟胺、对氨基水杨酸、大剂量莫西沙星、吡嗪酰胺，但于术后 10 个月时出现下半身感觉、肌力丧失，故于 2015 年 2 月 11 日再次住院。入院时体格检查结果显示 T_{11} ～ L_1 棘突轻微叩痛，左侧肚脐以下浅感觉明显减退，右侧腹股沟以下浅感觉稍减退，右下肢肌力 4 级，左下肢肌力 1 级，鞍区感觉、肛周反射减退。入院胸椎 MRI 显示 T_{11} ～ L_1 椎体椎间隙消失，椎体骨质信号见不均匀改变，邻近椎旁软组织肿胀，膀胱潴留并双侧输尿管、双肾积液（图 5-70 至图 5-73）。全院讨论后考虑多系结核耐药导致复发，不排除脊髓结核可能，建议患者调整抗结核药方案，患者拒绝，要求停止使用结核药，劝说无效，签字停药。

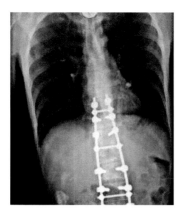

图 5-70　患者行前后路胸椎结核病灶清除、椎管减压、后凸畸形矫形、取髂骨植骨钉棒内固定术后 10 个月正位 X 线片

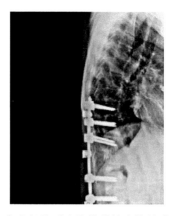

图 5-71　患者行前后路胸椎结核病灶清除、椎管减压、后凸畸形矫形、取髂骨植骨、钉棒内固定术后 10 个月侧位 X 线片

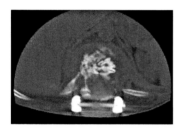

图 5-72　患者行前后路胸椎结核病灶清除、椎管减压、后凸畸形矫形、取髂骨植骨、钉棒内固定术后 10 个月 CT 扫描 1

结果显示 $T_{11} \sim L_1$ 骨质破坏加重，邻近椎旁软组织肿胀

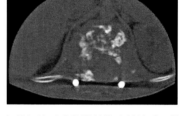

图 5-73　患者行前后路胸椎结核病灶清除、椎管减压、后凸畸形矫形、取髂骨植骨、钉棒内固定术后 10 个月 CT 扫描 2

结果显示 $T_{11} \sim L_1$ 骨质破坏加重，邻近椎旁软组织肿胀

　　患者 2018 年 5 月来院复查，扶拐步入病房，双下肢感觉、肌力较既往无改善，胸部 CT 显示双肺病灶无明显变化。脊柱 CT 显示椎体变化不明显，椎旁软组织肿胀好转（图 5-74 至图 5-76）。

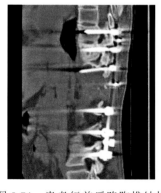

图 5-74　患者行前后路胸椎结核病灶清除、椎管减压、后凸畸形矫形、取髂骨植骨、钉棒内固定术后 4 年 CT 矢状位重建图像

结果显示 $T_{11} \sim L_1$ 仍有骨质破坏，植骨未融合

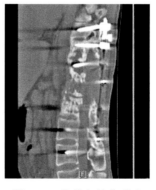

图 5-75　胸椎矢状位重建

见 $T_{11} \sim L_1$ 仍有骨质破坏，植骨未融合

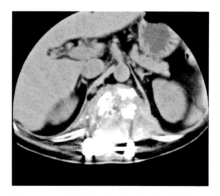

图 5-76　患者术后 4 年来我院复查，CT 扫描

显示 T_{11} 骨质破坏，椎旁脓肿形成

【讨论分析】

该患者病程迁延，反复多次手术治疗，术后均出现结核复发，最终导致脊髓受压，双下肢不全性截瘫，其中过程值得反思。

1. 早期、联合、全程、规律用药是抗结核治疗的基本原则　患者抗结核治疗初治方案为异烟肼、利福平、乙胺丁醇、吡嗪酰胺，是最常用的一线抗结核药，其分布广泛、穿透力强，通过渗入细胞内作用于其中的结核分枝杆菌，对生长旺盛的活动期结核分枝杆菌有强大的杀灭作用。其中，异烟肼、利福平属灭菌主要药物，乙胺丁醇、吡嗪酰胺有协同作用，单用易出现耐药。患者体内活动性结核分枝杆菌未完全清除情况下停药，产生耐药结核分枝杆菌（患者复发后二次手术术后 BAC 培养结果显示对利福平、异烟肼耐药），导致结核复发。

2. 有效抗结核药治疗是治愈骨与关节结核的关键　有效抗结核药治疗是治愈骨与关节结核的根本措施，手术治疗是重要的治疗手段。手术不是病原学意义上的彻底病灶清除，有赖于抗结核药术后继续有效发挥作用，手术清除低药物浓度和未被检测出药物浓度的病变组织，重建病灶区有效药物浓度环境，对降低耐药发生率、提高治愈率是有益的。术后依据标本结核分枝杆菌基因检测、GeneXpert 检测、BAC 培养结果，可评价抗结核药治疗的有效性，决定是否调整抗结核药方案。服药期间持续进行抗结核药治疗有效性评价，是降低术后结核病复发的关键措施之一。患者出院后并未定期复查，当地医院复查情况不明，无法有效评价抗结核药疗效。

3. 规范化抗结核治疗宣教是既重要又易被忽略的环节　患者首次前路手术术前抗结核治疗 2 周，术后顺利出院。出院后患者因路途遥远，在当地无法获取抗结核药，且胸背部疼痛缓解，术后 10 个月自行停药。患者为藏族，语言沟通欠佳，依从性差，没有坚持抗结核药治疗全程的原则；不规范的抗结核治疗导致耐多药结核分枝杆菌产生，增加了疾病治疗的难度；术后没有坚持定期来院随访复查，没有持续进行抗结核药治疗有效性评价，监测耐药情况，导致抗结核治疗失败。此类患者对结核病缺乏了解，入院后提出的最多的问题就是"医生，我可以输液吗？""医生，我什么时候手术？"，认为输液、手术才是最重要的治疗手段，忽略了抗结核药的重要性。部分医师、护士也忽略了这一环节，没有了解患者的依从性及对结核病的知晓程度，没有选择适合患者需要的知识与信息，没有从思想上、意识上改变患者错误的观念，值得深思。此病例突出了规范化抗结核治疗宣教的重要性及必要性，医护人员应重视宣教的方式、方法、时机，让患者充分理解并配合治疗，定期随访复查，可在一定程度上决定疾病的预后。

【经验总结】

骨与关节结核是较为复杂的难治性疾病，包含了内科用药、外科手术，早期、联合、全程、规律是抗结核药治疗的基本原则，有效的抗结核药疗效评价是决定手术时机、避免术后结核复发的重要措施。由于少数民族骨与关节结核发病率高，加强医护人员责任心，提高认识，明确健康宣教的重要性和必要性，把握合适的宣教时机和方式，达到最大的宣教效果，让患者充分理解及配合，也是降低术后结核复发的重要措施。

参 考 文 献

王永清，赵臣堂，王凤江，等，2008. 结核杆菌在可植入材料表面黏附性和生物膜形成的体外研究 [J]. 生物医学工程与临床，12（4）：282-284.

Kim SJ，Postigo R，Koo S，et al，2013. Total hip replacement for patients with active tuberculosis of the hip：a systematic review and pooled analysis [J]. Bone Joint J，95-B（5）：578-582. PMID：23632665.

Tuli SM，2002. General principles of osteoarticular tuberculosis[J]. Clin Orthop Relat Res，（398）：11-19. PMID：11964626.

（蒲 育 何 敏 李 海）

病例 5-5

【病例摘要】

患者，女性，30岁，近5个月前无明显诱因出现间断发热，夜间多见，体温37.1～38.1℃，伴有轻微咳嗽，咳少量白痰，无异味，无痰中带血，无发热，有明显乏力，偶有夜间盗汗，伴有腰痛，偶有恶心，未呕吐，无头痛，无腹痛。近日因腰痛、尿常规异常，就诊于某医院，考虑肾小球肾炎，给予口服药物治疗，症状无好转。遂到我院就诊，行肺部CT检查，考虑肺结核，收入院治疗。患病以来有发热、盗汗及乏力，无消瘦、心悸、胸痛，饮食及睡眠尚可，排尿正常，有便秘，3日排便1次。

骨科情况：步入病房，脊柱正常生理弯曲，T_9、T_{10}棘突压叩痛（±），四肢肌力、肌张力正常。生理反射正常，病理反射未引出。

PPD（2017年2月16日某结核防治所）硬结平均直径21 mm，有水泡。

红细胞沉降率（2017年2月23日）：52mm/h。

彩超（2017年2月14日）：双肾未见明显异常。

入院结核内科后，完善相关检查，影像学见T_9、T_{10}骨质破坏伴椎旁脓肿形成（图5-77、图5-78），给予异烟肼（每次0.3g，1次/日）、利福平（每次0.45g，1次/日）、乙胺丁醇（每次0.75g，1次/日）、吡嗪酰胺（每次0.5g，3次/日），抗结核治疗10d后，体温渐升高，最高39.0℃，考虑结核热，加强抗结核治疗，将异烟肼剂量改为每次0.4g，1次/日，最高体温仍进行性增高（40℃），进一步加强抗结核治疗，加莫西沙星（每次400mg，1次/日）口服，仍有高热，怀疑药物热，停用所有药物观察5d，体温无下降趋势，复查肺部CT，见胸椎旁脓肿张力较大，有向肺内突破趋势（图5-79）。

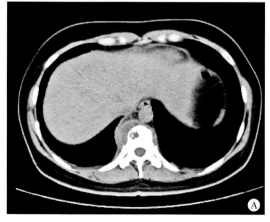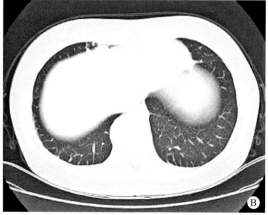

图 5-77　入院时肺部CT（2017年2月21日）

A. 为肺部CT纵隔窗，显示胸廓对称，纵隔内见肿大淋巴结，部分椎体最高局部骨质破坏，椎旁见软组织肿胀；B. 肺部CT肺窗，双肺可见多发斑片样、结节样及索条样高密度影，密度浓淡不均，边界模糊不清，邻近胸膜增厚粘连

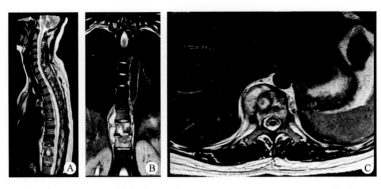

图 5-78　胸椎 MRI（2017 年 2 月 22 日）

A. 为胸椎 MRI 矢状面，可见 $T_{9\sim11}$ 骨质破坏；B. 为胸椎 MRI 冠状面，右侧可见椎旁脓肿影；
C. 为胸椎 MRI 横断面，见椎旁脓肿影，并可见椎体骨质破坏

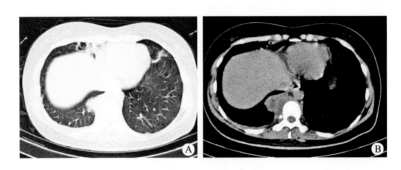

图 5-79　抗结核药治疗 2 周肺 CT

A. 为肺 CT 肺窗，可见双侧胸膜局限性增厚，右侧为著，部分椎体局部骨质破坏；
B. 为肺 CT 纵隔窗，椎旁见软组织肿胀向右肺内明显突入

　　住院第 20d，经骨科会诊，考虑发热与胸椎旁脓肿增大有关，由内科转入骨科拟行手术治疗，除外结核性脑膜炎及结核性胸膜炎等发热原因。科内讨论：患者胸椎结核椎旁脓肿渐增大（图 5-80～图 5-82），持续高热，考虑结核炎症渗出较重，抗结核治疗 4 周，无好转趋势，有发生结核性脑膜炎及脓胸和胸膜瘘的风险，行病灶清除术达到清除和减压目的，避免脓胸和胸膜瘘发生。

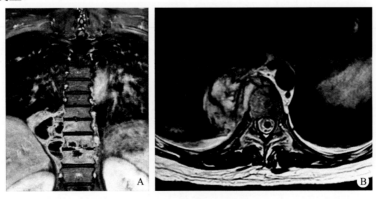

图 5-80　术前复查 MRI

A. 为 MRI 冠状面，比较 2017 年 2 月 22 日 MRI，T_8 椎体受累，椎体右侧脓肿范围增大，
双侧胸膜局限性增厚，右侧为著；B. 为 MRI 横断面，椎体右侧脓肿范围增大

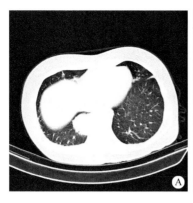
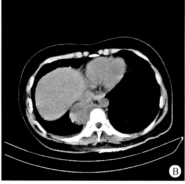

图 5-81　术前肺 CT

A. 为肺 CT 肺窗，双侧胸膜局限性增厚，右侧胸腔少量积液，部分胸椎骨质破坏伴椎旁脓肿形成；

B. 为肺 CT 纵隔窗，椎旁见软组织肿胀向右肺内明显突入，部分胸椎骨质破坏伴椎旁脓腔积液

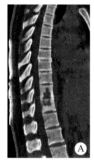
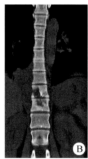
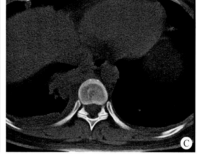

图 5-82　术前 CT 影像

A. 为 CT 重建矢状面，生理曲度存在，T_{10}、T_{11} 椎体相对缘骨质破坏，略有增生，椎间隙变窄；

B. 为 CT 重建冠状面，其旁软组织肿胀；C. 为 CT 重建横断面，后方硬膜囊受压，右侧胸腔积液

入院第 31 日，在全麻下行 T_9、T_{10}、T_{11} 结核并脓肿经肋横突入路病灶清除、椎板植骨椎弓根钉内固定术，术中清除椎旁大量水肿肉芽和黏稠脓液及死骨椎间盘，术后加强化疗，增加阿米卡星（每日 0.4g，静脉滴注），术后 1 周体温逐渐降至正常。术后病理结果提示结核（图 5-83）。

脓液 BACTEC MGIT 960 培养：未生长抗酸杆菌。

脓液结核菌 GeneXpet 检测：检测到 MTB。利福平耐药检测：敏感。

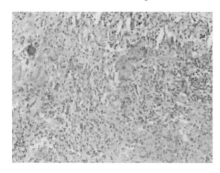

图 5-83　术后病理（B15909）

肉芽肿性病变，考虑结核

表 5-1　患者术前、术后 3 周及术后 3 个月红细胞沉降率及 C 反应蛋白对比

时间	红细胞沉降率（mm/h）	C 反应蛋白（mg/L）
术前	82	67.8
术后 3 周	49	25.4
术后 3 个月	14	1.6

术后 3 个月，背部切口下端略肿胀，有波动感，未干预，CT 可见椎旁脓肿未缩小（图

5-84）。术后第 5 个月患者自行到某医院就诊，CT 示骨质缺损及椎旁脓肿未见缩小迹象（图 5-85，图 5-86），门诊给予调整抗结核治疗方案：对氨基水杨酸异烟肼（每次 3.0g，3 次 / 日）、利福喷丁（每次 0.45g，2 次 / 周）、丙硫异烟胺（每次 0.2g，3 次 / 日）、莫西沙星（每次 0.4g，1 次 / 日）、阿米卡星（每次 0.4g，1 次 / 日）静脉滴注。随后回到我院执行会诊方案继续治疗，住院期间背部切口远端破溃，给予局部清创及创面负压封闭引流（VSD）5 次后切口愈合。随访影像学可见 T_9、T_{10} 椎间未见骨质融合，椎旁脓肿范围缩小（图 5-87 至图 5-89）。患者术前、术后 3 周及术后 3 个月红细胞沉降率及 C 反应蛋白逐渐下降（表 5-1）。

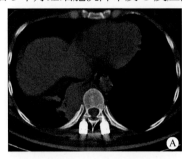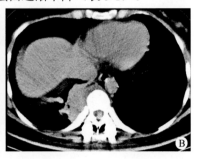

图 5-84　术后 3 个月肺 CT

A. 为肺 CT 纵隔窗，椎体范围内可见金属固定器影，椎旁软组织明显肿胀；B. 为肺 CT 肺窗，椎旁见软组织肿胀向右肺内明显突入，部分胸椎骨质破坏伴椎旁脓肿形成

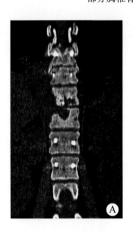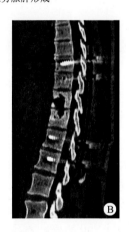

图 5-85　术后 5 个月胸椎 CT 重建

A. 为胸椎 CT 重建冠状面，胸椎生理曲度存在，$T_8 \sim L_1$ 椎体范围内可见金属固定器影，$T_{8\sim11}$ 椎体可见骨质改变，T_{10}、T_{11} 椎体相对缘为著，局部骨质缺损，椎旁软组织明显肿胀；B. 为胸椎 CT 重建矢状面，椎旁见软组织肿胀向右肺内明显突入，部分胸椎骨质破坏伴椎旁脓肿形成

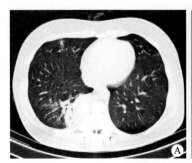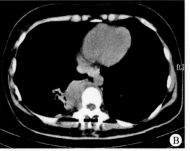

图 5-86　术后 5 个月胸部 CT

A. 为肺 CT 肺窗，右肺下叶椎体旁可见片状实变影，边界不清，周围伴多发小斑片影，双肺可见散在小斑片及小结节影；B. 为肺 CT 纵隔窗，纵隔内见增大淋巴结

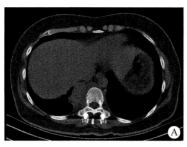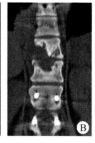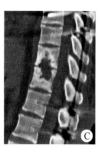

图 5-87 术后 7 个月胸椎 CT

A. 为肺 CT 纵隔窗，右肺下叶椎体旁可见片状实变影，边界不清，周围伴多发小斑片影，双肺可见散在小斑片及小结节影；B. 为胸椎 CT 冠状面，$T_8 \sim L_1$ 椎体范围内可见金属固定器，$T_{8 \sim 11}$ 椎体可见骨质破坏，T_{10}、T_{11} 椎体相对缘为著，局部骨质缺损，椎旁软组织明显肿胀；C. 为胸椎 CT 矢状面，胸椎生理曲度存在，$T_8 \sim L_1$ 椎体范围内可见金属固定器，$T_{8 \sim 11}$ 椎体可见骨质破坏

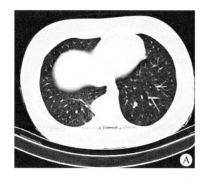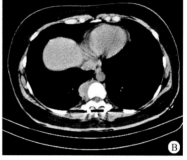

图 5-88 末次复查肺 CT

A. 为肺 CT 肺窗，胸廓对称，右肺见散在索条状密度增高影，右侧胸膜局部增厚粘连；B. 为肺 CT 纵隔窗，胸廓对称，右肺见散在索条状密度增高影，右侧胸膜局部增厚粘连

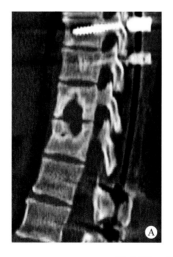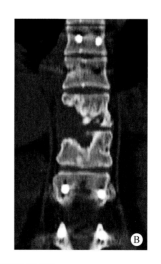

图 5-89 末次复查胸椎 CT

A. 为胸椎 CT 矢状面，T_{10}、T_{11} 椎体部分骨质缺损，边缘不整，椎间隙变窄，椎旁软组织肿胀，邻近椎体内见金属固定物影；B. 为胸椎 CT 冠状面，部分骨质缺损，边缘不整，椎间隙变窄，椎旁软组织肿胀

【讨论分析】

回顾分析本病例，科室讨论认为患者复治有以下几种因素。

1. 手术时机选择 脊柱结核手术治疗要求患者体温正常，红细胞沉降率及 C 反应蛋白稳定或下降。本例患者抗结核治疗期间突发高热，红细胞沉降率及 C 反应蛋白升高，肺部 CT 证实椎旁脓肿有突破胸膜趋势。因胸椎与胸腔解剖关系密切，存在直接累及胸腔的可能。椎旁脓肿累及胸腔、继发胸腔积液或脓胸，为胸椎旁脓肿穿透壁层胸膜，结核分枝杆菌进入胸腔所致。如果等待患者体温正常，红细胞沉降率及 C 反应蛋白稳定或下降，意味着胸腔内大量炎性因子被吸收，大量结核分枝杆菌在胸膜上定植，目前认为结核分枝杆菌定植胸膜超过 4 周，胸膜纤维板增厚，需要胸外科行胸膜剥脱术，甚至是肺叶切除。对于椎旁流注脓肿的患者，抗结核药可能难以在病灶局部达到有效的抑菌或杀菌浓度，抗结核药的不良作用反而会使全身状况更差。因此，不能一味追求抗结核治疗时间和红细胞沉降率达标反而延误手术时机，在抗结核治疗效果欠佳时根据外科感染的治疗原则，可考虑先行手术治疗。本例患者在抗结核过程中出现高热，红细胞沉降率及 C 反应蛋白逐渐增高，此时选择手术治疗。通过清理胸椎骨病灶及椎旁脓肿，去除了椎旁脓肿向肺内突破的压力，避免形成结核性脓胸及胸膜瘘，但因术前抗结核药治疗不理想，红细胞沉降率及 C 反应蛋白不稳定，术后切口不愈合风险增加。

2. 病灶清除彻底性 病灶清除不彻底是术后出现局限性积液、窦道、切口不愈合最常见的原因。彻底清除结核性病灶是脊柱结核手术目的之一，是治愈脊柱结核、减少复发的基础，也是病灶内使用内固定的安全保证。本例因顾虑开胸手术有胸膜瘘风险，遂选择单后路经胸椎弓根外侧向前方清理病灶，术中病灶显露不如前路开胸入路，致使病灶清除不彻底，加上结核分枝杆菌附着于胸膜，第 1 次术后残留前方结核病灶。研究显示，结核术后复发均存在病灶清除不彻底的情况。分析原因可能是该部位术中暴露困难、操作难度大、担心过量清除导致术中及术后并发症等。同时，因后路手术为经肋横突入路清除 T_{10}、T_{11} 病灶，导致病灶与后方椎弓根钉内固定贯通通道，椎旁脓肿压力改变方向，致术后切口破溃。

【经验总结】

贾连顺提出，脊柱结核手术时间宜选择在：①有效抗结核治疗 4～6 周以上；②患者全身状况和红细胞沉降率明显好转（40～50mm/h 以下，血红蛋白不低于 100g/L）；③对有混合感染体温升高者，应先引流控制混合感染，只有在充分控制感染情况下，方可施行手术。分析该病例术后复发原因，与术前红细胞沉降率及 C 反应蛋白较入院时下降不明显有关。研究证明，红细胞沉降率及 C 反应蛋白与结核病情活动性存在正相关性，并认为 C 反应蛋白较红细胞沉降率好，C 反应蛋白的相关性及特异性更好，可帮助术者准确地了解结核病灶的活动性，从而决定手术日期。结核活动尚未得到缓解，便行一期手术治疗，创伤大、出血多，明显增加了结核分枝杆菌扩散及术后复发的风险。因此，笔者认为术前 2～4 周有效的联合抗结核药治疗是必要的，且化验指标有明显下降趋势，伴有椎旁大量脓肿形成者，结核中毒症状改善不佳，应先行经皮置管脓肿引流，待结核中毒症状有所缓解时再选择手术。

综上所述，手术时机的选择应按照既往文献及经验进行，如随意进行手术，会为复发埋下隐患。

参考文献

窦学军，王亮，路伟强，等，2013.78 例结核性脓胸的外科治疗 [J]. 中国防痨杂志，35（9）：738-740.

董健，李娟，2014. 脊柱结核手术时机的选择 [J]. 中华骨科杂志，34（2）：247-249.

兰汀隆，董伟杰，范俊，等，2017. 39 例胸椎结核累及胸腔的手术时机、手术方式和疗效分析 [J]. 中国防痨杂志，39（4）：342-347.

（柳盛春　郭春生　姜荃月）

病例 5-6

【病例摘要】

患者，男性，21 岁，蒙古族，以"胸腰背部疼痛 8 个月，加重 1 个月"为主诉入院。于 2016 年 11 月 22 日以"① T_7、T_8 椎体结核；② T_{12}、L_1 椎体结核；③胸腰椎椎管狭窄；④右侧腰大肌脓肿；⑤继发性肺结核：左肺上涂（未）初治；⑥结核性胸膜炎：右侧涂（未）初治"第 1 次收入骨科。

患者自诉 2015 年 5 月底无明显诱因感腰部疼痛，为针刺样疼痛，活动后明显，休息后略有缓解，无明显发热、盗汗、乏力，当时就诊医院行相关检查（具体检查不详）后考虑为"腰椎间盘突出"，未行特殊处理，后症状时有加重，无明显双下肢放射痛。2016 年 2 月开始感腰痛症状明显加重，伴腰部活动明显受限，多为针刺样疼痛。2016 年 5 月 10 日于我院住院治疗，行相关检查后诊断："① T_7、T_8 胸椎结核；② T_{12}、L_1 脊柱结核，胸腰椎椎管狭窄，右侧腰大肌脓肿；③继发性肺结核"。给予"异烟肼、利福平、吡嗪酰胺、乙胺丁醇"等抗结核治疗 2 周，拟行手术治疗，患者及家属要求出院回家继续治疗，出院后服用上述药物 2 周后自行停药，上述症状逐渐加重。1 个月后胸腰背部疼痛加重明显，伴双下肢反射痛，于 2016 年 11 月 3 日就诊某县医院，行相关检查后诊断为" T_{12}、L_1 椎体结核"，住院抗结核治疗（具体用药不详）2 周后建议手术治疗，因个人原因未同意手术，上述症状逐渐加重。于 2016 年 5 月 10 日收入骨科。

既往史：2015 年 5 月于我院诊断"继发性肺结核"，给予初治四联抗结核治疗，约 2 周自行停药、未规律服药治疗。

骨科情况：发育正力型，营养中等，正常面容，安静表情，自主体位，神志清醒，检查合作。脊柱未见异常，脊柱双侧软组织对称，无肿胀、充血、皮下瘀血及皮肤破溃，四肢关节正常无畸形，约 T_{12}、L_1 椎体间隙有压痛及叩击痛，腰椎活动度明显受限、被动体位，前屈 30°（正常为 90°），后伸 5°（正常为 30°），左侧屈 5°（正常为 30°），右侧侧屈 5°（正常为 30°），左侧旋转 5°（正常为 30°），右侧旋转 5°（正常为 30°）。腹壁反射正常。双侧直腿抬高试验"阴性"，加强试验"阴性"，拾物试验"阳性"。双下肢膝腱反射正常，跟腱反射正常。双下肢皮肤感觉正常，双下肢肌肉未见萎缩，双侧股四头肌肌力 5 级、双侧屈髋肌肌力 5 级、双侧胫前肌肌力 5 级、双侧腓骨长短肌肌力 5 级、双侧踇长伸肌肌力 5 级、双侧趾伸肌肌力 5 级，双侧髌阵挛、踝阵挛阴性，巴宾斯基征阴性、奥本海姆征阴性、戈登征阴性、查多克征阴性。

辅助检查：胸腰椎 CT 平扫 + 三维重建（2016 年 5 月 11 日），胸腰椎生理曲度尚可、序列不连续；T_7、T_8 及 T_{12} ～ L_1 椎体内见不规则骨质破坏区；相邻椎体间隙消失；椎体右侧见梭形液性密度影并见多发死骨影（图 5-90 至图 5-93）。

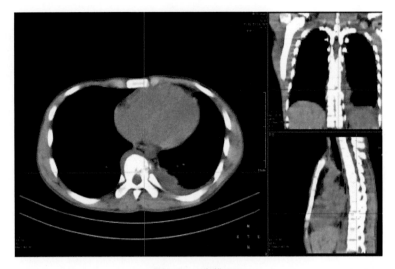

图 5-90　胸椎 CT

T_7、T_8 椎体右侧见梭形液性密度影并见多发死骨影

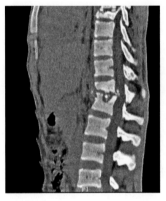

图 5-91　胸椎 CT 矢状面重建

T_7、T_8 及 T_{12}、L_1 椎体内见不规则骨质破坏区，相邻椎体间隙消失

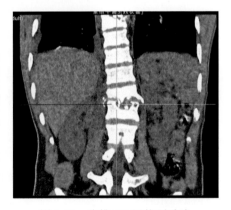

图 5-92　胸椎 CT 冠状面重建

T_7、T_8 及 T_{12}、L_1 椎体内见不规则骨质破坏区，相邻椎体间隙消失

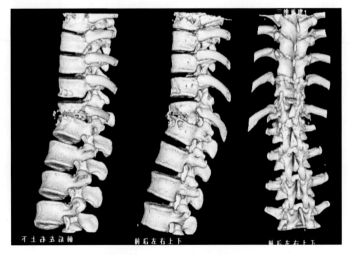

图 5-93　胸椎 CT 三维重建

T_7、T_8 及 T_{12}、L_1 椎体内见不规则骨质破坏区，相邻椎体间隙消失

胸椎 MRI 平扫＋增强扫描显示：胸椎生理曲度尚可、序列不连续，T_7、T_8、T_{12} 和 L_1 椎体内见斑片状稍长 T_1 长 T_2 信号，T_7、T_8、T_{12} 和 L_1 椎体部分融合，椎体间隙消失，压脂序列 T_7、T_8、T_{12} 和 L_1 椎体两侧见混杂高信号，并向后突压迫椎管，后方椎管变窄，直径＜ 1cm，部分层面中央导水管扩张，增强扫描后 T_7、T_8、T_{12}、L_1 椎体明显强化，同水平脊膜增厚强化、椎体周围病灶呈环形强化（图 5-94）。

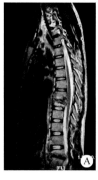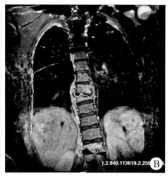

图 5-94　胸椎 MRI

A. 为胸椎 MRI 矢状面，T_7、T_8、T_{12}、L_1 椎体内见斑片状稍长 T_1 长 T_2 信号，T_7、T_8、T_{12}、L_1 椎体部分融合，椎体间隙消失，并向后突压迫椎管，后方椎管变窄，直径＜ 1cm，部分层面中央导水管扩张；B. 为胸椎 MRI 冠状面，压脂序列 T_7、T_8、T_{12}、L_1 椎体两侧见混杂高信号

入院后完善术前相关检查，继续给予异烟肼（每次 0.3g，1 次 / 日）、利福平（每次 0.45g，1 次 / 日）、乙胺丁醇（每次 0.75g，1 次 / 日）、吡嗪酰胺（每次 0.5g，3 次 / 日），于 2016 年 12 月 14 日行后路脊柱内固定术＋后路胸椎融合术＋前路经 T_7、T_8 椎体及 T_{12}、L_1 椎体脊柱病损切除术＋髂骨取骨植骨术＋胸膜病损切除术。术后继续同前抗结核治疗方案，治疗 2 周病情好转出院，切口完全愈合。入院时红细胞沉降率 1mm/h，C 反应蛋白 7.43mg/L，血常规正常，肝肾功能正常，T-SPOT.TB 阳性。

术后病理回报提示：（右侧胸膜及胸椎病灶）结核性肉芽肿性病变，抗酸染色（＋）、PAS（－）、六胺银染色（－）、网织染色（－）。术后影像学检查提示植骨稳定，内固定位置良好（图 5-95、图 5-96）。

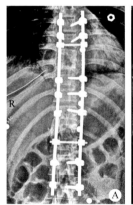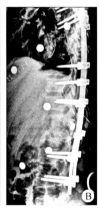　　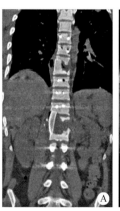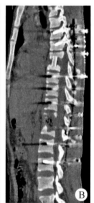

图 5-95　胸椎术后正侧位 X 线片

A. 胸椎正位 X 线片，可见脊柱内固定术后改变，内固定位置良好，无松动移位；B. 胸椎侧位 X 线片，可见 T_7、T_8、T_{12}、L_1 椎体稳定性恢复

图 5-96　胸椎术后 CT 重建

A. 胸椎术后 CT 重建冠状面，可见脊柱内固定术后改变，内固定位置良好，无松动移位，T_7、T_8 椎体及 T_{12}、L_1 椎体之间置入一个同种异体骨块，位置良好，无松动移位迹象；B. 胸椎术后 CT 重建矢状面，可见脊柱内固定术后改变

出院后未来我院定期复查，自行服药 3 个月后自觉症状好转自行停药，且进行剧烈活动、未佩戴支具。

患者于 2018 年 4 月弯腰时突感背部疼痛，局部凸起，就诊我院行相关检查后考虑"脊柱结核术后复发、脊柱内固定断裂"，建议住院治疗，但患者当时拒绝手术要求回家治疗，随后间断感腰背部疼痛，因严重影响正常生活于 2018 年 10 月 12 日以"发现腰背部凸起包块 6

个月"再次入住我院治疗。

入院后检查，C 反应蛋白 8.92mg/L，红细胞沉降率 25.00mm/h，肝肾功能指标正常。入院时 X 线片示约 L_1、L_2 椎体水平螺钉、螺帽脱出，连接棒断裂、移位、脱出（图 5-97）；CT 示胸腰椎后方椎板已基本融合稳定，T_8、T_9 椎体前方骨质融合，T_{12}、L_1 椎体塌陷，原有植骨块消失，后方连接棒断裂移位，螺帽脱出（图 5-98、图 5-99）。

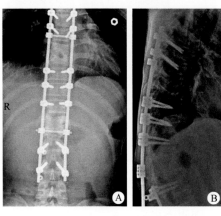 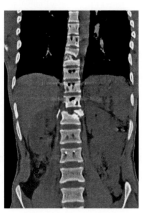

图 5-97　再次入院胸椎正侧位 X 线片

A. 胸椎正位 X 线片，可见上胸段内固定螺钉位置良好无松动，约 L_1、L_2 椎体水平螺钉、螺帽脱出，连接棒断裂、移位、脱出；B. 胸椎侧位 X 线片，可见下端钉棒脱离

图 5-98　再次入院胸椎 CT 重建冠状面

示胸椎结核术后，未见周围脓肿及死骨

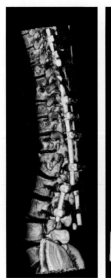 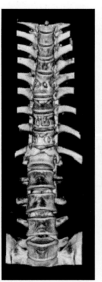 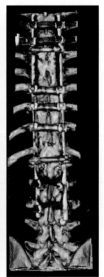

图 5-99　再次入院胸椎 CT 三维重建

胸腰椎后方椎板已基本融合稳定，T_8、T_9 椎体前方骨质融合，T_{12}、L_1 椎体塌陷，原有植骨块消失，后方连接棒断裂移位，螺帽脱出

考虑到患者既往多次不规律、不按医嘱服药抗结核治疗，且反复多次用药，属于复治方案，可能存在有耐药的可能性，经过讨论后决定采取复治方案给予甲磺酸左氧氟沙星氯化钠注射液（每次 0.6g，静脉滴注，1 次 / 日）、帕斯烟肼片（每次 0.2g，口服，3 次 / 日）、丙硫异烟胺片（每次 0.2g，口服，3 次 / 日）、乙胺丁醇片（每次 0.75g，口服，1 次 / 日）、利福

喷丁胶囊（每次 0.6g，口服，2 次 / 周），在正规抗结核治疗 2 周后，在全麻下行"经后路 T$_7$、T$_8$、T$_{12}$、L$_1$ 椎体结核术后脊柱内固定物取出术 + 脊柱内固定物重置术 + 髂骨取骨植骨术 + 前路胸膜外 T$_{12}$、L$_1$ 椎体脊柱病损切除术 + 右侧腰大肌切开引流术"，术后结核分枝杆菌核酸及耐药性检测：结核 / 非结核分枝杆菌核酸检测阳性，结核耐药基因检测——利福平（*rpoB*）、野生型，结核耐药基因检测——异烟肼（*ahpC*）、野生型，结核耐药基因检测——异烟肼（*inhA*）、野生型，结核耐药基因检测——异烟肼（*katG*）、野生型，提示患者目前无耐药情况，故调整抗结核方案改为初治方案，给予异烟肼注射液、利福平注射液（舒兰新）、吡嗪酰胺片、乙胺丁醇片。患者术后恢复情况良好，切口一期愈合良好，无红肿热痛，体温正常、复查腰椎 CT 及 X 线检查示内固定及植骨块位置良好，无移位（图 5-100，图 5-101）。住院抗结核疗程满后好转出院，带药回家继续抗结核治疗。末次检查：红细胞沉降率 11.00mm/h，C 反应蛋白 1.03mg/L。

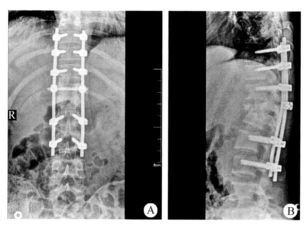

图 5-100　第 2 次术后胸椎正侧位 X 线片

A. 胸椎正位 X 线片，显示内固定及植骨块位置良好，无松动移位；B. 胸椎侧位 X 线片，可见螺钉无松动，生理弯曲正常

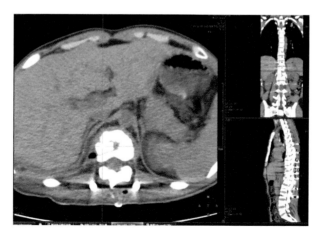

图 5-101　第 2 次术后胸椎 CT 及重建

可见植入骨已融合，未见脓肿及死骨

【讨论分析】

脊柱结核多累及椎体，原因为静脉窦及椎体数量多、血运慢，同时脊柱负重大，活动多，这些都导致脊柱结核发病率较高。多节段脊柱结核报道逐渐增多，其发生与患者的免疫力、

细菌的毒性及播散情况有关，也与脊柱结核患者不能获得早期正确诊断及有效治疗密切相关。多节段脊柱结核特点为累及节段长、脊柱稳定性破坏严重。本例病例累及 2 个节段且为跳跃性病灶，因此对于多节段的脊柱结核，病灶清除以后脊柱稳定性重建非常重要。张嘉利等认为多节段脊柱结核治疗中，在内固定尽可能短的前提下，要确保固定可靠，还要减缓因固定节段过长导致的邻近间盘退变、脊柱活动性降低等问题。杨启远等研究显示，多节段脊柱结核特点为多由单中心起源，也可由多中心起源；所形成椎旁脓肿常较大，且多为双侧脓肿；中心病灶骨质破坏严重，病变节段局部后凸畸形常较重；椎管常被大量干酪样组织、死骨及脓肿侵占，脊髓受压严重，从而出现不同程度的神经损伤症状。本例病例中出现后凸畸形，多节段脊柱结核尤其是胸椎的患者，由于形成椎旁脓肿，常形成椎体周边骨质侵蚀性改变，导致部分椎体骨质质量下降，无法完成内固定，但可以承担椎体的支撑功能，所以选择后路长节段椎弓根固定可以解决该类患者脊柱稳定性重建问题。由于大部分患者为单间隙破坏，所以在病灶清除的过程中，应该尽可能保留受侵蚀椎体的亚健康骨，只对已经形成破坏的间隙进行植骨融合，可以减少脊柱切除范围和融合节段。

　　多节段胸腰椎结核多为单中心起源，其他椎体往往由于脓肿的侵蚀导致椎体周围的破坏，在后路内固定范围的选择方面需要结合患者 X 线片、MRI 及 CT 三维重建的资料综合分析，如果病椎的破坏只是局限在椎体的前缘，后半部分椎体和椎弓根完好，可以置入椎弓根钉，可以选择在病椎置入椎弓根钉，这样可以减少后路固定的节段，否则就选择健康椎体作为椎弓根钉置入固定的部位。由椎间盘及椎体组成的脊柱前部结构承受了大部分的脊柱压缩载荷，后结构所承受的压缩载荷相对小得多，随着身体姿势的不同，关节突关节所承受的压缩载荷占 0 ～ 33%。脊柱结核大部分后柱结构没有受到破坏，脊柱稳定性破坏仅局限在前中柱，因此前路植骨融合非常必要。戴力扬认为，当前部结构得以重建之后，则不必过分强调增加后路内固定的强度与刚度。

　　前路融合范围原则上是融合节段越少越好，在不影响减压和彻底病灶清除的前提下，如果病椎病变部分切除后能够剩余 1/3 椎体作为植骨床则可以选择病椎间融合；如果椎体破坏严重，病灶清除后剩余的椎体部分无法作为植骨床，则可以切除其上或下一个椎间盘与上一椎体行短节段融合，采用前路短节段植骨融合，只对已经形成破坏的椎间隙进行融合，最大限度保留脊柱结构。长节段固定可完成脊柱矫形及维持稳定性，减少脊柱融合范围，虽然固定范围超过了病变范围，对于病变范围小、椎体破坏轻的患者，由于前路只做了短节段融合，当植骨块融合后，恢复了前柱的载荷，此时将后方椎弓根钉取出，可以解放由于内固定而临时丧失功能的健康椎间盘，尽可能多地恢复脊柱功能，解放部分正常的脊柱功能单位，避免由于过多的脊柱功能单位融合导致脊柱功能的缺失和邻近节段发生退变。

　　根据本例患者情况分析，主要存在以下几个问题。

　　1. 术后病灶部位未严格制动　严格制动的目的是重建脊柱稳定性，脊柱稳定性重建是脊椎融合和结核愈合的前提条件。脊柱结核主要破坏脊柱的前中柱，病灶清除、植骨融合术、内固定术后，如脊柱前中柱结构无法恢复正常的生物力学，造成相对脊柱不稳，会导致后凸畸形加重，脊柱结核病变部位达到生物力学稳定性，才能有效保证结核分枝杆菌趋于静止且达到愈合状态。耐药性的产生与不规范化疗也可能是内固定物松动的原因。本例患者产生术后复发原因最重要的问题就是其未按医嘱要求严格制动、佩戴支具功能锻炼，由于活动量较大且活动时间较早，造成内固定金属疲劳出现断棒的情况。

　　2. 严格的术后随诊及治疗督导　通过对骨与关节结核复发原因的分析，术后治疗督导及随访必须在诊疗过程中占一定的比例。术后定期随访可了解患者病情变化和指导患者定期复查相关实验室检查、检验，是预防和早期发现骨与关节结核，实现减少病发率的有效措施。药物治疗贯穿骨与关节结核治疗的全过程，由于患者对结核病治疗的不了解甚至误解，在脊柱结核术后，患者自认为已痊愈，有的不规律执行术后化疗方案，有的甚至停止用药，这些都大大增加其复发率。因此，术后必须严格的督导术后骨与关节结核的药物治疗。

针对脊柱结核术后复发再手术患者，再手术治疗的难度及微创手术操作的重要性必须受到重视。详细分析相关复发危险因素，有预见性地制订脊柱结核治疗方案，以强化抗结核药为治疗前提，重视营养支持为治疗基础，个体化手术为治疗根本的原则。研究者普遍认为再手术治疗的手术指征：①患者神经症状体征未见改善或恢复；② MRI 或 CT 复查椎管内可见明确肉芽组织、死骨或脓肿压迫；③病灶局部仍存在较大脓肿或死骨难以吸收；④植骨移位或吸收；⑤矫形失败或内固定松动；⑥非手术治疗 4 周以上对形成的窦道无愈合趋势。

手术治疗的最终目的是彻底清除病变组织，稳定脊柱，解除椎管内压迫并纠正脊柱后凸畸形。术式选取需根据患者病情、术者对某种术式的熟练程度及脊柱运动单元的保留综合考虑。无论何种术式均不可能满足所有脊柱结核患者的治疗。笔者认为前路手术病灶清除更直接彻底，且脊柱结核多侵犯破坏椎体前中柱结构，所以脊柱前方支撑在力学方面更具优势。本例患者采取前路病灶清除、植骨融合加后路长节段脊柱内固定术，由于患者存在后凸畸形、椎体塌陷、稳定性丢失严重，后路置入椎体螺钉后用椎间撑开装置逐渐撑开病变间隙并同时于后方脊柱后凸部位进行矫正后凸畸形，可以达到较好的稳定效果。

固定节段选择原则：①若中间仅隔 1 个正常椎间盘，为避免 2 处病灶固定融合后应力过于集中，建议跨越该椎体进行长节段固定；②若 2 处活动病灶间相隔＞ 2 个正常椎间盘，则无论病灶间是否有脓肿，均可按 2 个独立融合固定节段进行处理。

【经验总结】

由此可见，脊柱结核治疗失败、复发是多种因素共同作用导致的结果。外科医师整体全面地掌握脊柱结核的治疗，既要重视合适的手术方式及手术时机，更要明确正规、有效的药物化疗，以及全身营养的调理对脊柱结核治疗的影响，尽量避免脊柱结核治疗的失败和术后复发。

参 考 文 献

戴力扬，2001. 脊柱内固定的生物力学 [J]. 医用生物力学，16（2）：123.

施建党，王自立，马小民，2010. 病灶清除植骨内固定治疗相邻多椎体脊柱结核 [J]. 中国脊柱脊髓杂志，20（2）：98-102.

杨启远，冯敬，杨雯栋，等，2016. 后路一期病灶清除结合内固定治疗多节段脊柱结核 [J]. 实用骨科杂志，22（4）：293-298.

张嘉利，李大伟，马远征，等，2013. 多节段胸腰椎脊柱结核外科治疗的回顾性研究 [J]. 中国防痨杂志，35（5）：305-308.

赵明伟，杨素珉，周伟东，等，2014. 棘突旁小切口经多裂肌间隙入路多节段固定在腰椎结核后路手术中的应用 [J]. 中华临床医师杂志（电子版），8（23）：4177-4181.

（地里下提·阿不力孜　马　良　唐　伟　古甫丁）

病例 5-7

【病例摘要】

患者，男性，50 岁，2018 年 4 月 24 日因"腰及左下肢疼痛 3 年"就诊于我院。患者主诉 3 年前无明显诱因出现腰部疼痛，伴左臀部及大腿、小腿前外侧疼痛，活动后加重，卧床休息后可缓解，伴午后潮热、乏力、出汗等症状，曾于当地行相关对症支持治疗，具体治疗不详，症状缓解不明显。5个月前于外院住院，诊断考虑为脊柱结核，现患者为求进一步手术治疗，前来我院就诊。

骨科情况：视觉模拟评分（VAS评分）为胸腰部6分，下肢5分。腰椎活动度：伸30°，屈45°，左侧30°，右侧30°，左旋30°，右旋30°。直腿抬高试验（±），约70°，加强试验（-）、股神经牵拉试验（±）、拾物试验（-）。感觉减退部位：无；鞍区麻木：无；痛觉过敏部位：无。压痛部位：T_3、T_6、T_7 及 $L_{1\sim4}$ 胸腰椎棘突、肌张力：不高、运动肌力情况：左髂腰肌4级、左股四头肌3级。浅反射：正常。深反射：左股四头肌反射减退、右股四头肌反射正常。

入院后，完善相关检查，查腰椎三维CT（2018年4月25日）：腰椎骨质破坏，以 L_1、L_2 间隙及 L_3、L_4 间隙为著，碎死骨形成，可见椎前脓肿影，椎管内可疑脓肿影（图5-102）；胸椎三维CT（2018年4月25日）：T_3、T_6、T_7 椎体骨质破坏，T_6、T_7 椎体周围软组织肿胀（图5-103）。γ 干扰素释放试验（IGRA试验）：阴性。

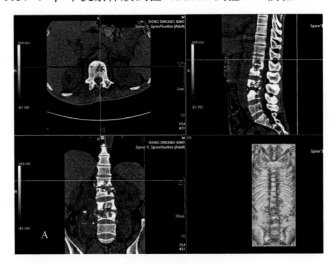

图 5-102　腰椎三维 CT

示腰椎骨质破坏，以 L_1、L_2 间隙及 L_3、L_4 间隙为著，碎死骨形成，可见椎前脓肿影，椎管内可疑脓肿影

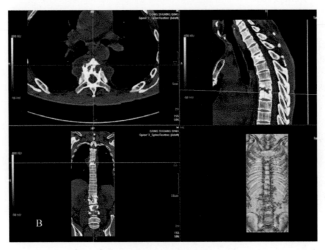

图 5-103　胸椎三维 CT

示 T_3、T_6、T_7 骨质破坏，T_6、T_7 椎体周围软组织肿胀

拟行手术治疗。术前肝功能（2018年4月29日）：丙氨酸氨基转移酶71U/L，血清总蛋白63.7g/L，血清白蛋白63.7g/L，显示低蛋白血症，患者消瘦，营养不良，术前间断给予白蛋白输注，加强营养支持，并于2018年5月9日在全麻下行胸腰椎结核后入路病灶（$L_{1\sim5}$、$T_{5\sim9}$）清除＋椎管减压＋显微镜下神经根减压＋髂骨取骨植骨融合＋椎弓根钉内固定术。术后转入重症医学科，手术顺利，术中出血1700ml，输注同型去白悬浮红细胞5U，术后给予HRZE方案：异烟肼（每次0.3g，1次/日）、利福平（每次0.45g，1次/日）、乙胺丁醇（每次0.75g，1次/日）、吡嗪酰胺（每次0.5g，3次/日）、营养支持治疗。术后复查：红细胞沉降率87mm/h，C反应蛋白88.20mg/L，血常规正常，肝肾功能无明显异常。术后复查，内镜组织活检（2018年5月14日）：镜下见肉芽肿性炎。术后伤口恢复良好，下肢肌肉功能锻炼尚可，能借助支具坐起，嘱患者加强功能锻炼、补充营养，如有不适随诊。患者出院。

2018年7月6日（术后2个月）患者因"右髂骨处破溃渗出1周"再次入院，入院时神志清楚，体温36.4℃，脉搏72次/分，呼吸19次/分，血压120/76mmHg。专科情况：腰部可见手术缝合伤口，无明显红肿渗出，右侧髂骨处可见人工皮覆盖，密封良好，引流通畅，引流管内可见淡黄色絮状物，周围无明显红肿。

入院复查，CT全腰椎骨三维（两个部位；2018年7月7日）：①右侧髂骨局部不规则，邻近软组织见低密度影，考虑结核脓肿；②$L_{1\sim5}$椎体旁异常信号，左侧累及左侧髂腰肌，右侧沿髂腰肌延伸至左侧盆腔髂窝处，考虑结核脓肿；③胸、腰椎术后改变。术后胸腰椎正侧位X线（2018年7月6日）：第1次病灶清除术后，术中清除$L_{1\sim5}$和$T_{5\sim9}$椎间病灶，并在$L_{1\sim5}$和$T_{5\sim9}$植入了内固定螺钉，此时可见内固定尚稳定（图5-104至图5-106）。考虑诊断：①皮下组织结核性窦道；②胸腰椎结核术后；③继发性肺结核，双上，涂（＋），复治；④双肺结核性胸腔积液；⑤低蛋白血症。

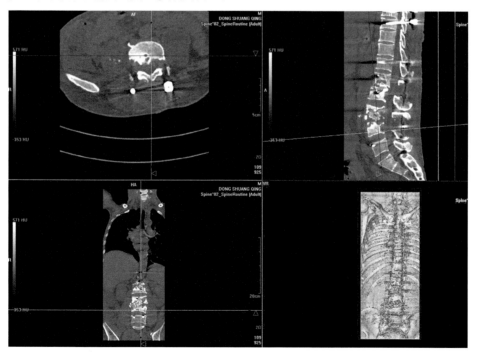

图 5-104　胸腰椎术后改变

右侧髂骨局部不规则，邻近软组织见低密度影，考虑结核脓肿；$L_{1\sim5}$椎体旁异常信号，
左侧累及左侧髂腰肌，右侧沿髂腰肌延伸至左侧盆腔髂窝处，考虑结核脓肿

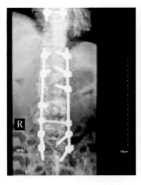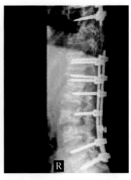

图 5-105　第 1 次病灶清除术后，腰椎正侧位 X 线片

术中清除 $L_{1\sim5}$ 和 $T_{5\sim9}$ 椎间病灶，并在 $L_{1\sim5}$ 和 $T_{5\sim9}$ 植入了内固定螺钉，此时可见内固定尚稳定

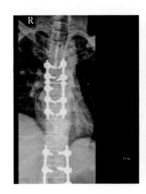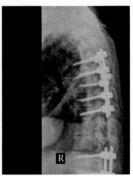

图 5-106　第 1 次病灶清除术后，胸椎正侧位 X 线片

术中清除 $L_{1\sim5}$ 和 $T_{5\sim9}$ 椎间病灶，并在 $L_{1\sim5}$ 和 $T_{5\sim9}$ 植入了内固定螺钉，此时可见内固定尚稳定

　　患者结核脓肿，脓肿反复，住院期间渗出未见明显减少，拟行手术治疗，于 2018 年 7 月 17 日在全麻下行脊椎结核（$L_{1\sim5}$ 和 $T_{5\sim9}$）内固定术后髂骨病灶清除 + 右髂部软组织切开引流术，术中见：右髂骨处创面窦道形成，通向深面较多灰黄色脓性分泌液，透视定位显示病灶与 L_3、L_4 椎体相通。术中出血 200ml。术后给予盐酸曲马多缓释片、头孢呋辛钠、通腑排气合剂镇痛、抗感染、通便及对症治疗。伤口行间断拆线处理，定期换药观察护理。于 2018 年 8 月 13 日在麻醉下行皮肤缝合术 + 皮下坏死组织切除清除术，术中切除右髂骨伤口皮缘，刮除周围炎性坏死组织。术后继续给予头孢呋辛钠（每支 0.75g，2 支，静脉滴注，2 次 / 日）抗感染、局部理疗、伤口换药、活血化瘀、镇痛及对症支持治疗。术后复查：C 反应蛋白 23.4mg/L，红细胞沉降率 50mm/h，血常规正常，肝肾功能无明显异常。患者伤口愈合拆线后出院。

【讨论分析】

　　本病例为胸腰椎多节段结核伴有长节段椎旁脓肿，患者术后复发可能存在胸腰椎病灶清除不彻底，椎旁残留脓肿的情况，从而导致了短期内病灶复发或窦道形成。

　　术中彻底清除结核病灶仍然是预防术后复发的关键，是脊柱结核手术成功的首要原则。Sun 等研究证实，脊柱结核术后复发与病灶清除程度有密切相关性。因此，建议在病灶清除时应尝试将所有病变组织彻底清除。清除的病灶应包括脓腔、干酪样坏死物、肉芽组织、死骨、病灶壁、壁外的硬化骨质等。将病灶彻底清除可减少机体病菌负荷量，保证局部良好的血液循环，以利抗结核药渗透，促进患者病情的恢复。虽然有学者质疑脊柱结核所谓的"彻底病灶清除"，并认为应尽量保留"亚健康骨质"，但考虑到术中很难界定准确的病灶范围，因此，实践中难以界定亚健康骨质的界线。陈少健等研究显示，未彻底清除病灶脊柱结核术后复发病例中，病灶位于胸椎部位较多，这一点也与该病例相吻合，即大多数胸椎结核术后复发均存在病灶清除不彻底的情况。本病例中患者采用后入路切口，存在对于结核病灶显露不清，无法彻底清除病灶及脓肿等，易导致脊柱结核患者术后复发问题。

前路手术是经开胸、胸膜外途径、胸腹联合切口、腹膜外途径进行手术，最大优点是暴露面广，视野宽阔，易进行病灶根除与植骨操作。病变椎体部分切除，是将结核病灶及病灶边缘组织特别是导致结核不能治愈与复发的硬化壁、空洞、无效腔等彻底清除，达正常松质骨与病变骨之间的亚正常骨质。破坏了结核分枝杆菌赖以生存、繁殖的封闭环境；此边缘四周血运丰富，消除了药物进入的屏障，使抗结核药有效地进入病变处，达到消灭结核分枝杆菌的目的；同时利于植骨更快更好地融合。相关研究发现，合理的化疗、选择合适的手术时机、全身支持疗法、术后强调制动与休息等，但在此基础上采用此手术方法可以彻底清除病灶并充分维持脊柱稳定性，直接影响到手术及治疗效果，减少复发率。

结核是一种慢性消耗性疾病，多数患者体格消瘦，就诊时即伴有不同程度的贫血和低蛋白血症。研究发现，患者的营养状况与一期后路病灶清除、植骨融合内固定术后复发有关。该患者入院以来体型消瘦，并伴有低蛋白血症，有严重营养不良状况，住院治疗过程中胃肠道反应较大，治疗中曾给予枸橼酸莫沙必利分散片口服、静脉滴注白蛋白等对症支持治疗。营养不良也是结核术后复发的重要危险因素。因此，结核患者多伴有慢性贫血、进食困难、体质量下降等状况，容易造成自身免疫力下降，导致对结核感染的抵抗力降低。机体细胞免疫功能是除药物之外杀灭结核分枝杆菌的重要方式，也是目前杀灭休眠结核分枝杆菌的唯一方式。重度贫血或反复发热不退的患者除给予补血药外还可输入少量红细胞悬液。穆晶等认为将白蛋白维持于 35g/L 且血红蛋白调整为 100g/L 以上无论对降低手术风险还是减少术后复发均有非常重要的意义。笔者认为本病例低蛋白血症、重度营养不良加之首次手术脓肿病灶清除不彻底、脓肿流注，是创口破溃、窦道形成、经久不愈的重要原因。

【经验总结】

结合上述病例中多节段脊柱结核术后复发的经验，彻底的病灶清除、必要的全身营养支持、纠正低蛋白血症和贫血，调节肝功能及出血倾向治疗对术后恢复很关键。彻底的病灶清除，在只累及单节段的手术中，这一点可以为术后的抗结核治疗作弥补，但在长节段脊柱结核中，病灶清除是否彻底的效应将会被放大，即使在有效的化疗之下，也容易出现窦道经久不愈的情况。本例患者在第 2 次手术后效果满意也正是在实践上印证了这一论断，同时结合患者自身病情变化情况，进行必要的全身对症支持治疗，也有利于伤口的愈合和术后恢复，符合脊柱结核精准、个体化综合治疗的要求。

参 考 文 献

陈少健，肖增明，罗红艳，等，2013. 脊柱结核术后复发因素 COX 回归分析 [J]. 航空航天医学杂志，24（9）：1055-1057.

Hassan K，Elmorshidy E，2016. Anterior versus posterior approach in surgical treatment of tuberculous spondylodiscitis of thoracic and lumbar spine [J]. Eur Spine J，25（4）：1056-1063.

Rasouli M R，Mirkoohi M，Vaccaro A R，et al, 2012. Spinal tuberculosis: diagnosis and management [J]. Asian Spine J，6（4）：294-308.

Sun L，Song Y，Liu L，et al, 2013. One-stage posterior surgical treatment for lumbosacral tuberculosis with major vertebral body loss and kyphosis［J］. Orthopedics，36（8）：e1082-e1090.

（夏　平　冯　晶　刘　伟）

病例 5-8

【病例摘要】

患者，男性，51 岁，因出现腰部酸痛不适 2 月余，同时伴有左髂部坠胀感，于当地医院就诊，行腰椎 CT 检查：L_4、L_5 椎体骨质破坏、椎间盘突出，相应椎管狭窄。腰椎 MRI 检查：L_4、L_5 椎体破坏伴椎旁脓肿形成。考虑结核。给予利福平（每次 0.45g，口服，1 次 / 日）、异烟肼（每次 0.3g，口服，1 次 / 日）、乙胺丁醇（每次 0.75g，口服，1 次 / 日）、吡嗪酰胺（每次 0.5g，口服，3 次 / 日）诊断性抗结核治疗。抗结核治疗前红细胞沉降率 89mm/h，C 反应蛋白 65mg/L。抗结核治疗 4 周后，术前红细胞沉降率 65mm/h，C 反应蛋白 42.3mg/L。2017 年 9 月 21 日在当地医院行"L_4、L_5 椎体结核后路内固定 + 前路病灶清除 + 自体髂骨植骨融合术"，术后 6 周内固定稳定，植骨块未融合，病灶及双侧腰大肌内脓肿形成（图 5-107 至图 5-110）。

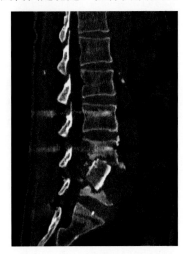

图 5-107　术后 6 周腰椎 CT 矢状位重建

可见 L_4、L_5 间髂骨三皮质植骨块位置无移动，但上下端未见明显骨性融合

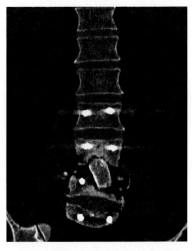

图 5-108　术后 6 周腰椎 CT 冠状位重建

可见 L_4、L_5 间髂骨三皮质植骨块无移动，但上下端未见明显骨性融合

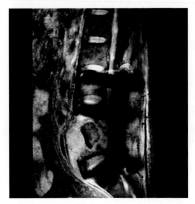

图 5-109　术后 6 周腰椎 MRI T_2WI 脂肪抑制像

可见椎体病灶周围脓肿积聚

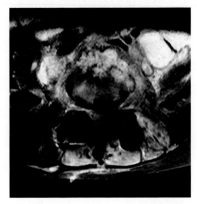

图 5-110　术后 6 周腰椎 MRI T_2WI 脂肪抑制像横断位

可见椎体病灶及腰大肌周围脓肿积聚

术后患者继续给予 HRZE 抗结核方案治疗，同时术中脓液培养提示结核分枝杆菌生长，未提示相关药物耐药；术后切口均一期愈合，无窦道形成。但患者术后持续出现午后低热，波动在 38℃ 左右，同时出现恶心、呕吐不适，无明显夜间盗汗，无肢体发射痛及麻木感，腰背部疼痛不明显，无咳嗽、咳痰，无胸闷、气短，无腹胀、腹痛等不适。

首次术后 5 周，患者于 2017 年 11 月 5 日因"腰椎结核术后伴午后发热 1 月余"入住我科进一步治疗。入院体格检查：脊柱居中，未见明显后凸畸形，腰部正中可见一长约 15cm 纵性手术瘢痕，愈合良好，腰椎棘突压痛（+），叩击痛（+），左腹部、髂部分别见长约 12cm 和 6cm 手术瘢痕，愈合良好，周围皮肤无红肿，双下肢直腿抬高试验（－），加强试验（－），双下肢肌力 5 级，肌张力无特殊，肢端感觉无特殊，病理征未引出。相关实验室检查提示：谷丙转氨酶 95U/L，谷草转氨酶 90U/L，尿酸 802μmol/L，白蛋白 29.1g/L，红细胞沉降率 67mm/h，C 反应蛋白 45.2mg/L，白细胞计数 4.2×10⁹/L。

就诊我科后，根据患者胃肠道反应情况及肝功能情况，给予调整抗结核治疗方案，停利福平、吡嗪酰胺，加用左氧氟沙星（每次 0.5g，静脉滴注，1 次／日），同时对症护胃治疗后胃肠道反应缓解，入院 2 周后患者体温循序恢复正常。同时，反复加用利福平、吡嗪酰胺失败后，改利福喷丁（每次 0.6g，口服，2 次／周），患者肝肾功能、胃肠道反应稳定后出院，出院前红细胞沉降率 46mm/h，C 反应蛋白 32.8mg/L。

首次术后 14 周余，患者于 2017 年 12 月 25 日因"腰椎结核术后 4 月余伴左髂部窦道形成 3d"再次入住我科。入院体格检查：脊柱居中，未见明显后凸畸形，腰部正中可见一长约 15cm 纵行手术瘢痕，左腹部见长约 12cm 手术瘢痕，愈合良好，腰椎棘突压痛（+），叩击痛（+），左髂部取骨处可见脓肿破溃，大小约 23cm 窦道形成，双下肢直腿抬高试验（－），加强试验（－），双下肢肌力 5 级，双髋关节"4"字试验阴性，屈髋屈膝试验阴性，肌张力无特殊，肢端感觉无特殊，病理征未引出。相关实验室检查提示：谷丙转氨酶 38U/L，谷草转氨酶 42U/L，尿酸 380μmol/L，白蛋白 32.5g/L，红细胞沉降率 38mm/h，C 反应蛋白 23.5mg/L，白细胞计数 4.9×10⁹/L。术后 4 个月影像学检查发现植骨未融合，病灶及双侧腰大肌脓肿较前缩小，但脓肿向左侧髂窝蔓延（图 5-111 至图 5-116）。

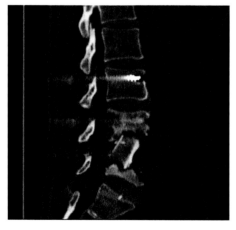

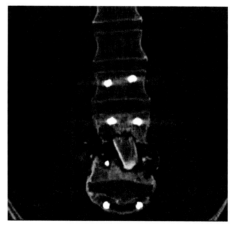

图 5-111 首次术后 15 周腰椎 CT 矢状位重建   图 5-112 首次术后 15 周腰椎 CT 冠状位重建

植骨块未见明显移位，植骨块上下端未见骨性融合   植骨块未见明显移位，植骨块上下端未见骨性融合

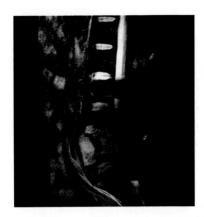

图 5-113　首次术后 16 周腰椎 MRI T$_2$WI 脂肪抑制像

可见椎体病灶周围脓肿积聚，呈混杂信号

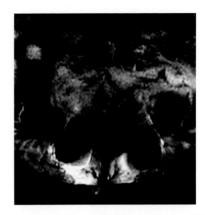

图 5-114　首次术后 16 周腰椎 MRI T$_2$WI 脂肪抑制
像横断位

可见椎体病灶及腰大肌周围脓肿明显吸收，脓液高信号降低

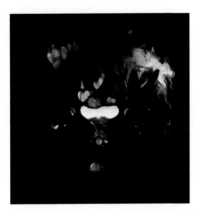

图 5-115　首次术后 16 周骨盆 MRI T$_2$WI 脂肪抑制像

脓肿沿后腹膜、髂腰肌蔓延至左髂部

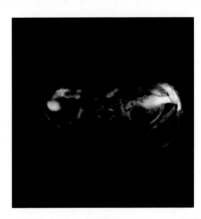

图 5-116　首次术后 16 周骨盆 MRI T$_2$WI 脂肪抑制像
横断位

脓肿沿后腹膜、髂腰肌蔓延至左髂部

　　入院完善相关检查后，于 2018 年 1 月 15 日在全麻下行"左髂部脓肿病灶清除术"，术中探查脓肿在左髂窝局部积聚，局部炎性肉芽形成，术中探查考虑脓肿与后腹膜相通，但瘢痕粘连严重。术中行彻底病灶清除后一期关闭切口，术中脓液送 BACTEC MGIT 960 全自动分枝杆菌培养，GeneXpert、结核分枝杆菌 DNA 检测，均提示阳性，同时未提示耐药存在。切口一期愈合、2 周拆线后出院，继续"HRE+ 左氧氟沙星"抗结核治疗，出院前红细胞沉降率 42mm/h，C 反应蛋白 33.5mg/L。

　　首次术后 21 周余，患者于 2018 年 2 月 15 日，再次因"腰椎结核术后 5 月余伴左髂部窦道形成 1 周"入院。患者于二次手术后 6 周，再次因左髂部取骨处出现脓肿破溃、窦道形成入住我科。完善相关检查后，于 2018 年 3 月 30 日再次行"左髂部结核脓肿清除术"，术中见左髂窝处脓肿积聚、少量干酪样坏死物及炎性肉芽形成，局部瘢痕组织粘连，术中适当延长切口作扩大病灶清除后一期缝合切口，术中脓液及炎性肉芽再次送 BACTEC MGIT 960 结核分枝杆菌液体培养，GeneXpert、结核分枝杆菌 DNA 检测，均提示阳性，同时未提示耐药存在。第 3 次术后 2 周，切口顺利愈合后拆线。术后继续"HRE+ 左氧氟沙星"抗结核治疗。术后 22 周 MRI 提示脓肿较前缩小（图 5-117，图 5-118）。

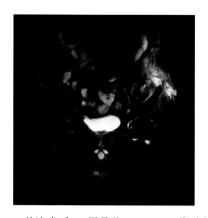
图 5-117　首次术后 22 周骨盆 MRI T₂WI 脂肪抑制像
可见脓肿较前缩小，沿后腹膜、髂腰肌蔓延

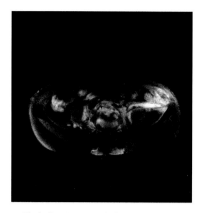
图 5-118　首次术后 22 周骨盆 MRI T₂WI 脂肪抑制像
横断位
可见脓肿沿后腹膜、髂腰肌蔓延至左髂部，信号混杂

首次术后 10 个月，患者复查红细胞沉降率、C 反应蛋白均恢复至正常，于术后 12 个月停左氧氟沙星，继续给予利福喷丁、异烟肼、乙胺丁醇抗结核治疗。至末次随访，患者目前手术切口均愈合良好，红细胞沉降率、C 反应蛋白等相关炎症指标无反复。

【讨论分析】

该患者为腰骶椎结核、反复脓肿破溃患者，初次手术前行正规 HRZE 四联抗结核治疗 4 周后行"腰椎结核后路内固定＋前路病灶清除＋取自体髂骨植骨融合术"，虽然该患者术前未取得细菌学依据，但是抗结核治疗后，红细胞沉降率及 C 反应蛋白均有下降趋势，仍然提示该患者诊断性抗结核治疗是有效的，同时患者 CT 提示腰椎椎体破坏超过 1/2 椎体，术前腰部疼痛症状明显，影像学检查提示腰椎后凸畸形明显。因此，从结核治疗规范性来说，该患者手术指征及手术时机把握无明显缺陷。患者术前腰椎稳定性缺失、腰大肌脓肿巨大，选择后前路手术联合自体髂骨植骨术式，可以有效矫正患者腰椎后凸畸形的同时，进行彻底的病灶清除与脊柱稳定性的重建。同时，结核患者术后脓液培养结果提示，患者对常规一线抗结核药均无耐药，因此，术前抗结核治疗方案制订准确。

传统观点认为对于术前结核诊断不明确患者，手术时机应选择在术前红细胞沉降率控制在 40mm/h 以下，同时结核中毒症状明显缓解的前提下。但是对于部分结核诊断明确患者，笔者认为应不拘泥于红细胞沉降率的单一指标，只要红细胞沉降率出现明显下降，仍可及早进行手术。但是，对于术前结核诊断不明或不排除耐药结核可能患者，仍建议明确治疗方案有效后，再进行规范手术治疗。

该患者在术后早期出现较为严重的抗结核药引起的胃肠道反应及发热症状，因此，导致患者术后早期较长时间未进行规律抗结核治疗，对于围手术期出现的抗结核治疗不良反应，应引起高度重视，特别需预防因不规律抗结核治疗导致的结核扩散，脓肿破溃，窦道形成等发生。

该患者分别于初次手术后 3 个月及 5 个月，两次出现左髂部结核脓肿破溃、窦道形成，MRI 检查及术中清创均证实脓肿来源于腰大肌及骶前，经后腹膜及髂腰肌蔓延至髂窝后破溃流出。对于术后多次脓肿复发原因，主要总结原因有以下几点：①初次手术为对结核巨大脓肿引起高度重视，考虑初次手术对局部脓肿清除存在不彻底可能；②患者在术后早期，出现多样、严重的抗结核药不良反应，期间有约 8 周时间未进行规律抗结核治疗，导致早期残余寒性脓肿快速积聚增大；③多次手术存在对腰大肌及周围脓肿的清除不彻底，存在一定残留可能；④术后下地活动时间过早，导致残留脓肿经髂腰肌流注，最终通过取髂骨处破溃流出。

针对以上原因，对于术前抗结核药不良反应巨大患者，在未调整稳定抗结核治疗方案前，应谨慎选择手术；对于术后早期出现的抗结核药不良反应需积极应对、谨慎停药，停药同时建议及时加用喹诺酮类抗生素、链霉素等二线抗结核药替代。

同时，如果术前明确巨大脓肿者，可早期采用 B 超引导下穿刺进行脓肿引流，减少术前脓肿高张力引起的脓肿沿腰大肌、髂腰肌蔓延，降低结核脓肿清除难度；对于脊柱结核，特别是腰椎结核存在巨大椎旁、腰大肌脓肿者，术前通过 MRI 精确评估脓肿大小、范围，当腰大肌脓肿向髂窝蔓延者，建议常规骨盆 MRI 检查进一步评估脓肿范围。

对于腰椎周围巨大寒性脓肿者，初次手术应尽可能做到较为彻底的病灶清除，在常规进行前路病灶清除的同时，不建议追求在单一切口下完成责任病椎的病灶清除、植骨融合及周围脓肿的"彻底清除"，如果手术入路侧脓肿巨大，可适当延长切口，对椎体周围脓肿及腰大肌脓肿分别进行清除，特别需注意判断可能存在的不同脓肿分隔存在，尽可能做到对不同腔隙内脓肿进行彻底清除，术中在确保安全的情况下，尽可能尝试将病灶对侧椎旁筋膜打通，直至确认病椎对侧脓肿引流通畅。而对于双侧腰大肌脓肿均巨大，或者因椎体破坏特点及特殊解剖结构存在，无法通过"腰大肌脓肿巨大侧"入路进行病灶清除、植骨融合者，建议可选择腹壁对侧行小切口，进行单纯的脓肿清除及引流。同时，脓腔壁采用纱布、脉冲冲洗枪等各种手段，尽可能刮除、冲洗脓腔壁表面附着脓苔，直至局部轻微血性渗出可见，促进术后早期脓腔闭合。而对于前路病灶引流管的放置，不建议采用管径过大的引流管，术后放置时间建议控制在 48～72h，24h 引流量小于 30ml 后，尽早拔除引流管，降低脓肿通过引流管放置通道蔓延、残留慢性窦道可能。

腰大肌脓肿巨大者，术中因后腹膜的广泛剥离存在，如术后创面内早期渗出较多，可能存在积液、脓液后腹膜通过取髂骨薄弱处蔓延可能。因此，在手术入路同侧取髂骨时，浅筋膜缝合应尽可能严密，预防早期脓肿通过后腹膜、髂腰肌扩散流注可能。而一旦出现脓肿二次破溃，则不可盲目进行二次手术，一定需结合 MRI、CT 等相关影像学检查，评估脓肿来源、范围，根据影像学检查，再次手术时，术中进行有针对性的病灶清除。

对于术后早期发现脓肿复发或脓肿清除不彻底、存在残留患者，可通过 B 超穿刺引流；部分脓肿仍巨大患者，必要时再次手术等手段，尽可能减少脓肿张力，预防脓肿周围流注扩散可能。同时适当延长患者卧床时间，动态观察脓肿范围，待脓肿体积减小或 MRI 影像学检查脓肿型号呈现混杂信号时，再考虑患者下地活动时机，从而减小脓肿通过切口薄弱部位流注破溃可能。

而对于通过仰卧位手术者，建议采取不同侧髂骨取骨，即如从左侧腹膜后入路患者，建议采取右侧髂骨取骨，从而进一步降低患者术后脓肿通过髂骨取骨切口破溃的风险。

【经验总结】

该病例的经验与教训：对于术前脓肿巨大患者，初次手术在保证手术安全的情况下，还需追求尽可能较为彻底的病灶清除，特别是对于切口同侧的脓肿清除，以防通过手术切口再次蔓延破溃。同时，大部分抗结核治疗患者的药物不良反应多出现于抗结核治疗早期，部分患者术前抗结核药不良反应不大，因手术创伤因素存在，术后早期容易出现肝功能损伤加重、胃肠道反应加剧等相关药物不良反应。对于术后早期因抗结核药不良反应引起的抗结核治疗不规律需更加谨慎，早期及时积极调整方案，必要时及时加用二线抗结核药加强抗结核治疗。

参 考 文 献

应小樟，郑琦，石仕元，等，2016. 前路小切口病灶清除联合后路内固定治疗腰椎结核 [J]. 中国骨伤，29（6）：517-521.

胡胜平，石仕元，赖震，2014. 脊柱结核外科治疗进展 [J]. 浙江中西医结合杂志，24（7）：657-659.

张宏其，郭强，郭超峰，等，2016. 单纯后路、单纯前路或前后联合入路治疗成人腰椎结核的中期疗效比较 [J]. 中华骨科杂志，36（11）：651-661.

Arora S，Sabat D，Maini L，et al，2011. The results of nonoperative treatment of craniovertebral junction tuberculosis：a review of twenty-six cases[J]. J Bone Joint Surg（Am），93（6）：540-547.

Shi J D，Wang Q，Wang Z L，2014. Primary issues in the selection of surgical procedures for thoracic and lumbar spinal tuberculosis[J]. Orthop Surg，6（4）：259-268.

（石仕元　费　骏　赖　震　胡胜平）

病例 5-9

【病例摘要】

患者，女性，21 岁，因"发现左侧腰部包块 1 个月"，于 2016 年 8 月 28 日收入我院外科。患者 1 个月前无意中发现左侧腰部囊性包块，逐渐增大，腰部疼痛不明显，无发热、盗汗，无其他结核中毒症状，就诊于当地医院，腰部 X 线片检查提示 L_5 骨质破坏，后行腰椎 CT 和 MRI 检查：L_4、L_5 椎体骨质破坏，伴椎旁及腰大肌脓肿，考虑腰椎结核及腹壁结核，遂来我院治疗。入院后给予利福平（每次 0.45g，1 次 / 日）、异烟肼（每次 0.4g，1 次 / 日）、吡嗪酰胺（每次 0.5g，3 次 / 日）、乙胺丁醇（每次 0.75g，1 次 / 日）抗结核治疗约 3 周，左侧腰部包块较前略增大，拟行手术治疗，术前检查无手术禁忌证。

骨科情况：患者步入病房，L_4、L_5 棘突压痛、叩击痛阳性，脊柱生理弯曲存在，无后凸畸形，前屈、后伸无受限，双下肢感觉无减退，左侧腰部可见约 15cm×12cm 的囊性包块，皮肤完整无破损，边界不清。四肢肌力、肌张力正常。生理反射正常，病理反射未引出。

术前影像学提示 L_4、L_5 间隙变窄，L_4、L_5 骨质破坏伴左侧髂腰肌脓肿形成（图 5-119 至图 5-122）。

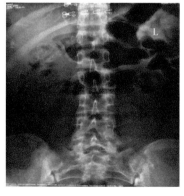

图 5-119　患者腰椎正位 X 线片

显示 L_4、L_5 椎间隙狭窄，脊柱轻度侧弯

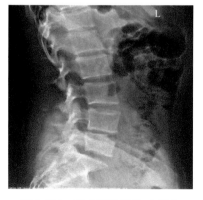

图 5-120　患者腰椎侧位 X 线片

显示 L_4、L_5 椎体骨质破坏，椎体前缘骨质缺损，椎间隙狭窄

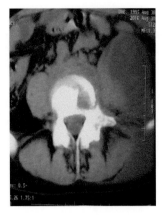

图 5-121　患者腰椎 CT 片 1

显示 L₅ 椎体骨质呈虫蚀样破坏，椎旁、腰大肌及腹壁脓肿形成

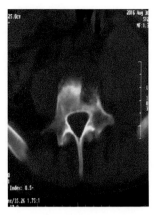

图 5-122　患者腰椎 CT 片 2

患者 L₅ 椎体骨质呈虫蚀样破坏，骨质明显缺损

入院后完善术前相关检查，复查红细胞沉降率 65mm/h，C 反应蛋白 55.06mg/L，血常规提示贫血（Hb 82g/L），肝肾功能正常，T-SPOT.TB 阳性。给予异烟肼（每次 0.4g，1 次 / 日）、利福平（每次 0.45g，1 次 / 日）、乙胺丁醇（每次 0.75g，1 次 / 日）、吡嗪酰胺（每次 0.5g，3 次 / 日），于 2018 年 9 月 8 日行左侧前路腰大肌脓肿病灶清除与左侧腹壁结核病灶清除术，采取左侧腹部倒八字单一切口，未在腹壁上再行切口，术中从窦道间隙用刮勺清除腹壁包块内病灶，术后 CT 可见腰大肌脓肿较术前明显减少（图 5-123，图 5-124）。术后 2 周患者出院门诊治疗。术后 8 周红细胞沉降率恢复正常，C 反应蛋白未恢复正常（23mg/L）。

术后病理：结核（图 5-125）。脓液结核分枝杆菌培养阴性。

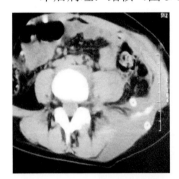

图 5-123　左侧腰大肌脓肿病

灶清除术后复查腰椎 CT

可见腰大肌脓肿较术前明显减少，腰大肌和腹壁内可见引流管影

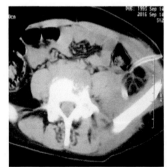

图 5-124　术后复查腰椎 CT

显示 L₅ 椎体水平骨质缺损，腰大肌脓肿明显减少，可见引流管影

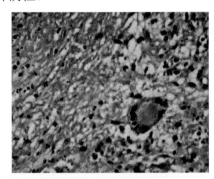

图 5-125　患者术后病理结果

提示慢性肉芽肿性炎伴坏死

术后 5 个月患者左侧腹壁囊性包块再次增大，触痛阳性，局部皮肤发红，皮肤肿胀无破溃，为进一步治疗来我科。科室讨论后认为，术后左侧腹壁囊性包块再次增大与腰大肌和腹壁内病灶清除不彻底有关，分析与术中未在胸壁上取切口进行病灶清除有关。同时分析认为，虽然患者结核分枝杆菌培养阴性，且规律服药，仍不能排除存在耐药可能。建议调整抗结核治疗方案，给予 HRZE+Lfx+AK 治疗，拟行包块切开引流术。

患者于 2017 年 5 月 15 日因"左侧腹壁脓肿形成 3 个月"再次入住我院治疗。入院后复查腰椎 CT：L₄ 椎体水平左侧腰大肌内低密度影及左侧腹壁下低密度影包块形成；L₅ 椎体骨质虫蚀样破坏，椎旁脓肿、左侧腰大肌及髂骨外腹壁脓肿形成（图 5-126，图 5-127）。于 2017 年 5 月 21

日在局麻下行左侧腹壁脓肿切开引流术。术中见：腹壁内仍有大量干酪样坏死组织和肉芽组织、脓液，清除部分后切口未缝合，无菌纱布条引流换药。术后调整方案加强抗结核治疗。术后病理：结核。脓液结核分枝杆菌培养仍阴性。术后第 13 日出院，切口仍未愈合，引流量已经减少，告知患者门诊继续换药治疗。

出院后每 2 个月门诊复查一次，2018 年 8 月窦道愈合，愈合周期较长。

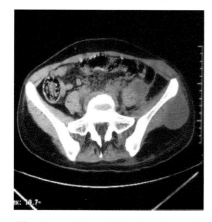 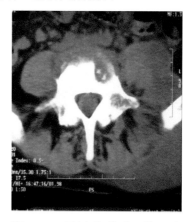

图 5-126　再次入院后复查 L₄ 的 CT 片　　　　　　图 5-127　再次入院后复查 L₅ 的 CT 片

显示 L₄ 椎体水平左侧腰大肌内低密度影及左侧腹壁下低密度影　　显示 L₅ 椎体骨质虫蚀样破坏，椎旁脓肿、左侧腰大肌及髂骨
包块形成　　　　　　　　　　　　　　　　　　　　外腹壁脓肿形成

【讨论分析】

通过该病例分析后认为，患者第 1 次入院后只采取单一倒八字切口，未在胸壁上取切口，致使未能进行彻底病灶清除，为复发留下了隐患。再次住院未在全麻下进行彻底的病灶清除术，只在局麻下行脓肿切开引流，致使病灶引流不彻底，残留较多，形成窦道，长期换药，治疗方案偏保守，给患者一定程度上造成了心理、思想和经济负担。通过总结分析，对此类复发复治病例应该果断进行彻底的再次手术治疗。

近年来，结核病发病率有逐年上升趋势。脊柱结核以腰椎结核多见，70%～80% 的脊柱结核可形成椎旁脓肿，沿肌肉间隙或神经血管蔓延，形成腰大肌脓肿，部分患者会合并流注的腹壁结核。腰椎结核合并腹壁结核，若不及时治疗将会导致严重后果，如椎体破坏、脓肿破溃形成窦道、畸形和神经功能损害等。因而对其及时、正确治疗显得十分重要。病灶清除术是治疗脊柱结核常用且经典的术式，通过对脓液、死骨及被破坏的椎间盘予以清除，可促进抗结核药渗透，促进病灶吸收，降低结核复发率和并发症发生率。

研究表明，彻底的病灶清除术及术后配合抗结核药治疗脊柱结核具有确切疗效，彻底的病灶清除是手术治疗脊柱结核的前提和基本要求。大部分腰椎结核患者都适用于前路手术，尤其合并腹壁结核、髂腰肌脓肿、耻骨周围脓肿等患者。腰椎结核常伴有腰大肌脓肿和腹壁包块脓肿，本例患者因为腰痛不明显，临床判断脊柱稳定性尚可，未进行内固定术，只进行了左侧腰大肌脓肿病灶清除术、左侧腹壁结核病灶清除术，关键是术中只采用了左侧倒八字切口，未在胸壁上切口，从窦道间隙进行胸壁脓肿的病灶清除术，术中腰大肌与腹壁之间窦道隐蔽，窦道口较小且多个，未能有效彻底清除病灶，导致再次复发。二次住院时，患者不同意全麻下手术治疗，且无腰痛等脊柱失稳表现，要求简单处理腹壁结核，只单纯选择腹壁脓肿切开引流，加强抗结核治疗观察，但窦道在第 1 次术后长期未愈合，给患者造成了心理和思想负担。手术方式选择的欠佳，可能是此病例复发的主要原因。

造成病灶清除不彻底的主要原因包括：①麻醉不充分、肌肉紧张，影响术者操作和病灶的暴露；②病灶暴露不佳，遗留死骨、脓肿或干酪样物质；③椎体结核病灶清除的切口选择不当，无法做到充分外暴露和内暴露；④病灶椎体定位错误，未能取出病灶内容；⑤术者操作不仔细，遗漏病变（脊柱结核病灶常为多发，除了主要的病灶外，还可能有 X 线片上显示的继发性病灶，有的骨空洞里面凹凸不平，弯弯曲曲，脓肿也可能是多房性的、有分层的或四通八达，如不耐心寻找，就有漏掉的可能）；⑥混合感染，严重的病例出现窦道长期不愈合。同时脊柱结核复发复治的患者，再次手术治疗的重要性必须受到重视，笔者认为再手术治疗的手术指征为：①患者神经症状、体征未见改善或恢复；② MRI 或 CT 复查椎管内可见明确肉芽组织、死骨或脓肿压迫；③病灶局部仍存在较大脓肿或死骨难以吸收；④植骨移位或吸收；⑤矫形失败或内固定松动；⑥非手术治疗 4 周以上对形成的窦道无愈合趋势。

手术治疗的主要目的是彻底病灶清除、矫正畸形或阻止其进展和维持脊柱稳定性。术前影像学检查示合并腰大肌脓肿和椎旁脓肿应首选前路，通常前路手术适合于腰椎附件未破坏、病变小于连续两个椎间隙、手术操作涉及 3 个以下椎间隙的椎体结核。脊柱结核患者前路进行病灶清除的主要优点是直接显露病灶、方便彻底清除病灶、恢复局部椎体血运循环、有利于结核药物的渗透。但也有人认为彻底的病灶清除并不适用于所有的脊柱结核患者，彻底的病灶清除将导致过度清除骨质，不利于增生硬化愈合，术后脊柱的稳定性下降，严重者甚至继发后凸畸形等。

因此，结合本例患者情况，可以发现脊柱结核手术治疗成功的首要原则仍然是彻底的病灶清除。如果窦道较复杂，病灶清除不彻底，即使在有效的化疗之下，也容易出现窦道经久不愈的情况。本例患者在第 2 次复治时，如果采取二次全麻进行彻底的病灶清除，可能效果更佳。手术作为一种非常重要的辅助手段，有利于结核病灶的彻底治愈，明显缩短卧床时间和治疗疗程，减少并发症的发生，提高患者的生活质量。

【经验总结】

对于复发复治的脊柱结核病例，应该考虑到结核性脓肿治疗的复杂性，结核性窦道的顽固性，治疗周期的长期性及对患者造成的生活质量下降的影响。需要认真评估复发原因、术后并发症等情况，还要考虑患者述求、期望和经济因素等，及时、尽早进行再次手术，选择恰当的手术方式，再次进行彻底的病灶清除术，有利于患者的尽早康复。

参 考 文 献

崔后春，荆鑫，王金光，等，2013. 一期病灶清除植骨选择性内固定治疗脊柱结核伴神经损害[J]. 临床骨科杂志，16（2）：141-143.

马玙，朱莉贞，潘毓萱，2006. 结核病［M］. 北京：人民卫生出版社.

杨宗强，施建党，何胤，等，2015. 脊柱结核治疗失败、复发的原因及防治措施 [J]. 骨科，6（5）：277-280.

Hassan K，Elmorshidy E，2016. Anterior versus posterior approach in surgical treatment of tuberculous spondylodiscitis of thoracic and lumbar spine [J]. Eur Spine J，25（4）：1056-1063.

（朱昌生　张会军）

病例 5-10

【病例摘要】

患者，男性，23 岁，因"腰椎结核术后 3 个月，腰背部伤口流脓 2 月余"于 2014 年 6 月 23 日以"腰椎结核术后"第 1 次收入我院骨科。

患者 2013 年 12 月起无明显诱因出现腰背部疼痛，疼痛以活动后加重，休息时减轻，遂到广州某综合医院求治，当时诊断为 L_3、L_4 椎体结核，给予异烟肼（每次 0.3g，1 次/日）、利福平（每次 0.45g，1 次/日）、乙胺丁醇（每次 0.75g，1 次/日）治疗 3 个月。后于 2014 年 3 月在上述医院行后路 L_3、L_4 椎体结核病灶清除 +L_3、L_4 椎弓根钉棒内固定术，术后腰背痛稍减轻，伤口甲级愈合出院。出院后规则给予 HRE 方案抗结核治疗。术后 1 个月于腰背部手术切口处出现包块隆起，破溃后每日均有黄色脓液引出，于手术医院给予换药治疗 2 个月，窦道伤口未愈合，为求进一步治疗遂到我院。患者自发病以来，神志清楚，精神良好，饮食、大小便正常，体质量无明显改变。

骨科情况：患者乘车床入病房，腰部生理曲度变直，后背部见一长约 10cm 手术瘢痕，伴有色素沉着，手术瘢痕处有一约 2cm 长窦道伤口，局部隆起，见少量黄色脓液渗出。L_3、L_4 棘突压叩痛，四肢肌力、肌张力正常。生理反射正常，病理反射未引出。

辅助检查：X 线片（图 5-128，图 5-129）及 CT（图 5-130 至图 5-132）示 L_4 内固定松动，L_3、L_4 椎体残留死骨，椎旁及右侧腰大肌脓肿形成。

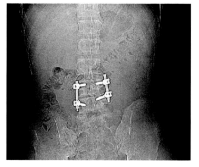

图 5-128 入院时腰椎正位 X 线片
示 L_4 内固定松动，L_3、L_4 椎体残留死骨，椎旁及右侧腰大肌脓肿形成

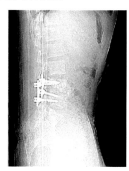

图 5-129 入院时腰椎侧位 X 线片
示 L_4 内固定松动，L_3、L_4 椎体残留死骨

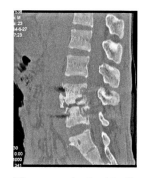

图 5-130 入院时腰椎 CT 矢状位重建
示 L_3、L_4 椎体残留死骨，椎旁及右侧腰大肌脓肿形成

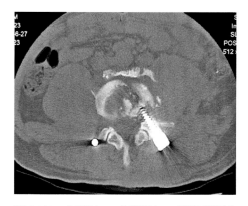

图 5-131 入院时 CT 水平平扫 L_4 平面（骨窗）
示 L_4 内固定松动，L_3、L_4 椎体残留死骨，椎旁及右侧腰大肌脓肿形成

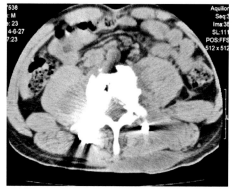

图 5-132 CT 水平平扫 L_4 平面（软组织窗）
示 L_3、L_4 椎体残留死骨，椎旁及右侧腰大肌脓肿形成

入院后完善术前相关检查，继续给予异烟肼（每次 0.3g，1 次/日）、利福平（每次 0.45g，1 次/日）、乙胺丁醇（每次 0.75g，1 次/日）、吡嗪酰胺（每次 1.5g，1 次/日）、左氧氟沙星（每次 0.4g，1 次/日）抗结核治疗。留取窦道脓液标本提示溶血葡萄球菌，根据药敏试验结果给予克林霉素治疗。患者一般情况良好，无明显发热，入院复查红细胞沉降率

18mm/h，血常规正常，肝肾功能正常，拟手术治疗。

　　经科室讨论认为目前患者背部窦道伤口迁延不愈合与 L_3、L_4 椎体病灶未彻底清除，病灶向后流注所致。另外，外院给予椎间填塞松质骨因非支撑植骨仍未融合，目前内固定已松动，手术拟分期进行，一期行后路 L_3、L_4 椎体病灶清除 + L_4 内固定取出 + L_5 椎弓根钉棒植入术，窦道伤口给予 VSD（负压封闭引流）。二期行右侧前路 L_3、L_4 椎体结核病灶清除取髂骨植骨融合术。

　　于 2014 年 7 月 24 日行后路 L_3、L_4 椎体病灶清除 + L_4 内固定取出 + L_5 椎弓根钉棒植入术，术后复查 X 线（图 5-133，图 5-134）示腰椎内固定调整术后改变。术后背部伤口给予VSD，定期更换 VSD 材料。

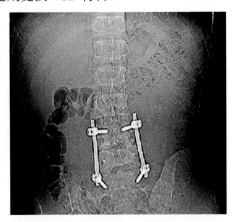 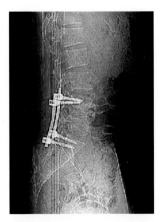

图 5-133　术后复查腰椎正位 X 线片　　　　　图 5-134　术后复查腰椎侧位 X 线片

示腰椎内固定调整术后改变，调整内固定位置　　　示腰椎内固定调整术后改变，调整内固定位置

　　于 2014 年 8 月 20 日行右侧前路 L_3、L_4 椎体结核病灶清除取髂骨植骨融合术，以及背部窦道切除、清创缝合术。

　　术后病理提示结核，病灶抗酸杆菌阴性，病灶快速分枝杆菌培养（液体法）结核分枝杆菌培养未见分枝杆菌生长。第 2 次手术术后 7d 拔除引流管，2 周背部伤口及第 2 次手术切口拆线，甲级愈合。1 年后末次随访（停药），窦道、手术切口愈合良好，复查红细胞沉降率2mm/h，复查 CT 显示椎间植骨已愈合，病灶无明显残留（图 5-135 至图 5-137）。

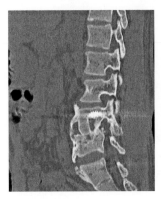 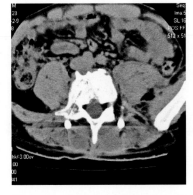 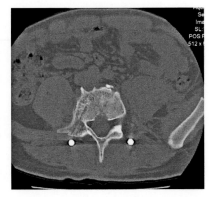

图 5-135　术后 1 年腰椎 CT　　　图 5-136　术后 1 年腰椎 CT 水平　　　图 5-137　术后 1 年腰椎水平平扫（L_4

矢状位重建　　　　　　　　　平扫（L_4 平面，骨窗）　　　　　　平面，软组织窗）

示内固定稳定，植骨融合　　　示病灶未见明显脓肿及死骨，治疗效果佳　　　示病灶未见明显脓肿及死骨，治疗效果佳

【讨论分析】

1. 病灶彻底清除问题　时至今日，病灶清除手术依然是最传统、最基本的治疗方法，病灶清除手术方式已经得到广泛应用推广，然而对于病灶清除手术的标准，目前一直存在争议。瞿东滨认为，清除病变区内所有病变组织，如脓液、干酪样物质、死骨、肉芽组织、坏死椎间盘、坏死液化组织等，保留健康和亚健康组织即是彻底清除；对于硬化骨只需部分切除，能够满足摘除死骨、植骨床准备及抗结核药的渗透即可。

笔者认为病灶彻底清除的标准的确是相对的，尤其对于亚健康骨组织、硬化壁、卫星病灶、骨桥等的处理各有不同的认识。但对于病变区的"结核物质"，如脓液、干酪样物质、死骨、肉芽组织、坏死间盘、坏死液化组织是脊柱结核病灶清除手术的最基本的要求，是使结核治愈、减少结核病灶复发的重要手段，也是使用内固定的安全保证。脊柱结核是全身结核病的局部体现，彻底病灶清除只是为了促进结核病变的静止和痊愈，即使做不到病灶彻底清除术，但不可盲目缩小病灶清除的范围。本病例中，对于病变区的结核物质并未做到病灶清除的最基本要求。由于后路手术无法完全直视及暴露脊柱前方椎体病灶，后路手术病灶清除手术对术者手术技术要求更高，尤其对于多节段脊柱结核病变及合并椎旁、腰大肌巨大脓肿病变者，单纯后路手术一般难以做到病灶清除的基本要求，是后路脊柱结核手术失败导致复治的最主要因素之一。

2. 植骨相关问题　本病例所见，手术采用非结构性植骨（如自体松质骨移植）或未给予椎间植骨。需要认识到的是，病椎局部长期的稳定必须依靠椎间植骨融合，而不是单纯依靠内固定的稳定，同时行植骨融合和固定才能最终有利于重建脊柱的稳定性，恢复脊柱负重功能，并更有利于结核病变趋于静止及灭活。另外，对于脊柱结核需要通过手术处理的病例，椎体破坏往往较严重，病灶清除术后椎体缺损亦较明显，于病变区给予非结构性植骨，虽然理论上有促进病变区域骨融合作用，然而在非结构性植骨的病例可以观察到术后早期即出现骨吸收及椎间植骨不融合的情况，甚至出现内固定松动及断裂。由于非结构性植骨缺少支撑作用，无法承担前中柱所传导的负载，往往不能立即维持脊柱前中柱力学的稳定性，其支撑强度的不足，在骨吸收及重塑的早期过程中因支撑力下降出现塌陷，导致椎间高度的丢失，椎间植骨的不融合。对于脊柱结核植骨病例需给予支撑植骨，即三面皮质大块髂骨或其他椎间融合器作支撑植骨。三面皮质大块髂骨具有一定的强度，已广泛应用于椎间支撑植骨融合术，其融合率达 90% 以上。虽然截取大块髂骨会增加植骨区创伤、出血及局部疼痛，不利于患者早期康复，但是于本例脊柱结核复治需手术翻修的患者，从经济上综合考虑给予三面皮质大块髂骨植骨融合，术后随访表明取得良好的疗效，椎间植骨已融合。

【经验总结】

后路术式治疗脊柱结核近年来逐渐推广应用，然而术后出现窦道形成、椎间植骨不融合、内固定失效等情况亦不少见。本例患者因后路术式治疗 L_3、L_4 椎体结核，术后早期即因窦道伤口渗液、内固定松动到我院就诊，属后路手术失败导致复治腰椎结核的病例。其手术失败主要原因为病灶未彻底清除及椎间未给予支撑植骨融合。对于此类早期复治脊柱结核的处理，首先依然是在整个治疗过程中规范化抗结核治疗；其次后路手术取出松动内固定，向未被结核侵蚀的健康椎体（L_5）植入椎弓根钉棒，清除后方流注病灶，窦道伤口 VSD（负压封闭引流）；最后行右侧前路 L_3、L_4 椎体结核彻底病灶清除，取自体三面皮质大块髂骨椎间支撑植骨融合。复治脊柱结核经过上述治疗后可取得满意的疗效。

参 考 文 献

瞿东滨，金大地，2008. 正确认识脊柱结核病灶清除术 [J]. 中国脊柱脊髓杂志，18（8）：565-567.

Molinari R W，Bridwell K H，Klepps S J，et al, 1999. Minimum 5-year follow-up of anterior column structural allografts in the thoracic and lumbar spine[J]. Spine（Phila Pa 1976），24（10）：967-972.

（张　强　钟　鑫　许祖远　方德健）

病例 5-11

【病例摘要】

患者，女性，67 岁，于 2013 年 2 月无明显诱因出现腰痛，夜间痛明显，就诊于当地医院。未做影像学检查，给予理疗、口服镇痛药等非手术治疗，疼痛未能缓解，反而呈持续性加重，伴盗汗，无发热，遂于 2013 年 4 月再次就诊于当地医院。行 X 线检查提示：L_3、L_4 椎间隙破坏，椎间隙变窄，L_4 上终板破坏（图 5-138，图 5-139）。

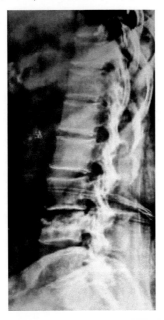

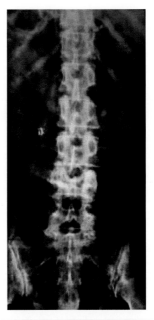

<table>
<tr><td style="text-align:center">图 5-138　腰椎 X 线侧位
示 L_3、L_4 椎间隙破坏，椎间隙变窄，L_4 上终板破坏</td><td style="text-align:center">图 5-139　腰椎 X 线正位
示 L_3、L_4 椎间隙破坏，椎间隙变窄，椎体呈硬化改变</td></tr>
</table>

T-SPOT.TB 阳性，红细胞沉降率 67mm/h，PPD 试验（++++）。考虑 L_3、L_4 结核。给予异烟肼（每次 0.3g，1 次 / 日）、利福平（每次 0.45g，1 次 / 日）、乙胺丁醇（每次 0.75g，1 次 / 日）、吡嗪酰胺（每次 0.5g，3 次 / 日）口服抗结核治疗约 1 个月，复查红细胞沉降率 27mm/h。于 2013 年 5 月 9 日行腰椎结核前路病灶清除、取髂骨植骨融合术，术中发现 L_4、L_5 亦破坏，遂同时行 L_3、L_4 和 L_4、L_5 椎间隙植骨融合，术中取出病灶组织送病理及培养，术后证实为结核分枝杆菌，给予抗结核治疗 12 个月停药。2016 年 8 月再次出现腰痛，且伴切口窦道形成，窦道溢出乳白色黄色黏稠液体，其间掺杂有干酪样坏死样组织，遂就诊于我院门诊，以"腰椎结核术后窦道形成"收入我科。

专科情况：患者平车推入病房，右腹壁手术切口上可见 5 个大小不等的窦道口，流出乳黄色黏稠液体（图 5-140）。$L_{3\sim5}$ 棘突压叩痛，不伴后凸畸形，四肢肌力、肌张力正常。生理反射正常，病理反射未引出。

辅助检查：腰椎正侧位 X 线片可见 L_3、L_4 椎间隙骨块移位，L_4、L_5 椎间隙骨块与 L_5 椎体上终板间呈现透亮带（图 5-141，图 5-142）。

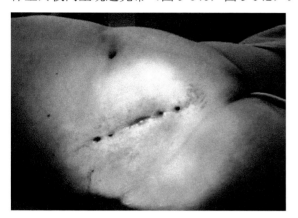 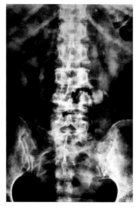 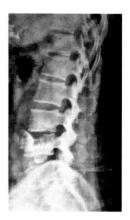

图 5-140　可见切口有 5 处窦道口，有脓性分泌物流出　　图 5-141　L_3、L_4 椎间隙骨块移位，椎间隙狭窄　　图 5-142　L_4、L_5 椎间隙骨块与 L_5 椎体上终板间呈现透亮带

入院后完善术前相关检查，红细胞沉降率 69mm/h，C 反应蛋白 38.4mg/L，血常规正常，肝肾功能正常，T-SPOT.TB 阳性。继续给予异烟肼（每次 0.3g，1 次 / 日）、利福平（每次 0.45g，1 次 / 日）、乙胺丁醇（每次 0.75g，1 次 / 日）、吡嗪酰胺（每次 0.5g，3 次 / 日）抗结核治疗。取窦道深部分泌物送一般细菌培养，结果为阴性，说明患者无混合感染。全科讨论后认为，患者结核复发合并骨块移位，考虑与抗结核药选择不当和未加用内固定有关，应经原切口窦道行翻修术，重新植骨并加用内固定，根据术后培养和药敏试验结果选择合适的抗结核药。

于 2016 年 9 月 7 日行前路原切口窦道切除，清理病灶，并清除脓液约 500ml，取出游离骨块，并取髂骨植骨融合固定。术中见：窦道内、椎间隙有大量干酪样组织，L_3、L_4 椎间隙骨块移位，L_4、L_5 椎间隙骨块松动，均无融合迹象。彻底清除病灶和坏死组织，取合适长度的髂骨块行 $L_{3\sim5}$ 融合，同期行 $L_{3\sim5}$ 前路内固定，通过头尾侧螺钉钉尾抱紧并锁定（图 5-143 至图 5-145）。

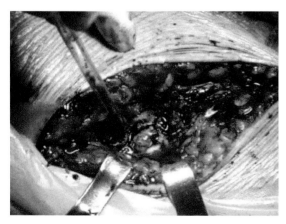 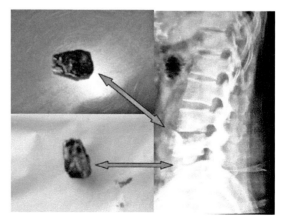

图 5-143　切口切开后可见有大量脓肿流出　　图 5-144　箭头所示的死骨块便是 X 线对应的死骨

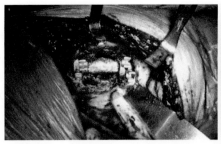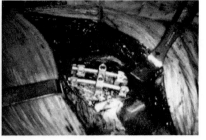

图 5-145 术中病灶清除彻底后于前路脊柱植入内固定

术后病理提示：干酪样坏死。结核分枝杆菌培养（+），药敏试验提示对乙胺丁醇耐药，对异烟肼、利福平、吡嗪酰胺、左氧氟沙星敏感。遂术后继续给予异烟肼（每次 0.3g，1 次 / 日）、利福平（每次 0.45g，1 次 / 日）、吡嗪酰胺（每次 0.5g，3 次 / 日），并加用左氧氟沙星（每次 0.4g，1 次 / 日）抗结核治疗。切口愈合，于术后 2 周出院，出院时伤口和 X 线片见图 5-146，图 5-147。

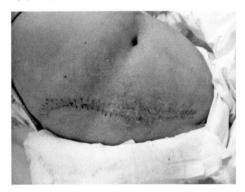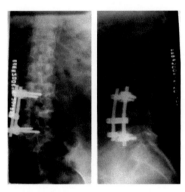

图 5-146 术后 2 周切口愈合佳，未见窦道　　图 5-147 术后 2 周复查脊柱正侧位 X 线片
及渗出　　　　　　　　　　　　　　　可见内固定稳定，植入无松动

出院后每月门诊复查，抗结核药服用至术后 1 年半。术后 2 年复查 X 线片可见内固定稳定，植骨融合良好，无复发迹象（图 5-148）。

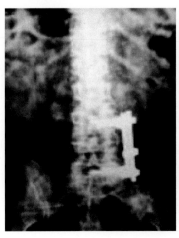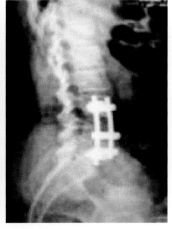

图 5-148 术后 2 年复查 X 线片
可见内固定稳定，植骨融合良好，无复发迹象

【讨论分析】

脊柱结核术后合并窦道形成是一种较为常见且严重的并发症，多因脓肿破溃或术后复发所致。如果得不到及时有效的治疗，对疾病的预后非常不利。本病例通过窦道分泌物培养，排除了混合感染，行一期扩大窦道病灶清除植骨融合内固定。因为只要不合并一般细菌感染，就相当于单纯脊柱结核，可行一期前路病灶清除植骨融合内固定术。虽然无法获取患者于外院第 1 次手术术中情况的资料，但在翻修术中可以看到 L_4 椎体内多处病灶并未彻底清除，本次彻底清除所有可疑组织，以骨创面新鲜渗血为标准。彻底清除病灶是结核治愈、减少复发的基础，也是使用内固定的安全保证。由于第 1 次手术时担心病灶清除影响稳定性，仅行有限病灶清除。因此，考虑本例复发的主要原因是病灶清除不彻底。

在彻底清除病灶的同时，重建脊柱稳定对结核病变痊愈意义重大。传统的方法常采用石膏床固定制动，患者较为痛苦，且常不能达到严格的制动，术后复发风险大。近年来，很多研究表明内固定在脊柱结核的治疗中安全有效，有利于患者早期下地，增加了植骨融合率和畸形矫正的程度。本例患者植骨块移位和松动的原因，一方面是病灶未彻底清除，感染灶的存在不利于骨愈合；另一方面是没有内固定，脊柱稳定性差，融合率低。因此，手术治疗需要兼顾病灶彻底清除与维持脊柱的稳定性，在彻底清除病灶的前提下，尽可能保留正常骨质。

最后，本例患者第 1 次术后并未做结核分枝杆菌药敏试验，从而导致抗结核药选择不当。第 2 次术后根据药敏试验的结果合理调整了化疗方案，并延长疗程至 18 个月，结核获得痊愈。因此，在选择一、二线抗结核药的同时，根据药敏试验结果联合应用喹诺酮类药物可以强化抗结核治疗。

【经验总结】

在治疗脊柱结核的过程中，彻底清除病灶是最重要的选择，能较好地避免脊柱结核的复发。

参 考 文 献

郭华，许正伟，郝定均，等，2014. 合并窦道形成的复发性复杂脊柱结核的复发原因分析和临床治疗 [J]. 中华骨科杂志，34（2）：162-170.

肖和平，2006. 耐多药结核病化疗药物的选择与方案的制定 [J]. 中华结核和呼吸杂志，29（8）：517-519.

Ren H L，Jiang J M，Wang J X，et al, 2016. Is duration of preoperative anti-tuberculosis treatment a risk factor for postoperative relapse or non-healing of spinal tuberculosis[J]. Eur Spine J，25（12）：3875-3883.

Lü G，Wang B，Li J，et al, 2012. Anterior debridement and reconstruction via thoracoscopy-assisted mini-open approach for the treatment of thoracic spinal tuberculosis：minimum 5-year follow-up[J]. Eur Spine J，21（3）：463-469.

Zheng B，Hao D，Guo H，et al, 2018. Anterior versus posterior surgical approach for lumbosacral tuberculosis[J]. J Int Med Res，46（7）：2569-2577.

（贺宝荣　郑博隆）

第六章 复杂脊柱结核

第一节 概 述

复杂脊柱结核病常见于临床，包括合并肺结核、结核性脓胸和肾结核等常需要手术治疗的脊柱结核病，以及多发节段脊柱结核、经多次手术仍未治愈、儿童脊柱结核、合并免疫疾病及合并截瘫等情况。复杂脊柱结核病患者大多体质弱、病程长，部分可因此而丧失劳动力。

本章节主要纳入了这几类复杂脊柱结核：①多次手术造成的复杂脊柱结核；②特殊发病部位造成的复杂脊柱结核；③多阶段的复杂脊柱结核；④合并糖尿病、免疫疾病等造成的复杂脊柱结核；⑤其他原因造成的复杂脊柱结核，如青少年脊柱结核等。

一、复杂脊柱结核和耐药的关系

脊柱结核复杂、重症趋势的一个重要原因就是结核分枝杆菌的耐药性和非结核分枝杆菌问题。而耐药性是抗结核化疗中影响疗效的主要原因，也是导致结核复发和加重的重要因素。有资料显示结核病的原发耐药率可达 18.6%，继发耐药率达 46.5%。脊柱结核本质上说是一种细菌性感染，治疗的根本措施是通过化学药物的抗菌作用来彻底杀灭或抑制结核分枝杆菌，达到控制疾病的目的。因此，选择对结核分枝杆菌敏感的抗菌药物极为重要。结核分枝杆菌耐药的原因多为化疗不规范，包括不合理的联合用药、不规律治疗及用药时间不足等原因，少数为混合感染其他非结核分枝杆菌传递耐药性。本章节第一个病例的治疗中采取病灶原液进行细菌培养及药敏试验为临床选用药物提供直接依据，现代结核分枝杆菌快速检测技术可以快速培养结核分枝杆菌并分离和进行药敏试验，同时还可以鉴别非结核分枝杆菌。

预防和治疗耐药性脊柱结核的主要措施是采取规范合理的化疗方案。近年来，临床治疗脊柱结核常有因种种原因不规范用药或治疗不彻底的情况。一旦发现对一线抗结核药产生耐药性，应即放弃不敏感药物，根据药敏试验结果换用敏感药物并加用二线抗结核药，同时适当延长疗程。根据细菌培养和药敏试验结果制订个体化的化疗方案，有利于治愈结核并降低其远期复发可能。

二、重视复杂脊柱结核手术前的治疗

脊柱结核复杂、重症趋势的另一个重要原因就是并发症繁杂且难治，导致脊柱结核的治疗效果差。脊柱结核与并发症互为因果并且产生恶性循环，各种并发症的发生使得机体生理功能受损、抵抗能力下降、肝肾功能损害，病程长且慢性消耗更易产生低蛋白血症和贫血，进一步降低了机体对结核分枝杆菌的抵抗力，使脊柱结核发病较重并呈现出快速发展的趋势。而长期、难治的并发症又产生另外一些问题，如慢性窦道、压疮和尿路感染等，可在局部产生除结核分枝杆菌外的混合感染，易于发生对抗结核药耐药的传递；间质性肺炎因为激素的应用进一步降低了抵抗力，使脊柱结核加重并播散；糖尿病也同样因为降低了身体的免疫力使脊柱结核治疗困难。因此，对脊柱结核并发症的处理非常重要，只有控制并治疗并发症才能进一步治疗脊柱结核。在治疗存在并发症的患者时，建议行多学科会诊协同治疗，不同的疾病采用不同的治疗标准。例如，糖尿病采用胰岛素治疗，控制空腹血糖在 8mmol/L 左右，

餐后 2h 血糖＜ 10mmol/L 并保持平稳状态；贫血和低蛋白血症通过少量多次输入新鲜红细胞和血浆，使血红蛋白＞ 100g/L，总蛋白＞ 60g/L；对于其他一些并发症，如慢性尿路感染、慢性窦道和压疮的治疗，以控制症状为准，不强调完全治愈并发症，否则会延长脊柱结核的治疗周期，更易产生结核耐药性问题。此外，对一些少见的并发症，如心肌梗死患者心脏搭桥和支架术后，在病情平稳下维持原治疗，积极进行手术准备，不能因为对并发症的过度担心延误脊柱结核的治疗。

三、脊柱结核手术的问题

脊柱结核是感染的局部表现，抗结核药治疗是脊柱结核的根本治疗途径，应贯穿整个治疗过程，外科手术仅为治疗过程的一个阶段，是一种辅助治疗手段。临床研究表明，在规范化疗的基础上有效地维持脊柱的相对稳定性才能达到治愈脊柱结核的目的。因此，许多同行对脊柱结核的手术治疗都持积极的态度。手术治疗的目的是清除局部病灶、改善血供，解除脊髓压迫性损害，防止或矫正脊柱畸形，维持脊柱稳定性并缩短疗程。

诸多学者对脊柱结核的手术适应证进行了总结，将脊髓受压、神经功能障碍、脊柱的稳定性破坏和脊柱严重或进行性后凸畸形作为脊柱结核的绝对手术指征，而将病灶局部的脓肿、死骨和窦道形成只看作脊柱结核的相对手术指征。不应随意扩大手术适应证，在避免不必要的手术的同时减轻患者身体和经济的双重负担。还应该注意在病灶局部的脓肿、死骨进行性增多时可以使脊柱的稳定性快速丧失，相对适应证转化为绝对适应证。

复杂复合脊柱结核病的病灶病变常累及多个器官或多个部位，患者通常体质较差或免疫力低下。因此，围手术期需加强支持及免疫治疗，手术应遵循"同期、同侧"原则及不同部位病变同时采取分期手术。手术切口不仅要使脊柱病变充分显露，同时也要兼顾其余部位病灶，减少不同部位病灶对彼此的相互影响。脊柱结核合并其他部位结核时，手术时机和手术方式的选择非常重要，如合并肺结核欲行肺叶切除术时，手术时机仍应以肺结核术前用药时间为主，原则上肺结核因病变局限，内科治疗不易吸收，术前用药不少于 6 个月；如合并肺外结核需要外科处理时，则同一般肺外结核的手术原则相近，术前用药 4 ～ 6 周，无明显手术禁忌证即可。

复杂脊柱结核特别是胸椎结核合并肺结核和结核性胸膜炎或脓胸时，常需要经胸入路手术。对脊柱结核来讲，经胸前方入路术中显露充分，椎管减压彻底，减少了盲目清刮时可能对脊髓造成的进一步损害，保持脊柱稳定，且一期植骨方便，利于消除后凸畸形。而经肋横突入路可能伤及胸膜及多根肋骨和神经，不易清除病灶及减压。经胸前方入路行病灶清除能彻底去除死骨、脓肿、窦道和硬化骨，可清除大部分含菌物质和炎性肉芽组织，形成新鲜创面，改善局部血液运行，并有利于药物进入椎体内。对于有椎旁脓肿破入胸腔者，亦可同时行胸腔脓肿廓清术。

行脊柱结核病灶清除术的目的不仅仅是清除局部死骨和脓肿，还是打破结核病灶局部的组织屏障，使抗结核药通过血供得以进入病灶发挥作用。因此，病灶局部处理恰当与否是手术成败的关键。不仅要相对彻底地清除病灶区脓肿、坏死组织及死骨，而且要将硬化骨壁和脓肿壁反复搔刮至点状出血，使病灶局部的血供得以重新建立才是手术的关键。

脊柱结核术后窦道形成是脊柱结核手术常见的并发症之一，部分患者历经多次手术窦道一直不愈合。此类患者应特别重视第 1 次病灶清除术，第 1 次病灶清除术的手术时机和手术方式决定患者的预后。窦道不愈合的处理应分多种情况采取不同的处理方法：对抗结核有效，术中清除病变彻底而致切口未一期愈合者，可换抗结核药；对病变清除不彻底，手术时机选择不当但抗结核治疗仍有效者，应重新选择手术时机和手术方式。一般来讲，第2次手术因解剖层次不清楚、粘连、出血多等原因不经原切口进入，应采取从对侧入路行病灶清除，原切口窦道切除方式。如为多耐药结核病，应根据药物敏感性试验结果重新制订化疗方案。

总之，复杂脊柱结核病的治疗是相当困难的，对医者和患者均为双重考验。它集化疗、手术和支持疗法为一体，过分强调任何一种治疗方法都是不客观的。对于复杂重症的脊柱结核应该采取一种以化学药物治疗为主、手术治疗为辅，既要重视并发症的处理，又要采取相对积极的手术，同时还要重视病原学和病灶局部处理的综合治疗方法。

参 考 文 献

何清义，周强，卢宏伟，等，2015. 儿童胸腰椎结核手术治疗的效果及并发症分析 [J]. 中国脊柱脊髓杂志，25（9）：820-825.

金卫东，王骞，王自立，等，2014. 彻底与非彻底病灶清除术治疗脊柱结核的比较 [J]. 中华骨科杂志，34（2）：196-203.

王自立，王骞，2010. 脊柱结核的手术策略 [J]. 中华骨科杂志，30（7）：719-721.

甄平，刘兴炎，高明暄，等，2007. 临床症状轻微型重度结核性脊髓压迫症 [J]. 中国矫形外科杂志，15（19）：1457-1459.

Arora S，Sabat D，Maini L，et al，2011. The results of nonoperative treatment of craniovertebral junction tuberculosis：a review of twenty-six cases[J]. J Bone Joint Surg（Am），93（6）：540-547.

Wang Z，Ge Z，Jin W，et al，2007. Treatment of spinal tuberculosis with ultrashort-course chemotherapy in conjunction with partial excision of pathologic vertebrae[J]. Spine J，7（6）：671-681.

第二节　病例分析

病例 6-1

【病例摘要】

患者，女性，43岁，因"胸背部疼痛并双下肢活动不能2月余"收住院。2月余前无明显诱因出现胸背部疼痛，呈持续性隐痛，无放射及牵涉痛，同时伴有双下肢活动不能，偶感咳嗽、咳痰，为白色黏液痰；近5d来感夜间盗汗，无畏寒、发热，无头痛、头晕，无胸闷、心悸，无腹痛、腹泻，无双足水肿，无呕血、黑粪。即到我院长坡院区治疗，给予"帕斯异烟肼（每次0.9g，1次/日）、利福喷丁胶囊（每次0.45g，2次/周）、盐酸乙胺丁醇（每次0.75g，1次/日）、吡嗪酰胺片（每次0.5g，2次/日）、丙硫异烟胺片（每次0.2g，3次/日）"抗结核治疗，请我科医师会诊后建议转我科手术治疗。

既往7年前在当地医院行胸椎结核手术，术后规律服用异烟肼（每次0.3g，1次/日）、利福平（每次0.45g，1次/日）、乙胺丁醇（每次0.75g，1次/日）、吡嗪酰胺（每次0.5g，3次/日），一年半复查后遵医嘱停药。

体格检查：体温36.6℃，脉搏84次/分，呼吸20次/分，血压129/64mmHg，脐平面以下感觉减退，胸椎角状后凸畸形，棘突及椎旁软组织有压痛及叩击痛，未触及明显包块，直腿抬高试验阴性，"4"字试验阳性。腰部及下肢活动功能受限，左下肢活动不能，肌力1级，右下肢能在平面稍移动，肌力2级，双下肢感知觉减弱，双下肢无水肿，鞍区感觉减退，肛门括约肌收缩功能弱。VAS评分9分。

影像学检查示：①肺内病变，多考虑感染性病变？②双侧胸膜增厚、粘连；③左侧腋窝淋巴结肿大，多考虑感染性病变，恶性病变待排；④ $T_{6\sim10}$ 椎体术后改变（图 6-1 至图 6-7）。

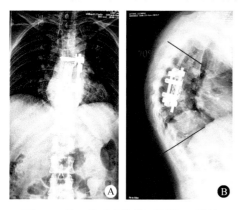

图 6-1　第 1 次手术胸椎正侧位 X 线片

A. 胸椎正位 X 线片，可见胸椎前路内固定影，伴钛笼植入，可见椎旁脓肿影；B. 胸椎侧位 X 线片，可见胸椎后凸，Cobb 角约 70°

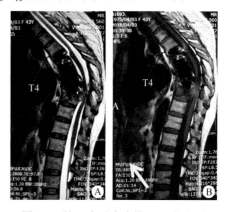

图 6-2　第 1 次手术胸椎 MRI 矢状面

A. 胸椎 MRI 矢状面 T_1WI，可见胸椎前路内固定影，伴钛笼植入，脊髓压迫明显，脊髓信号改变；B. 胸椎 MRI 矢状面 T_2WI，可见胸椎前路内固定影，伴钛笼植入，脊髓压迫明显，脊髓信号改变。Cobb 角约 70°

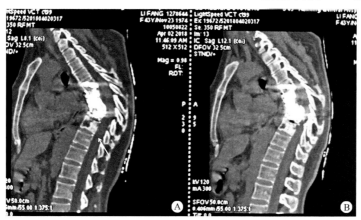

图 6-3　第 1 次手术胸椎 CT 重建矢状面

A. 胸椎 CT 重建矢状面，可见胸椎前路内固定影，伴钛笼植入，脊髓压迫明显，脊髓信号改变；
B. 胸椎 CT 重建矢状面，可见胸椎前路内固定影，伴钛笼植入，脊髓压迫明显，脊髓信号改变。Cobb 角约 70°

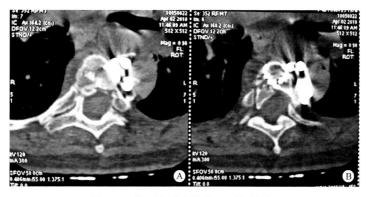

图 6-4　第 1 次手术胸椎 CT 横断面 1

A. 胸椎 CT 横断面，可见胸椎前路内固定影，椎旁增厚，脓肿影；B. 胸椎 CT 横断面，可见胸椎前路内固定影，伴钛笼植入，椎旁增厚，脓肿影

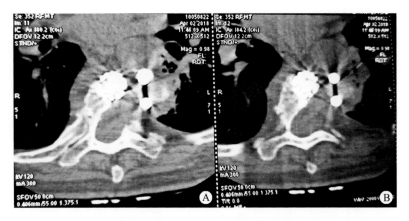

图 6-5　第 1 次手术胸椎 CT 横断面 2

A. 胸椎 CT 横断面，可见胸椎前路内固定影，钛笼植入，椎旁增厚，脓肿影，部分侵蚀入肺组织；
B. 胸椎 CT 横断面，可见胸椎前路内固定影，伴钛笼植入，椎旁增厚，脓肿影

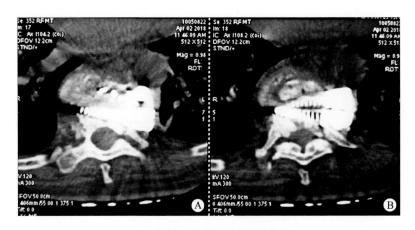

图 6-6　第 1 次手术胸椎 CT 横断面 3

A. 胸椎 CT 横断面，可见胸椎前路内固定影，椎旁增厚，脓肿影，部分侵蚀入肺组织；
B. 胸椎 CT 横断面，可见胸椎前路内固定影，椎旁增厚，脓肿影

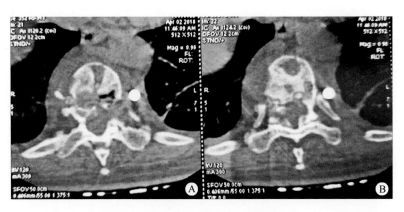

图 6-7　第 1 次手术胸椎 CT 横断面 4

A. 胸椎 CT 横断面，内固定位置尚可，未见钉道松动，拔钉等，但钛笼下位椎体破坏严重，
部分侵蚀入肺组织；B. 胸椎 CT 横断面，可见胸椎前路内固定影，椎旁增厚，脓肿影

就诊我科后，行 CT 引导下病灶处穿刺置管引流术。穿刺脓液 GeneXpert 检测阳性、

利福平耐药，耐药基因 22 项检测结核分枝杆菌复合群阳性突变型基因位点 *315M*、*43M*、*306M2* 及野生型基因位点 *N1*、*N2*、*N3*、*N4*、*N5*、*88N*、*-15N* 阳性，乙胺丁醇、链霉素、利福平、异烟肼耐药基因检测结果为耐药。

给予换用"丙硫异烟胺（每次 0.2g，3 次 / 日）、左氧氟沙星（每次 0.4g，1 次 / 日）、环丝氨酸（每次 0.5g，2 次 / 日）、阿米卡星（每次 0.6g，1 次 / 日）、吡嗪酰胺（每次 0.5g，3 次 / 日）"抗结核治疗。患者在置管治疗过程中出现严重药物性肝损伤（2018 年 5 月 9 日 AST 923 U/L、ALT 418 U/L），给予加强保肝并暂停药物抗结核治疗，继续行引流管灌注冲洗 3 周。于 2018 年 5 月 30 日复查肝功能 AST 23U/L、ALT 18U/L，给予重新使用丙硫异烟胺、左氧氟沙星、环丝氨酸、阿米卡星、吡嗪酰胺，并拔除引流管。患者在置管治疗过程中下肢截瘫症状明显改善，双下肢肌力逐渐恢复至 3 级。红细胞沉降率、C 反应蛋白均逐渐正常，低白蛋白血症纠正，VAS 评分降至 4 分。于 2018 年 7 月 16 日在全麻插管下行脊柱翻修、结核病灶清除、椎管减压、植骨融合内固定术（图 6-8）。术后影像学检查示内固定稳定，脊髓压迫解除，脊髓信号恢复正常（图 6-9 至图 6-14）。术后患者神经功能恢复良好，出院时脊髓神经功能恢复至 Frankel D。

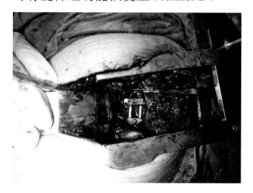

图 6-8　2018 年 7 月 16 日在全麻插管下行脊柱翻修、结核病灶清除、椎管减压、植骨融合内固定术

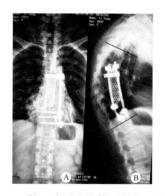

图 6-9　第 2 次手术胸椎正侧位 X 线片

A.胸椎正位 X 线片，第 2 次手术内固定位置尚可，未见钉道松动，拔钉等；B.胸椎侧位 X 线片，位置良好，脊柱后凸改善，Cobb 角约 52°，矫正率 26%

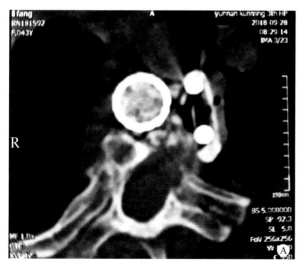

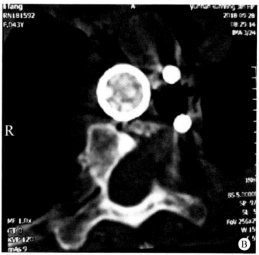

图 6-10　第 2 次手术胸椎 CT 横断面

A.胸椎 CT 横断面，椎旁脓肿消失；B.胸椎 CT 横断面，椎旁脓肿消失

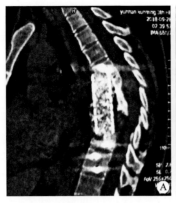
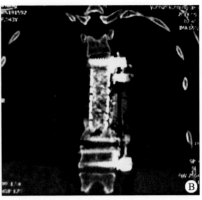

图 6-11   第 2 次手术后胸椎 CT 三维重建

A.胸椎 CT 三维重建矢状面，可见钛笼植入，椎旁脓肿消失，无压迫椎管；B.胸椎 CT 三维重建冠状面，可见钛笼及前路内固定植入，椎旁脓肿消失，无压迫椎管

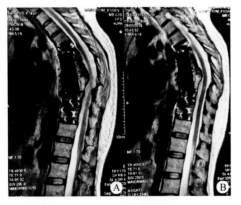
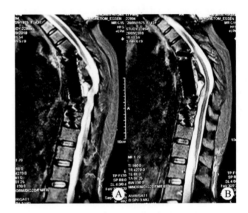

图 6-12   第 2 次手术后胸椎 MRI 矢状面

T_1WI，可见钛笼植入，椎旁脓肿消失，脊髓无压迫，脊髓信号正常

图 6-13   第 2 次手术后胸椎 MRI 矢状面

T_2WI，可见钛笼植入，椎旁脓肿消失，脊髓无压迫，脊髓信号正常

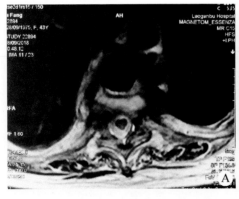
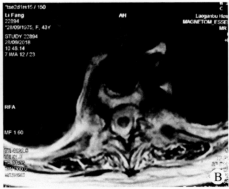

图 6-14   第 2 次手术后胸椎 MRI 横断面 T_1WI

可见钛笼植入，椎旁脓肿消失，脊髓无压迫，脊髓信号正常

【讨论分析】

本病例为耐多药脊柱结核合并骨质破坏、内固定松动、脊髓损伤、不全瘫，治疗难度巨

大。既往 HRZE 四联抗结核药治疗"胸椎结核"一年半后，经验性地停止了抗结核治疗，没能做到提前对耐药可能性的预判。此次入院时，脊髓受压严重，脊髓功能评级为 Frankel B，必须行手术治疗。患者由于是翻修手术，胸膜粘连及椎管粘连严重，术中损伤硬膜及脊髓的风险大，CT 引导下病灶处穿刺置管能迅速引流脓液，降低局部压力，减轻脓肿对脊髓的压迫，缓解患者症状，同时 CT 引导下穿刺，创伤小，安全性高，对于此类患者不失为一种很好的术前治疗选择，也为术前围手术期争取了时间。微创手术已经成为跨越活动期脊柱结核非手术治疗和开放手术治疗中间的桥梁。张西峰等通过 CT 引导下置管引流联合局部化疗治疗活动期脊柱结核，其中 5 例患者术前有不同程度神经受压症状，Frankel 分级 C 级 3 例、D 级 2 例，末次随访时所有患者均达到临床治愈。故笔者提出活动期脊柱结核神经功能损伤较轻（Frankel 分级 C 或 D 级）可行微创手术治疗，并且指出微创手术可以单独治疗和治愈大约 75% 的脊柱结核，同时它又是开放手术最好的术前准备。对于结核中毒症状重，无法承受开放手术的患者，经过微创治疗一般情况获得好转后，如果脊柱结核所致神经功能障碍仍然无法改善，则可以二期施行开放内固定手术。张宏其等通过 CT 引导下经皮穿刺引流联合局部化疗治疗脊柱结核取得了很好的疗效，11 例有神经症状的患者，4 例 ASIA 分级 C 级，7 例 ASIA 分级 D 级，到末次随访除 1 例仍为 ASIA 分级 C 级外，其余患者神经系统均有改善。笔者认为对于合并轻度神经压迫症状、全身情况差无法耐受根治手术的患者是一种很好的选择。侯晓华等也得到了相似的结果：5 例 Frankel 分级 D 级以下的患者中，1 例伴随腰椎间盘突出症患者神经功能无明显改善，其余 4 例均降为 E 级。而国外学者基本采用的是置管引流冲洗，也取得很好的临床疗效。本例患者术前影像学示脊髓压迫很重，常规如此重的脊髓压迫必须急诊手术干预，且往往预后不好。但临床上该类脊髓压迫多为慢性或亚急性压迫，对脊髓造成的损伤为渐进式，且早期的机械性压迫多为软性压迫，脊髓有一定的缓冲时间和空间来适应结核病灶的压迫与侵蚀，故临床上可出现脊髓神经症状较轻但影像学上脊髓压迫很重的现象。影像学上结核病灶严重压迫脊髓甚至侵入脊髓表明脊髓处于危象状态，外科治疗原则必须清除及彻底解除脊髓压迫，但通过手术快速解除脊髓压迫往往会使缺血的脊髓神经在得到血液再灌注时可发生明显的功能障碍，甚至出现不可逆的脊髓神经元的器质性损伤，导致脊髓缺血再灌注损伤。故对于此类患者一期先行微创治疗，再视情况判断行二期手术根治是否更为安全。

另外，由于初次术后缺乏实验室药敏资料，对此患者经验性的用药导致了耐药菌的产生，此次前 CT 引导下置管引流可以获取病原学及药敏资料，指导临床抗结核药的使用，并保证手术的成功率。

由耐多药结核分枝杆菌感染脊柱使患者罹患耐多药脊柱结核，其对利福平和异烟肼均具有抗药性。耐多药脊柱结核在临床上又分为原发耐多药和获得性耐多药两种。耐多药脊柱结核形成的原因有以下几点：①很多耐药结核病患者，尤其是耐多药结核病患者多为复发、复治患者，既往不规范和不规律服用抗结核药导致敏感菌株被杀灭，但筛选出了耐药菌株并导致其传播；②抗结核化疗方案制订不合理，缺乏药敏试验指导，低剂量化疗和疗程不足是导致产生耐多药结核病的重要原因；③手术方式选择不合理，术中病灶及脓肿清除不彻底会导致病情迁延不愈，延长化疗时间，也在一定程度上促进了耐药菌株的产生；④抗结核药使用时间长，一些不良反应（如胃肠道反应、视觉改变、皮肤过敏等）容易对患者生活质量造成影响，从而导致患者擅自停药或改变用药方案。同时，患者伴有的基础疾病及营养不良状态，以及患者的年龄因素，也与耐药结核病的产生具有相关性。本病例之前因"胸椎结核"而长期使用抗结核药，并且缺乏术后药敏的实验室结果，只是凭经验性的使用抗结核药，是耐多药脊柱结核发病的主要原因之一。

早期诊断耐药脊柱结核对采取合理的化疗方案至关重要。脊柱结核与肺结核相比有其特殊性，由于椎旁组织及脓液难以获得，故早期诊断较困难。通过 CT 定位椎旁穿刺可获得较多的脓液及病灶组织，准确率高，创伤及并发症少，获得阳性标本的概率大，为早期确诊脊柱结核及耐药脊柱结核的重要途径。本例患者正是通过 CT 定位椎旁穿刺获得较多的脓液及病灶组织，并且得到了药敏结果，而及时更换了化疗方案。目前，结核分枝杆菌培养及药敏试验广泛采用的是 BACTEC MGIT 960 分枝杆菌培养系统，改良罗氏绝对浓度间接法耗时长，阳性率低（为 10%～20%），需在专业实验室开展，限制了综合医院发现耐多药脊柱结核的可能性，使耐多药结核病患者得到及时治疗的时间延长。目前，GeneXpert 检测技术是一种分子生物学快速诊断技术，能同时检测结核分枝杆菌复合群和利福平耐药情况。研究显示，GeneXpert 检测技术从痰标本中检测涂阳肺结核和涂阴肺结核的准确率分别为 99% 和 80%，检测利福平耐药的敏感度和特异度分别为 95% 和 98%。

对于本病例，值得注意的是，治疗过程中出现了严重的药物性肝损伤，围手术期不得不停止抗结核药的使用，但由于在病灶置管并持续生理盐水冲洗，术前红细胞沉降率和 C 反应蛋白仍降至正常，未因此而延长治疗的时间。因此笔者认为，脊柱结核治疗的关键是降低病灶内结核分枝杆菌的数量，持续的冲洗，可以减少局部结核分枝杆菌的定植、生长，防止局部堆积成为结核分枝杆菌培养基，间接控制了患者结核的感染范围，且不会增加肝肾负担。对于发生严重药物性肝损伤的患者，CT 引导下穿刺引流是继续治疗脊柱结核很好的选择之一。

【经验总结】

总之，这个病例给我们提示：对于复发脊柱结核的治疗，术前穿刺置管引流冲洗能有效降低结核分枝杆菌数量，控制感染范围；对于有脊髓压迫的患者，引流能减轻脓肿对脊髓的压迫，促进脊髓神经功能的恢复；同时能获取药敏结果调整化疗方案，保证手术治疗效果。另外，穿刺置管引流对于发生了严重药物性肝损伤的患者不失为一种安全、有效的治疗选择。

参 考 文 献

侯晓华，孙晓威，殷胜春，等，2015. CT 引导下经皮病灶内置管局部化疗治疗脊柱结核 [J]. 中国骨与关节杂志，（10）：775-778.

张宏其，王龙杰，唐明星，等，2016. 脓肿清除术联合置管小剂量灌洗处理胸腰椎结核术后复发的临床疗效 [J]. 中国矫形外科杂志，24（5）：401-405.

张西峰，王岩，肖嵩华，等，2007. 经皮穿刺置管冲洗引流持续局部化疗治疗活动期多椎体脊柱结核 [J]. 中国脊柱脊髓杂志，17（11）：842-845.

Pombo F，Martín-Egaña R，Cela A，et al，1993. Percutaneous catheter drainage of tuberculous psoas abscesses[J]. Acta Radiol，34（4）：366-368.

（寸新华　刘思源）

病例 6-2

【病例摘要】

患者，男性，12 岁，主因"发热 1 个月、右季肋部疼痛 2d"于 2012 年 5 月 17 日入院。缘于 1 个月前无明显诱因出现发热，最高体温 37.5℃，午后为著，伴有盗汗，无寒战、咳嗽、咳痰，当地诊所给予静脉滴注阿莫西林克拉维酸钾 1 周、阿奇霉素 3d 治疗后无好转，就诊于当地医院。拍片示胸腔积液，到当地传染病医院抽胸腔积液 2 次，为淡黄色，共约 200ml，化验提示为结核性，给予抗结核药治疗：异烟肼（每次0.3g，1次/日）、利福平（每次0.45g，1次/日）、吡嗪酰胺（每次0.5g，3次/日）口服，头孢类抗生素（具体不详）静脉滴注治疗后发热症状逐渐好转。近2d来出现右季肋部疼痛，行胸椎MRI考虑胸椎结核，为求进一步诊治来我院。

骨科情况：步态缓慢，脊柱生理曲度存在，未触及明显后凸及侧弯畸形，腰椎活动受限；卧位检查相当于T_{10}、T_{11}椎体棘突水平有轻度叩击痛，四肢运动感觉正常，肌力正常，生理反射正常，病理反射未引出。

辅助检查：胸椎CT（2012年5月18日）显示T_7、T_{10}、T_{11}、T_{12}骨质破坏，椎旁软组织肿胀（图6-15）。

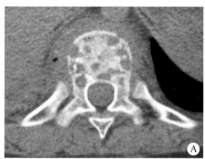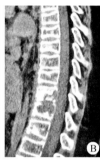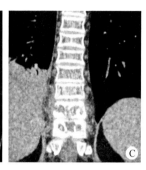

图6-15 术前腰椎CT

A.胸椎CT横断面，T_{10}骨质破坏，椎旁软组织肿胀；B.胸椎CT重建矢状面，T_7、T_{10}、T_{11}、T_{12}骨质破坏，以T_{10}、T_{11}椎体为著，椎旁软组织肿胀；C.胸椎CT重建冠状面，T_{10}、T_{11}骨质破坏，以T_{10}、T_{11}椎体为著，椎旁软组织肿胀

胸椎MRI（2012年4月28日）：T_7、T_{10}、T_{11}、T_{12}椎间隙狭窄，椎体及椎旁软组织异常信号（图6-16）。

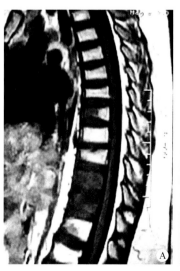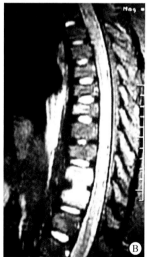

图6-16 术前胸椎MRI矢状面

A.胸椎MRI矢状面T_1WI，T_7、T_{10}、T_{11}、T_{12}椎体异常信号，以T_{10}、T_{11}椎间隙狭窄为著；B.胸椎MRI矢状面T_2WI，T_7、T_{10}、T_{11}、T_{12}椎体异常信号，以T_{10}、T_{11}椎间隙狭窄为著

心肺CT（2012年5月13日）：右肺中叶索条及团块影，右侧胸膜增厚（图6-17）。

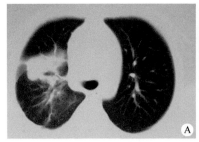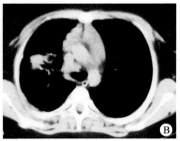

图 6-17　术前肺部 CT 横断面

A.肺部 CT 横断面肺窗，右肺中叶索条及团块影，右侧胸膜增厚；B.肺部 CT 横断面纵隔窗，右肺中叶索条及团块影，
右侧胸膜增厚

入院后诊断：① T_7、T_{10}、T_{11}、T_{12}、L_1 椎体结核；②继发性肺结核右中下涂（未）初治；③右侧结核性胸膜炎。给予异烟肼（每次 0.3g，1 次 / 日）、利福平（每次 0.45g，1 次 / 日）、乙胺丁醇（每次 0.75g，1 次 / 日）、吡嗪酰胺（每次 0.5g，3 次 / 日）。化验 γ 干扰素释放试验为阳性，结核特异性细胞免疫三项阴性。于 2012 年 5 月 31 日在全麻下行胸椎结核经右侧前路病椎清除＋植骨融合术，取右侧 8、9 肋间切口，T_{10}、T_{11} 椎旁软组织肿胀，右肺下叶与脓肿粘连，分开粘连，切开椎旁组织内有坏死肉芽及白色脓液，T_{10}、T_{11} 椎体破坏严重，仅残留上终板，T_7、T_{12} 椎体前缘骨质破坏，清除以上病变组织，凿除 T_{10}、T_{11} 椎体上下缘骨质，稍作撑开，截取同种异体髂骨块植于 T_{10}、T_{11} 椎间，在 T_7、T_{12} 椎体前缘开窗，搔

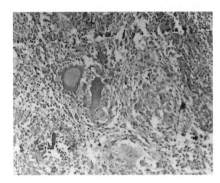

图 6-18　手术病理

干酪样坏死性结核，TB-DNA：1.91×10^4 U/ml

刮坏死肉芽组织，分别植入同种异体骨条。术后继续抗结核药治疗，术后病理：干酪坏死性结核（图 6-18、图 6-19）。切口定期换药、拆线后出院。院外继续应用抗结核药。

于 2012 年 8 月 8 日（术后 9 周）病灶脓液结核分枝杆菌培养及耐药情况示人型结核分枝杆菌，耐多药（耐异烟肼、利福平、利福布汀、链霉素、对氨基水杨酸钠），调整抗结核药方案为对氨基水杨酸异烟肼（每次 0.5g，2 次 / 日）、乙胺丁醇（每次 0.75g，1 次 / 日）、吡嗪酰胺（每次 0.5g，3 次 / 日）、左氧氟沙星（每次 0.4g，1 次 / 日）、丙硫异烟胺（每次 0.2g，3 次 / 日）。

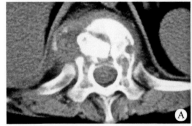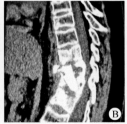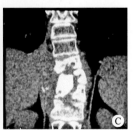

图 6-19　2012 年 5 月第一次手术术后腰椎 CT

A.胸椎 CT 横断面，T_{10} 椎体病灶清除术后，植入大块髂骨；B.胸椎 CT 重建矢状面，T_{10} 椎体病灶清除术后，植入大块髂骨，可见有后凸；C.胸椎 CT 重建冠状面，胸椎 CT 可见 T_{10}、T_{11} 椎间植骨块移位，椎旁软组织肿胀

患者于 2013 年 3 月 25 日（初次术后 10 个月）因"胸背部疼痛不适伴低热 6d"再次入住我院治疗。体格检查：相当于 T_{10}、T_{11} 椎体棘突水平可见后凸畸形，局部有压痛及叩击痛。

四肢肌力、肌张力正常。生理反射正常，病理反射未引出。入院诊断：①$T_{9\sim12}$椎体结核术后未愈；②继发性肺结核右上涂（未）复治。入院后给予 Pa+PZA+EMB+LVfx+AMK+ 丙硫异烟胺抗结核药治疗，行科室术前病历讨论，依据影像学表现，判断为髂骨块植骨未愈且移位，并发胸椎后凸畸形。再次手术的目的是在彻底清除病灶的基础上行后路坚强内固定联合一期前路植骨支撑以达到重建脊柱稳定性并矫形的目的。于 2013 年 4 月 10 日在全麻下行 T_{10}、T_{11} 椎体结核后路椎弓根钉固定联合一期右侧前路病椎清除＋植骨融合术，取后正中切口，分别于 T_7、T_8、T_{12}、L_1 椎体拧入椎弓根螺钉并安装连接棒；另取右侧第 8 肋切口，切除部分肋骨进胸，见 T_{10}、T_{11} 椎旁软组织肿胀，切开椎旁组织内有坏死肉芽及白色脓液约 20ml，探查植入髂骨块松动，T_{10}、T_{11} 椎体完全破坏、T_9 椎体下 1/3 破坏，清除以上病变组织，凿除 T_9 椎体下缘、T_{12} 椎体上缘骨质，椎间稍作撑开，截取自体肋骨植于 $T_{9\sim12}$ 椎间。术后继续原抗结核药方案治疗，切口顺利愈合，于术后 2 周拆线后出院。院外继续应用抗结核药并定期复查（图 6-20）。

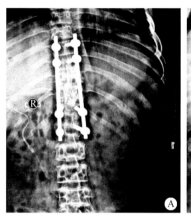
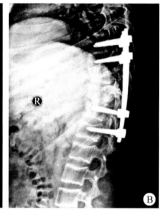

图 6-20　第 2 次术后胸椎正侧位 X 线片

A. 胸椎正位 X 线片，再次手术行 T_7、T_8、T_{12}、L_1 椎弓根钉棒后路内固定，$T_{9\sim12}$ 椎间行前路病灶清除后植入自体肋骨；

B. 胸椎侧位 X 线片，再次手术行 T_7、T_8、T_{12}、L_1 椎弓根钉棒后路内固定，$T_{9\sim12}$ 椎间行前路病灶清除后植入自体肋骨

再次术后 9 周（2013 年 6 月 6 日）复查，椎旁再次出现脓肿（图 6-21 ～图 6-23），此时病灶脓液结核分枝杆菌培养及药敏试验回报提示广泛耐多药，经医院耐药专家组会诊调整抗结核药方案为 Pa+INH+EMB+ 丙硫异烟胺 + 利奈唑胺（每次 0.6g，1 次 / 日）。

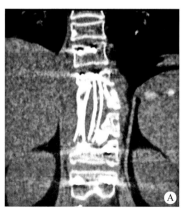
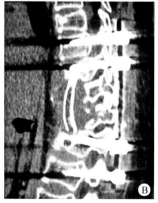

图 6-21　第 2 次术后胸椎 CT 三维重建

A. 胸椎 CT 三维重建冠状面，再次手术后，复查胸椎 CT 显示再次出现椎旁脓肿；

B. 胸椎 CT 三维重建矢状面，再次手术后，复查胸椎 CT 显示再次出现椎旁脓肿

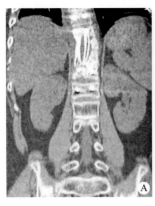
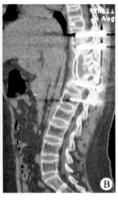
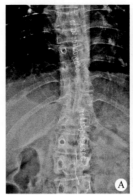
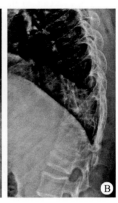

图 6-22　第 2 次术后胸椎 CT 三维重建

A. 胸椎 CT 三维重建冠状面，再次术后 12 周（2013 年 8 月 5日）随访复查胸椎 CT 显示椎间植骨位置良好，椎旁脓肿消失；

B. 胸椎 CT 三维重建矢状面，再次术后 12 周，随访复查胸椎 CT 显示椎间植骨位置良好，椎旁脓肿消失

图 6-23　取出内固定胸椎正侧位 X 线片

A. 胸椎正位 X 线片，再次手术后 3 年（2016 年 3 月 18日），取出后路钉棒复查胸椎 DR 显示原病灶处植骨融合；

B. 胸椎侧位 X 线片，再次手术后 3 年（2016 年 3 月 18 日），取出后路钉棒复查胸椎 DR 显示原病灶处植骨融合

【讨论分析】

　　回顾相关文献，归纳青少年脊柱的解剖特点：①椎体以松质骨为主；②椎间盘纤维环内存在血管及淋巴管；③椎前筋膜及骨膜与椎体相连较为疏松；④青少年椎管内硬膜外间隙及营养脊髓的血管管径小于成人。

　　与成人相比，这些解剖特点决定了青少年脊柱结核的特点在于如下几点。①脊柱畸形主要是角状后凸畸形，很少有侧弯畸形。因为结核病灶主要位于椎体和椎间隙，青少年期频繁的活动及负重使椎体塌陷及椎间隙消失、脊柱前部高度丢失、椎体前后部生长不平衡，故致后凸畸形，并且会进展加重。②神经功能障碍更为常见，其中"角形"后凸的预后极差，原因在于它会压迫脊髓引起瘫痪，特别是当病变位于 $T_{4\sim9}$ 这段脊髓血供转折区域，瘫痪发生率最高。③更容易在脊柱不同节段间传播，累及多个椎体或椎间隙较为常见。④多伴有寒性脓肿且脓肿较大、侵袭范围较广。一旦冷脓肿形成则很容易在椎前筋膜和骨膜下的潜在腔隙内扩散开。脓肿过大时，脓液可沿软组织间隙蔓延到远离病灶的地方，到达身体的其他部位。例如，颈椎结核可形成咽后壁脓肿，过大时可造成呼吸和吞咽困难；胸椎结核脓肿常为梭形，可向上下方蔓延，也可向背部突出，或形成脓胸、肺脓肿、支气管瘘，甚至穿入食管、胸主动脉等。综上所述，对于一个处于生长发育中的青少年来说，椎体形态缺损所伴随的潜在危险是不应忽视的，尽早及时的给予手术治疗是极其重要的。

　　青少年生长期的脊柱结核手术指征可参考：①严重或进行性加重的后凸畸形；②有明显的死骨或椎体破坏缺损，导致脊柱继发不稳；③椎旁明显寒性脓肿伴远处播散者；④合并明显的神经功能障碍、截瘫；⑤非手术治疗无效者。

　　回顾该病例，在脊柱结核术后因为脊柱稳定性的严重破坏，影响病椎之间的骨性融合，导致植骨块易吸收、下沉和滑脱，从而出现后凸畸形和假关节形成。脊柱结核行病灶清除后，稳定性重建是结核愈合、植骨融合和功能恢复的关键，也是防止病变复发的重要原因。

　　Schulitz 等对 4 种治疗儿童脊柱结核的术式做了比较（前路融合、后路融合、前后路融合、前路病灶清除无融合），从随访结果看单纯前路融合术的效果最差，因为病变后椎体前方的生长能力和塑形能力均有限，后方的持续生长反使后凸角增大。而前路减压植骨融合联合后路内固定的术式有效克服了以上缺点：前方入路可直达病灶，视野良好，能够从前方直接、

完全地对脊髓进行减压，纠正后凸畸形；后方内固定能有效地防止脊柱后柱的过多生长，进而避免术后脊柱后凸畸形复发或加重。另外，内固定系统可使脊柱获得即刻稳定性，在支具保护下患者可早期坐起或下地活动，减少了卧床时间和术后并发症。

在制订脊柱结核的固定融合手术策略时，由于脊柱结核患儿病长期卧床、营养较差、活动量较少，容易并发椎体失用性骨质疏松；另外，处于生长发育期，椎体富含胶原，无机盐含量较低，导致椎弓根螺钉锚定力下降或易发生椎弓根切割。因此，建议增加锚定点，即增加椎弓根螺钉的数量来达到强化固定和矫形力的目的，从而减少后凸畸形的发生。但与此矛盾的是脊柱过多的固定融合又会影响患儿的生长发育，可考虑采用固定较多节段但只融合病灶节段，术后应定期拍片，了解椎体融合情况及后凸畸形矫正程度，待植骨融合完成，一般需要 6～12 个月，尽早取出内固定物，这样既能提高内固定强度，又可通过有限植骨融合来保留病灶外脊柱节段的活动度。

【经验总结】

综上所述，这个病例提示我们：一期前后路联合手术治疗青少年脊柱结核是安全、有效、可行的，可同时清除病灶、纠正后凸畸形并恢复脊柱稳定性。但应该认识到手术只是治疗的一部分，只有在临床工作中细致分析每例复治患者的既往诊治不足、全面系统的评估术前状态、参考既往治疗方案制订个性化的药物及手术应对策略，才能确保脊柱结核的疗效，降低复治的发生。

参 考 文 献

何清义，周强，卢宏伟，等，2015. 儿童胸腰椎结核手术治疗的效果及并发症分析 [J]. 中国脊柱脊髓杂志，25（9）：820-825.

Parthsarathy R，Sriram K，Santha T，et al, 1999. Short-course chemotherapy for tuberculosis of the spine. A comparison between ambulant treatment and radical surger—ten-year report[J]. J Bone Joint Surg Br，81（3）：464-471.

Rajasekaran S，Shanmugasundaram TK，Prabhakar R，et al, 1998. Tuberculous lesions of the lumbosaeral region. A 15-year follow-up of patients treated by ambulant chemotherapy[J]. Spine（Phila Pa 1976），23（10）：1163-1167. PMID：9615369.

（刘丰胜　姚黎明　贾晨光　姚晓伟）

病例 6-3

【病例摘要】

患者，男性，42 岁，因"胸腰椎结核术后反复背部疼痛伴窦道伤口迁延不愈 7 年"于 2011 年 3 月 10 日以"胸腰椎结核术后"第 1 次收入我院骨科。

患者 2004 年因背部疼痛在外院诊断为"T_{11}、T_{12} 椎体结核"，术前抗结核治疗 1 周后行"左侧前路 T_{11}、T_{12} 椎体结核病灶清除＋钛网植骨内固定"术（图 6-24），术后给予异烟肼（每次 0.3g，1 次 / 日）、利福平（每次 0.45g，1 次 / 日）、乙胺丁醇（每次 0.75g，1 次 / 日）、吡嗪酰胺（每次 0.5g，3 次 / 日）规则抗结核治疗。术后背部疼痛稍有改善，仍起身、步行困难，无双下肢麻木、乏力、放射痛，术后 1 月余即出现切口窦道形成及渗液，外院门诊继续换药及抗结核治疗 1 年效果不佳，背部疼痛逐渐加重且窦道伤口迁延不愈合。于 2005 年于外院行 X 线检查（图 6-25 至图 6-27）提示前路内固定松动、钛网下沉移位、椎旁脓肿形成，遂于外院第 2 次行后路病灶清除＋胸腰椎弓根钉棒内固定术，此后延续规范初治抗结核治疗，背部疼痛一直未有缓解，长期卧床在家，翻身困难，并逐渐出现背部、胸部切口多个窦道形成及渗液，每日换药治疗，窦道伤口仍未愈合。2010年因脊柱结核破坏加重，外院诊断"脊柱结核术后内固定松动及窦道伤口形成"，于外院拆除前方及后方内置物，并送我院行脓液培养鉴定为结核分枝杆菌，药敏试验提示（异烟肼、利福平、乙胺丁醇敏感，链霉素耐药，二线药物均敏感）。术后患者延续初治方案抗结核治疗，但仍一直卧床不起，胸部、背部切口窦道每日均有黄色脓液渗出，背部疼痛明显，到我院门诊就诊，诊断为"胸椎、腰椎结核术后"收入我病区进一步治疗。入院时患者神志清，精神疲倦，饮食、睡眠一般，大小便正常，发病以来体重下降10kg。

既往慢性乙型肝炎、丙型肝炎病史，未规范治疗。有吸毒史，已戒毒8年。

骨科情况：患者平车推入病房，背部、胸部切口见多个窦道形成，有黄色渗液，$T_7 \sim T_{11}$棘突压叩痛，轻度后凸畸形，右膝关节轻度肿胀，关节周围有压痛，主动、被动活动正常，四肢肌力、肌张力正常。生理反射正常，病理反射未引出。

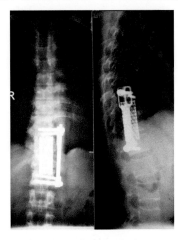

图 6-24　外院胸椎正侧位 X 线片（2004 年）

T_{11}、T_{12}椎体结核，左侧前路病灶清除 + 钛网植骨融合内固定术后改变

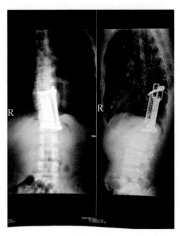

图 6-25　外院胸椎正侧位 X 线片（2005 年）

显示前路内固定松动、钛网下沉移位、椎旁脓肿形成

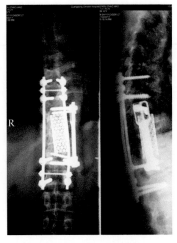

图 6-26　外院术后胸椎正侧位 X 线片 1（2005 年）

显示侧前路内固定松动，钛网下沉移位，后路病灶清除 + 椎弓根钉棒内固定术后改变

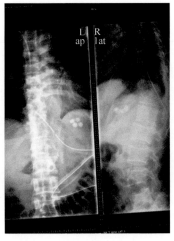

图 6-27　外院术后胸椎正侧位 X 线片 2（2005 年）

显示内固定取出术后，胸腰椎多发骨质破坏，椎旁脓肿形成

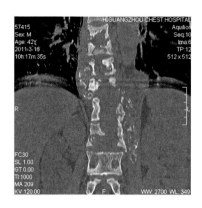

图 6-28 我院 CT（2011 年）冠状位重建

内固定取出术后，胸腰椎多发骨质破坏，椎旁脓肿形成

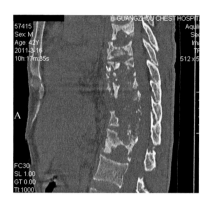

图 6-29 我院 CT（2011 年）矢状位重建

内固定取出术后，胸腰椎多发骨质破坏，椎旁脓肿形成

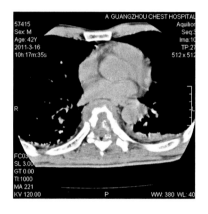

图 6-30 我院 CT（2011 年）水平平扫 1

内固定取出术后，胸腰椎多发骨质破坏，椎旁脓肿形成

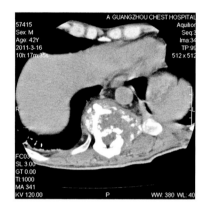

图 6-31 我院 CT（2011 年）水平平扫 2

内固定取出术后，胸腰椎多发骨质破坏，椎旁脓肿形成

入院 CT（图 6-32，图 6-33；2011 年）：$T_{7\sim11}$ 椎体不同程度的广泛椎体骨质破坏、椎旁脓肿形成。

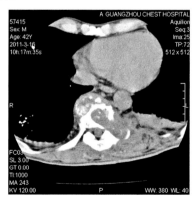

图 6-32 我院 CT（2011 年）水平平扫 1

内固定取出术后，胸腰椎多发骨质破坏，椎旁脓肿形成

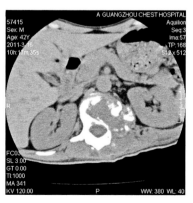

图 6-33 我院 CT（2011 年）水平平扫 2

内固定取出术后，胸腰椎多发骨质破坏，椎旁脓肿形成

入院主要诊断为 $T_{7\sim11}$ 椎体结核术后复发（图 6-28 至图 6-33）。完善术前相关检查，给予二线药物抗结核治疗，继续给予对氨基水杨酸异烟肼（每次 0.3g，3 次 / 日）、利福

布汀（每次 0.3g，1 次／日）、克拉霉素（每次 0.5g，2 次／日）、丙硫异烟胺（每次 0.2g，3 次／日），左氧氟沙星（每次 0.5g，1 次／日）抗结核治疗及营养支持治疗，伤口清洁换药，窦道分泌物标本未见致病菌生长。入院后复查：红细胞沉降率 60mm/h，血常规正常，肝肾功能正常。抗结核、营养支持、换药等治疗 1 月余后复查红细胞沉降率 43mm/h，患者状态大致良好。

经科室讨论认为患者已行多次手术，身体状态一般，经济及身体、心理原因难以再次承受一期后路椎弓根钉棒内固定及二期前路病灶清除植骨融合手术治疗，经与患者及家属沟通给予下列手术方案：①一期前路胸腰椎结核病灶清除植骨融合术；②采用左侧经胸腹联合切口，采用低切迹内固定；③骨缺损取用双侧髂骨、手术切口两条肋骨、同种异体骨；④椎体破坏广泛，缺损大，订制焊接加长钛网作椎间融合器；⑤内固定支点选择 T_5、T_6 及 L_2、L_3 椎体侧前方，融合 T_5、T_6，T_6、T_7，L_2、L_3 椎间盘。于 2011 年 4 月行左侧前路胸腹联合入路 $T_{7\sim11}$ 椎体结核病灶清除＋钛网植骨融合内固定＋窦道病灶清除、窦道切除术，手术失血 3600ml，手术时间 12h，术后患者病情稳定，给予抗感染、抗结核、营养支持、输血、护胃等治疗。术后 X 线检查见（图 6-34，图 6-35）：T_5、T_6 及 L_2、L_3 见前路钉棒固定，椎间见超长钛网植入。

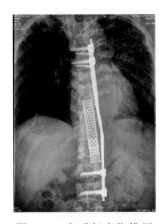
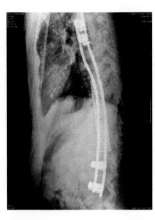

图 6-34　术后复查胸椎正位 X 线片

前路内固定术后改变，可见钛笼植入

图 6-35　术后复查胸椎侧位 X 线片

前路内固定术后改变，可见钛笼植入

术后病理提示结核，病灶快速分枝杆菌培养（液体法）见分枝杆菌生长，鉴定为结核分枝杆菌，该菌对异烟肼、乙胺丁醇、阿米卡星、左氧氟沙星、利福布汀、丙硫异烟胺敏感，对利福平、链霉素耐药。

术后根据药敏试验延续术前二线抗结核方案治疗，2 周拔除左侧胸腔及左侧腹膜外引流管。术后 2 周左侧胸腹联合切口拆线，切口甲级愈合，窦道伤口经换药 4 周愈合。出院后继续抗结核治疗 18 个月，随访 4 年伤口未见窦道形成及伤口渗液，背部疼痛减轻，可下地步行，恢复正常生活。术后 18 个月停药复查红细胞沉降率 7mm/h，复查 CT（图 6-36 至图 6-40）见椎间植骨融合，椎旁未见死骨、脓肿形成。

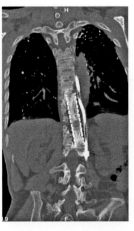
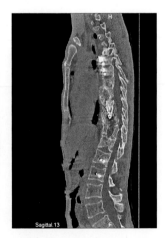

图 6-36　术后 18 个月 CT 冠状位重建 1

椎间植骨融合，椎旁未见死骨、脓肿形成

图 6-37　术后 18 个月 CT 矢状位重建 2

椎间植骨融合，椎旁未见死骨、脓肿形成

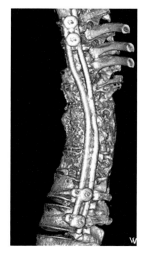
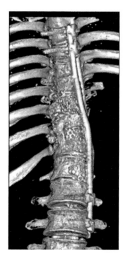
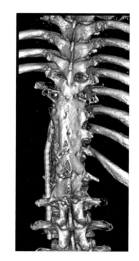

图 6-38　术后 18 个月 CT　　　　图 6-39　术后 18 个月 CT　　　　图 6-40　术后 18 个月 CT

三维重建 1　　　　　　　　　　　三维重建 2　　　　　　　　　　　三维重建 3

椎间植骨融合，椎旁未见死骨、脓肿形成　　椎间植骨融合，椎旁未见死骨、脓肿形成　　椎间植骨融合，椎旁未见死骨、脓肿形成

【讨论分析】

　　随着近年来脊柱结核的治疗理念和手术技术的进步，脊柱结核的治疗效果有明显的提高，然而术后出现窦道形成、椎间植骨不融合、内固定失效等情况亦不少见。

　　复治脊柱结核是指手术时治疗失败或临床治愈后复发需要再次手术治疗。复治脊柱结核手术失败更为多见，一般多发生于 3 个月以内。复治脊柱结核依然是脊柱结核治疗的难题，对于多椎体的结核广泛破坏的复治结核的治疗目前更为棘手。

　　在临床上，多次手术失败后导致相邻多椎体复治胸腰椎结核临床上较为罕见，笔者根据此病例总结如下特点：①病程较长，往往行多次手术治疗；②病变范围广、破坏严重，累及相邻连续多个椎体、椎间盘，合并广泛椎旁脓肿，合并窦道伤口迁延不愈合；③脊柱稳定性差，合并脊柱后凸，合并脊髓神经压迫；④全身状况差，合并贫血、低蛋白血症等；⑤长时间初治抗结核治疗导致耐药结核出现。

　　结合本病例特点，在术前准备上，术前需改善患者综合身体状态，营养支持、输血、电解质补充等以满足手术身体条件。另外，术前结合患者既往抗结核方案加入二线抗结核药强化期治疗 4 周以上。在手术治疗方面，此类病例椎体骨质破坏严重且广泛，彻底清除病灶、重建脊柱稳定性至关重要。对于本例广泛椎体破坏复治脊柱结核的病例，理论上一期后路胸腰椎弓根钉棒内固定、病灶清除 + 二期前路病灶清除椎间植骨融合在生物力学上是最好的选择。然而结核患者大多来自经济落后地域，多次手术导致患者家庭经济拮据、身心疲倦，经济上、身体上、心理上难以承受更多次手术治疗，本次一期前路多椎体结核病灶清除及超长节段钛网植骨融合术亦是在综合评估后的一种选择。

　　选择侧前方胸腹联合入路，可在直视下显露病灶组织并彻底清除病灶组织，解除脊髓压迫。另外，椎体间超长定制钛网植骨可恢复前中柱高度，即刻稳定脊柱，起到支撑植骨作用；4 个健康椎体支点可满足前路钉棒内固定需要，可以使病变节段即刻获得稳定。因此，前路病灶清除及钛网植骨融合内固定满足了彻底病灶清除和脊柱的生物力学要求，可降低结核复发率及提高植骨融合率。相邻多椎体脊柱结核手术治疗的难点在于如何彻底清除病灶，以及病灶清除术后长节段椎体缺损处理。

1. 彻底病灶清除　从本病例病情变化上看，最初为 T_{11}、T_{12} 椎体单节段椎体，历经 3 次手术（前路、后路、前后路）逐渐进展为 $T_{7\sim11}$ 椎体广泛严重破坏的多节段的脊柱结核，笔者认为手术失败是导致本例复治脊柱结核的主要原因，其中病灶未彻底清除是手术失败的最重要因素。

然而，对于病灶清除的标准目前仍然有争议。王自立等认为要做到彻底病灶清除，不但要清除病灶部位的硬化壁、空洞、脓肿、脓苔、肉芽、干酪样物质、死骨及已破坏的椎间盘等病变组织，而且要附带切除一些病灶外的亚正常骨组织。笔者认为彻底病灶清除的标准是相对的，尤其对于亚健康骨组织、硬化壁、卫星病灶、骨桥等的处理各有不同的认识。但对于清除病变区的"结核物质"，如脓液、干酪样物质、死骨、肉芽组织、坏死间盘、坏死液化组织是脊柱结核清除病灶手术的最基本的要求，是使结核治愈、减少结核病灶复发的重要手段，也是使用内固定的安全保证。虽然脊柱结核是全身结核病的局部体现，彻底病灶清除只是为了促进结核病变的静止和痊愈，即使做不到彻底病灶清除术，也不可盲目缩小病灶清除的范围。本病例中，笔者发现在第 1 次手术失败后行第 2 次后路手术对于病变区的结核物质并未做到彻底清除病灶的最基本要求。后路手术由于无法完全直视及暴露脊柱前方椎体病灶，其对术者手术技术要求更高，尤其对于多节段脊柱结核病变及合并椎旁、腰大肌巨大脓肿病变者，单纯后路手术一般难以做到病灶清除的基本要求，是后路脊柱结核手术失败导致复治的最主要因素之一。

对于此类病例术前需根据 CT 影像学，针对椎体破坏的程度、病灶位置，制订详细病灶清除计划。对椎体病灶中心破坏范围广、病变严重者需行较大范围的椎体切除，其他椎体根据 CT 表现尽量刮除空洞、硬化壁、肉芽肿病灶组织，尽可能清除椎旁及流注脓肿。

2. 超长定制钛网椎间植骨融合的可行性　既往多项研究表明：由纯钛制成的网笼状融合器具有良好的生物相容性，锯齿状末端嵌入椎体骨质可防止微小的移动，结合脊柱内固定可以抗压缩、牵拉、旋转和侧方移位，为椎体间融合营造了最适宜的生物环境。除椎体间即刻稳定外，还具有支撑力强、椎间植骨量大、对移植骨应力遮挡小等优点，保护其内的长节段植骨块，减少发生迟发性应力骨折的可能，并能最大限度利用上下椎体植骨床的面积。Dvorak 等和 Robertson 等应用钛网椎间植骨融合治疗 43 例和 31 例胸腰椎疾病患者，其融合率在 90% 以上。对于本例超长节段的椎间骨缺损，三面皮质髂骨、钛笼、同种异体骨支撑体等均无法满足长节段椎间支撑植骨融合的需求，故根据患者病变缺损长度，选择定制长节段钛网以满足手术需要。

在钛网植骨床处理上，根据 CT 提示应尽量保证为健康骨组织，尽量不使用亚健康骨组织以防钛网移位、下沉及植骨不融合。在钛网填充植骨材料上依然综合患者经济情况选择自体双侧髂骨、双侧肋骨，这是由于自体骨融合率高，排斥反应小。虽然对患者有一定的创伤，但术后未出现反常呼吸、胸廓畸形、脊柱侧弯、髂部疝气、髂骨伤口不愈合、感染等并发症，术后随访超长钛网自体骨移植椎间融合满意。

【经验总结】

本病例为多次手术失败导致多椎体结核复治的胸腰椎结核，椎体破坏严重且广泛连续，病程长，治疗上十分棘手。对于此类疾病治疗，在术前准备上需改善患者身体条件以满足手术要求，还需根据既往抗结核治疗方案加入二线药物控制结核。在手术治疗上，我院采用一期左侧前路胸腰椎结核病灶清除 + 超长钛网自体骨植骨融合内固定术。手术治疗的难点：① 病灶广泛，需结合 CT 彻底清除病灶组织；② 超长节段椎间缺损采用自体骨填充定制超长钛网作椎间支撑植骨材料。

参 考 文 献

郭立新，马远征，陈兴，等，2010. 复治的脊柱结核外科治疗加短程化疗的临床研究 [J]. 中国骨伤，23（7）：491-494.

Wang Z，Ge Z，Jin W，et al, 2007. Treatment of spinal tuberculosis with ultrashort-course chemotherapy in conjunction with partial excision of pathologic vertebrae[J]. Spine J，7（6）：671-681.

（张　强　钟　鑫　许祖远　方德健）

病例 6-4

【病例摘要】

患者，男性，43 岁，主因"背部疼痛 6 个月，加重并右侧胸痛 3 个月"于 2018 年 2 月 23 日以"T_7、T_8 椎体结核术后复发，右侧结核性脓胸"第 1 次收入我院胸骨科。

患者 6 个月前，劳累后出现背部疼痛，肩胛间区处明显，为持续性钝痛，向双侧肋弓下缘放射，翻身、负重后加重，卧床休息后可缓解，伴低热、盗汗、胸闷、气短、食欲缺乏、乏力。到当地县人民医院就诊，完善脊柱 MRI、胸部 CT 检查后诊断"T_7、T_8 椎体结核、双侧结核性胸膜炎"，收住院治疗，给予抗结核治疗 4 周（HRE 方案：异烟肼每次 0.3g、1 次 / 日；利福平每次 0.45g，1 次 / 日，乙胺丁醇每次 0.75g，1 次 / 日），左侧胸腔抽胸腔积液 1 次（抽出黄色胸腔积液 700ml）。患者背部疼痛无缓解，发热、盗汗及胸闷等不适减轻。于 2017 年 9 月 27 日全麻下行单纯后路 T_7、T_8 椎体结核病灶清除术、$T_{5\sim10}$ 椎弓根内固定术。术后患者背部疼痛明显缓解，继续应用抗结核治疗 HRE 方案。3 个月前无明显诱因患者再次出现背部疼痛，并出现右侧胸痛，主诉不适进行性加重。当地医院复查术后的胸部 CT 及胸椎 MRI 后，考虑是"胸椎结核术后复发"引起，建议到我院就诊。起病以来，患者精神欠佳，睡眠尚可，食欲稍减退，大小便无异常，体重无明显减轻。

骨科检查：脊柱生理性弯曲存在，胸椎后路正中切口长约 15cm，愈合良好。T_7、T_8 椎体棘突压叩痛阳性，双下肢皮肤感觉无异常，双侧直腿抬高试验阴性，双下肢肌力 5 级，双下肢肌张力正常。生理反射正常，病理反射未引出。

影像学检查：见图 6-41 至图 6-45。

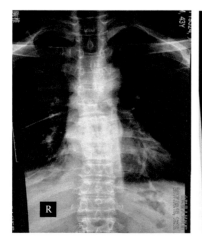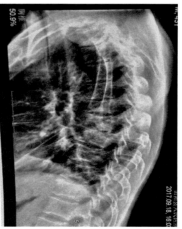

图 6-41　第 1 次手术前胸椎正侧位 X 线片（2017 年 9 月 18 日）

可见胸椎 $T_{7\sim8}$ 骨质破坏，椎间隙塌陷，椎旁软组织肿胀

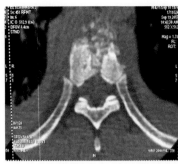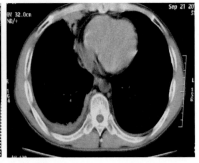

图 6-42　第 1 次手术前胸椎 CT（2017 年 9 月 19 日）

可见 T_7、T_8 椎骨质虫蚀样破坏，死骨形成，椎旁软组织肿胀，脓肿形成；双侧胸腔积液，右侧胸膜增厚，局限性包裹性积液，左侧胸腔极少量积液

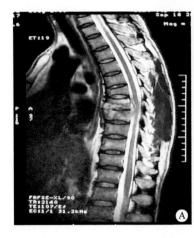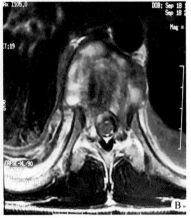

图 6-43　第 1 次手术前胸椎 MRI

A. 胸椎 MRI 矢状位（2017 年 9 月 18 日），可见 T_7、T_8 椎体骨质破坏，椎间隙塌陷，椎前软组织肿胀，肉芽组织形成，相应平面椎管可见硬膜囊受压；B. 胸椎 MRI 横断面（2017 年 9 月 18 日），T_7、T_8 椎体骨质破坏，椎间隙塌陷，椎前软组织肿胀，肉芽组织形成，相应平面椎管可见硬膜囊受压

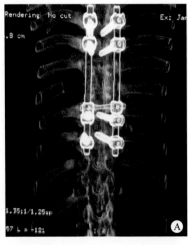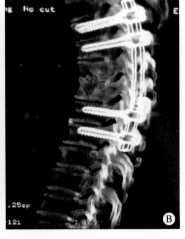

图 6-44　第 1 次手术后胸椎 CT 三维重建 1

A. 胸椎 CT 三维重建冠状面（2018 年 1 月 21 日），可见 $T_{5\sim10}$ 椎体后路内固定术后，右侧第 8 肋近肋横突关节段部分切除，T_7、T_8 椎体骨质破坏，椎间可见少量植骨颗粒，椎间植骨量不足；B. 胸椎 CT 三维重建矢状面（2018 年 1 月 21 日）可见 $T_{5\sim10}$ 椎体后路内固定术后，右侧第 8 肋近肋横突关节段部分切除，T_7、T_8 椎体骨质破坏，椎间可见少量植骨颗粒，椎间植骨量不足

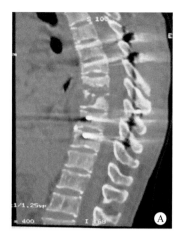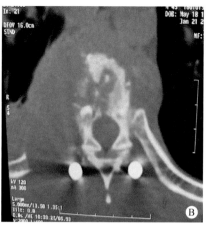

图 6-45 第 1 次手术后胸椎 CT 三维重建 2

A. 胸椎 CT 三维重建矢状面（2018 年 1 月 21 日），可见 $T_{5\sim10}$ 椎体后路内固定术后，椎前软组织肿胀明显，椎间隙内可见死骨颗粒残留；B. 胸椎 CT 三维重建横断面（2018 年 1 月 21 日），可见 $T_{5\sim10}$ 椎体后路内固定术后，椎前软组织肿胀明显，与右侧胸腔积液联系紧密，椎间隙内可见死骨颗粒残留

入院后完善术前相关检查，红细胞沉降率 73mm/h，C 反应蛋白 26.24mg/L，痰涂片找抗酸杆菌（-）。胸部 CT 检查提示右侧胸腔包裹下积液，胸膜增厚；T_7、T_8 椎体骨质破坏，椎旁脓肿形成（图 6-46）。

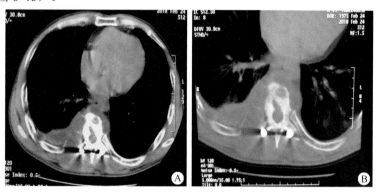

图 6-46 第 1 次手术后胸椎 CT

A. 入院后 CT（2018 年 2 月 24 日），可见右侧胸腔包裹下积液，胸膜增厚，与椎旁脓肿关系密切；B. 胸椎 CT 检查（2018 年 2 月 24 日），显示 T_7、T_8 椎体骨质破坏，椎旁脓肿形成

患者术后半年，背部疼痛再次加重并出现右侧胸痛 3 月余，我院胸椎及胸部 CT 检查提示椎旁脓肿再次增多，右侧胸腔包裹下积液，胸膜增厚；红细胞沉降率及 C 反应蛋白明显升高，胸椎结核术后复发明确。分析复发原因：单纯的后路经肋横突关节入路，术中暴露前中柱范围有限，不能彻底清除胸椎结核病灶。并且患者同时合并结核性脓胸，手术选择时未考虑一期清除脓胸病灶，脓胸病灶与胸椎结核病灶联系紧密，相互影响，手术未能彻底清除胸椎病变与脓胸病变是导致术后复发的主要原因。

患者在当地医院抗结核治疗，口服 HRZE 四联方案，2 周后出现肝功能损害，即停用吡嗪酰胺片，调整为 HRE 方案，抗结核方案较弱。因此，我科首先调整抗结核方案［HRZEV：异烟肼（每次 0.3g，1 次 / 日）、利福平（每次 0.45g，1 次 / 日）、乙胺丁醇（每次 0.75g，1 次 / 日）、吡嗪酰胺片（每次 1.5g，1 次 / 日）、乳酸左氧氟沙星注射液（每次 0.4g，1 次 / 日）］非手术治疗 3 周余。患者胸背部疼痛及右侧胸痛无明显缓解，复查红细胞沉降率 34mm/h，C

反应蛋白 12.04mg/L，复查胸部 CT，对比入院时，右侧胸腔包裹下积液无吸收，椎旁脓肿无减少（图 6-47）。

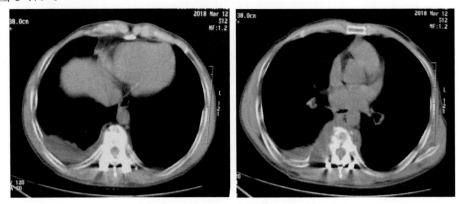

图 6-47   第 1 次手术后胸椎 CT（2018 年 3 月 12 日）

调整抗结核方案 3 周后对比入院时，右侧胸腔包裹性积液无明显吸收，椎旁脓肿无明显减少

患者红细胞沉降率及 C 反应蛋白下降，调整抗结核方案后治疗结核活动性下降，抗结核方案治疗有效。术前准备基本完善，于 2018 年 3 月 23 日在全麻下行一期右侧前路结核性脓胸病灶清除、胸膜剥脱术，右侧前路 T_7、T_8 椎体结核病灶清除、植骨融合术。术中截取右侧第 8 肋部分肋骨行病椎间植骨。术中见右侧胸膜局限性增厚，约 0.8cm；右侧胸腔包裹性脓液及肉芽组织共约 200ml；T_7、T_8 椎前筋膜肿胀明显，脓液约 40ml，坏死肉芽及死骨约 30 g。将 3 小段肋骨使用慕斯线（Mersilk）捆扎后植于 T_7、T_8 病椎间隙内。术后于右侧胸腔第 8 肋间腋后线留置胸腔闭式引流管 1 根，带管引流 4d 后拔除引流管。

术后继续按术前抗结核治疗方案用药。术后病理报告提示：脊柱结核，术后结核分枝杆菌培养阴性。患者术后胸背部疼痛及右侧胸痛明显减轻，手术切口甲级愈合，并于术后 3 周出院。

患者出院后每月门诊复查，术后 2 个月胸部 CT：右侧胸腔未见明显积液，右肺复张良好；术后 2 个月胸椎 CT 提示：椎旁脓肿基本消失，T_7、T_8 椎体间隙内植骨可靠（图 6-48）。末次随诊复查胸椎 MRI 可见 T_7、T_8 椎体椎间骨质融合，内固定稳定（图 6-49）。

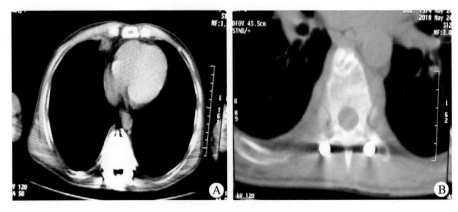

图 6-48   第 2 次手术后 CT

A. 第 2 次术后 2 个月复查胸部 CT（2018 年 5 月 24 日），显示右侧胸腔未见明显积液；

B. 第 2 次术后 2 个月复查胸椎 CT（2018 年 5 月 24 日），显示椎旁软组织稍肿胀，椎间植骨位置良好、可靠

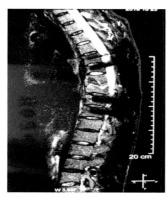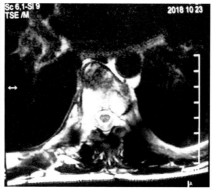

图 6-49 第 2 次手术后 MRI（2018 年 10 月 23 日）

可见 T_7、T_8 椎间隙基本融合，椎旁及右侧胸腔未见明显积液，内固定系统位置良好

【讨论分析】

由于胸椎与胸腔的解剖关系，胸椎结核可以直接累及胸腔而同时合并结核性脓胸。结核性脓胸多由结核性渗出性胸膜炎继发而来，也可由肺结核病灶破裂，脊柱、肋骨和胸骨结核侵及胸腔所致。胸椎结核合并脓胸大部分为椎旁脓肿破溃所致，因此可认为脓胸病灶属于椎旁脓肿的一部分。所以，胸椎结核合并结核性脓胸的手术，单纯经后路清除胸椎病变，残留胸腔内病灶，属于未能彻底清除病灶的情况。对于胸椎结核合并结核性脓胸的患者，应首先明确手术的适应证。胸椎结核的手术指征，即有神经功能受损、腰椎失稳、后凸畸形或非手术治疗效果不理想者均应考虑手术治疗。结核性脓胸起病 4 ～ 6 周后即形成难以吸收的增厚纤维板，包裹肺组织，肺顺应性严重下降，内科非手术治疗难以治愈，尽早行外科手术治疗是目前一致的观点。目前，许多学者采用一期后路病灶清除植骨融合内固定术治疗胸椎结核，并取得良好的疗效。但应认识到该手术入路具有一定的局限性，可以考虑应用于结核病变较局限、脓肿少、中后柱骨质破坏为主的病患。对于胸椎结核病变范围超过 2 个节段、病灶集中于前中柱及合并结核性脓胸的情况，单纯的后路术式在暴露病灶时不充分，椎前脓肿及胸腔脓肿清除很可能不彻底，植骨接触面积也不如前路手术。多数学者认为病灶清除不彻底是脊柱结核术后复发的重要原因，手术中彻底清除病灶是减少术后复发及迁延不愈的关键。彻底病灶清除的关键在于病灶的显露，因此，对于胸椎结核合并结核性脓胸的情况，单纯经后路一侧肋横突入路难以实现病灶的良好显露。经患侧胸腔的手术入路，不但可完成结核性脓胸的手术治疗，还可一期完成胸椎结核的治疗。

对于胸椎结核的病灶清除植骨融合手术，经胸入路比其他手术入路更具有优势。该术式克服了后路经肋横突入路在手术中显露不充分、椎管减压不彻底的缺点，能够在直视下彻底完成胸椎及椎旁脓肿的清除及椎间的植骨。综合以上，笔者总结认为，在无严重肺功能减损、严重基础疾病等手术禁忌的情况下，胸椎结核合并结核性脓胸应首选前路经患侧胸腔入路手术，可实现同一手术入路完成两种手术。经患侧胸的手术入路，不但可完成结核性脓胸的手术治疗，同时可以更彻底的完成胸椎结核的病灶清除及直视下的椎间植骨。根据患者胸椎病变范围、后凸畸形的严重程度选择经前路内固定或是后路内固定方案。

本病例第 1 次手术在当地医院选择了单纯后路 T_7、T_8 椎体结核病灶清除、长节段内固定术，这样的选择使胸椎获得可靠的稳定性，但病椎间的死骨、椎旁的脓肿清除不够彻底，右侧脓胸病灶仍存在。同时，术前、术后的抗结核方案不规范，以上的原因导致了术后胸椎结核的复发。因此，患者到我院住院后，首先加强抗结核治疗的方案，选择了联合氟喹诺酮类的乳酸左氧氟沙星的 HRZEV 方案。经 3 周的非手术治疗后，复查红细胞沉降率及 C 反应蛋白明显下降，抗结核方案有效。患者临床症状无明显减轻，复查 CT 提示右侧脓胸及胸椎旁脓肿无明显吸收，手术指征明确，因此决定行二次手术。为解决右侧脓胸病灶及彻底清除胸椎结核病灶，选择了一期经右侧前路结核性脓胸病灶清除、胸膜剥脱术，T_7、T_8 椎体结核病灶清除植骨融合术。术中探查见右侧胸膜局限性增厚约 0.8cm，右侧胸腔包裹性脓液及肉芽组织共约 200ml。T_7、T_8 椎前筋膜肿胀明显，抽出黄白色脓液约 40ml，清除坏死肉芽组织、死骨及残余椎间盘组织约 30g。将 3 小段肋骨使用慕斯线捆扎后植于 T_7、T_8 病椎间隙内。术后患者胸背部疼痛及右侧胸痛明显减轻，术后 2 个月复查 CT 提示右侧胸腔未见明显积液，右肺复张理想，T_7、T_8 椎间植骨融合术后，椎旁未见明显积液。术后末次随访复查胸椎 MRI 提示 T_7、T_8 椎间隙融合，椎旁积液消失，患者胸背部疼痛完全缓解。

【经验总结】

结合本例胸椎结核合并结核性脓胸，胸椎结核累及胸腔或继发胸腔积液在临床中属于复杂性脊柱结核，在治疗时需要同时兼顾胸椎结核和结核性脓胸或胸腔积液。规范的抗结核方案是脊柱结核治疗的基础，彻底的病灶清除是保证手术成功的关键。

参考文献

马远征，2013. 重视脊柱结核 提高诊疗水平 [J]. 中国防痨杂志，35（5）：297-298.

许建中，蒋电明，王爱民，等，2008. 脊柱结核再次手术原因分析及治疗方案选择 [J]. 中华骨科杂志，28（12）：969-973.

张宏其，郭虎兵，陈筱，等，2012. 单纯一期后路病灶清除椎体间植骨融合内固定治疗胸椎结核的临床研究 [J]. 中国矫形外科杂志，20（1）：34-40.

Malhotra H S，Garg R K，Raut T P，2012. Pleural involvement in spinal tuberculosis[J]. Am J Trop Med Hyg，86（4）：560.

（朱昌生　鲁增辉）

病例 6-5

【病例摘要】

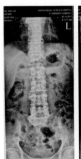
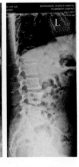

图 6-50　腰椎正侧位 X 线片

示腰椎骨质增生，腰椎生理曲度变直，L_5、S_1 椎间隙变窄

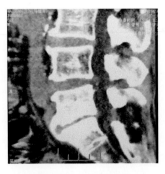

图 6-51　CT 矢状位

显示 L_4、L_5 椎间盘突出，L_5、S_1 椎体骨质破坏，可见少量死骨，骨桥形成

患者，男性，63 岁，主因"腰椎结核术后半年，腰痛加重伴活动受限、局部脓肿形成 3 个月"入院。患者半年前因腰痛、活动受限，就诊于陕西某医院，行腰椎 DR、CT、MRI 检查，提示"L_4、L_5、S_1 椎体骨质破坏，椎旁脓肿形成"，诊断为"L_4、L_5、S_1 椎体结核"（图 6-50 至图 6-52），给予异烟肼（每次 0.3g，1 次 / 日）、利福平（每次 0.45g，1 次 / 日）、乙胺丁醇（每次 0.75g，1 次 / 日）、吡嗪酰胺（每次 0.5g，3 次 / 日）口服抗结核治疗 2 周。拟行手术治疗。患者既往有 2 型糖尿病病史，口服二甲双胍片、阿卡波糖等降血糖药，自诉血糖控制不佳，未规律检测血糖，近半年来消瘦明显。

经口服二甲双胍片及胰岛素控制血糖，术前 1 周血糖波动较大（空腹血糖 7.1～11mmol/L，餐后 2h 血糖 12～16mmol/L）。术前红细胞沉降率 30～40mm/h，于 2017 年 11 月 20 日在全麻下行"L_4、L_5、S_1 椎体结核前路病灶清除、植骨，后路钉棒内固定术"，手术顺利，术后腰痛较前减轻，无双下肢放射痛（图 6-53）。

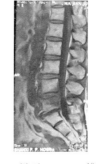

图 6-52 MRI 显示 L_4～S_1 椎体骨质破坏

L_4、L_5、S_1 椎间盘变性、破坏，椎旁脓肿形成，以 L_4、L_5 椎体骨质破坏为著，压迫椎管

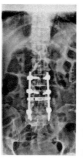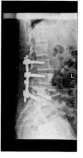

图 6-53 腰椎正侧位 X 线片

示腰椎内固定位置良好，腰椎生理曲度有所恢复

术后 4 个月，腰痛逐渐加重，腰骶部伤口肿胀，复查 MRI 提示"L_5、S_1 后缘切口周围脓肿形成"，考虑"腰骶椎结核术后复发"，再次于该医院行"腰椎结核术后感染病灶清除及内固定取出术"（图 6-54 至图 6-56）。

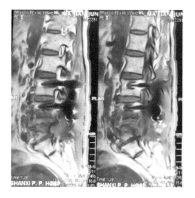

图 6-54 MRI 显示 L_5～S_1 椎管后缘软组织内脓肿形成

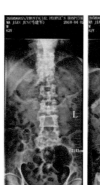

图 6-55 腰椎正侧位 X 线 1

示内固定取出术后 L_4、L_5 椎间隙成角，腰椎不稳

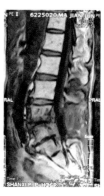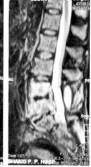

图 6-56 腰椎 MRI 矢状面

L_4～S_1 棘突间隙及软组织内脓肿形成

术后伤口未愈合，腰痛较前无加重，直立行走困难，卧床翻身受限。为进一步诊治来我院。入院后 CT 检查提示 L_4～S_2 平面后路伤口软组织肿胀，局部脓肿形成（图 6-57、图 6-58）。

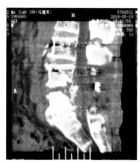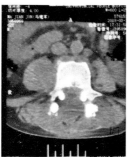

图 6-57 腰椎 CT 三维重建 1

示 L_4～S_1 棘突间隙及软组织内脓肿形，L_4～S_1 后方软组织肿胀，局部低密度影

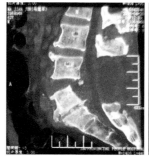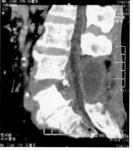

图 6-58 腰椎 CT 三维重建矢状面

显示 L_4～S_1 后方脓肿较前增大，L_4、L_5 椎间隙前凸畸形，椎间隙不稳加重

入院后给予异烟肼（每次 0.3g，1 次 / 日）、利福平（每次 0.45g，1 次 / 日）、乙胺丁醇（每

次 0.75g，1 次 / 日）、吡嗪酰胺（每次 0.5g，3 次 / 日）、左氧氟沙星（每次 0.6g，1 次 / 日）、阿米卡星（每次 0.4g，1 次 / 日）强化抗结核治疗，局部脓肿切开引流换药治疗。测糖化血红蛋白 8.6%。监测血糖，空腹血糖波动在 8.1 ~ 16.4mmol/L，餐后 2h 血糖波动在 12.0 ~ 18.6mmol/L。调整血糖控制方案，给予胰岛素积极控制血糖（初始剂量甘精胰岛素 10U，每晚 10 点皮下注射；门冬胰岛素 8U，三餐前皮下注射），根据血糖监测情况，调整胰岛素用量。空腹控制在 6.1 ~ 7.8mmol/L，餐后 2h 血糖控制在 7.8 ~ 10.0mmol/L，同时防止低血糖发生。经住院 2 个月患者病情恢复，复查局部脓肿消失，一般活动好转（图 6-59、图 6-60）。

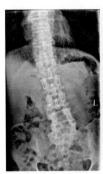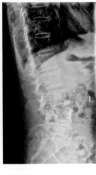

图 6-59　腰椎正侧位 X 线 2

可见腰椎轻度侧凸畸形，侧位片可见 L_4、L_5 椎间隙前凸畸形，椎间隙不稳有所减轻

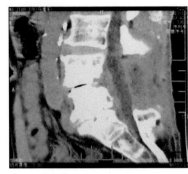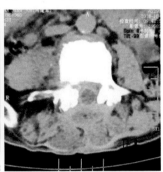

图 6-60　腰椎 CT 三维重建 2

示 L_4 ~ S_1 椎体骨质密度较前增高，椎体后方软组织肿胀减轻，脓肿消失

【讨论分析】

脊柱结核术后复发病例一般存在多种因素，如抗结核药治疗时间或强度未达规范要求、手术病灶清除不彻底、耐药结核分枝杆菌的出现、围手术期处理不当等。本例患者术后病情复发，亦可能存在较多原因。从患者治疗过程看，围手术期抗结核药符合规范，手术病灶清除及内固定使用符合脊柱结核手术治疗原则。由于患者合并糖尿病，且血糖控制不佳，糖化血红蛋白最高达 8.6%。因此，围手术期及术后血糖控制不佳在本例患者复发因素中较为突出。

多数学者认为糖尿病会增加结核复发的危险，且复发率与血糖控制情况高度相关。日本 Wada 等报道并发糖尿病患者的结核病复发率明显高于单纯结核病患者。日本 Sasaki 等对 47 例复治结核病例分析发现，糖尿病是导致结核复发的原因之一，但这是由糖尿病本身造成的，还是由于糖尿病患者存在一些其他易复发因素，尚不清楚。本节着重讨论脊柱结核合并糖尿病的相关处理。

1. 结核病和糖尿病的关系　糖尿病和结核病是两种严重危害人类健康的疾病，两病可以相互影响、互为因果。糖尿病患者是结核病的高危人群，而结核病又是诱发、加重糖尿病发生酮症酸中毒等急性并发症的重要、常见原因之一。两病并存的现象越来越受到人们的重视。

结核病是严重危害人类健康的传染病之一，20 世纪 80 年代以来，结核病改变了多年来逐渐递减的趋势，在许多国家疫情开始回升。目前，国内外专家一致认为，耐药结核分枝杆菌菌株、人类免疫缺陷病毒（艾滋病病毒）感染的蔓延和流动人口的增多已经成为当今结核病控制所面临的 3 大难题。全球共有 20 亿人感染结核病，每年新发活动性结核病患者 800 万 ~ 1000 万，死亡 300 万。英国 2006 年结核病的患病率与 2001 年相比增长了 11%，与 1995 年相比增长了 21%。发展中国家是结核病威胁最为严重的国家，尤其是经济落后的地区。

在一些疫情严重的非洲国家，结核病感染的年增长率达到6%。我国是世界上结核病负担最重的22个国家之一。目前，我国有5亿以上人口受结核分枝杆菌感染，现有活动性肺结核患者450万例，每年有新发肺结核患者200万例，发病数居法定传染病之首。我国结核病流行趋势及特点为"五多一高"：感染人数多、现患病人数多、死亡人数多、耐药患者多、农村患者多、疫情居高不下。

糖尿病和结核病患病率迅速上升，两病发病高峰年龄吻合，且两病可以相互影响，致使两病并发在临床上较为常见，并以病程进展快、疗效差、耐药性高、病死率高、预后凶险为特征，给两病的治疗和控制带来了新的挑战。大量研究表明，糖尿病患者是结核病的高危人群，该人群中结核病的发病率和患病率分别是非糖尿病者的3～4倍和3.2～9.8倍。两病并发多为糖尿病先于结核病，糖尿病确诊后十年内发生结核病者占并发总数的81.6%。因此，糖尿病对结核病流行所起的作用不容忽视，糖尿病患病率增加能促使结核病的发生，加重结核疫情。至于结核病是否会增加糖尿病的发病危险，目前尚无定论。

研究显示，男性糖尿病患者结核病发病率高于女性，两病并发患者以男性居多。韩国男性糖尿病合并肺结核的发病风险是女性的2.2～3.3倍。但亦有报道随着年龄增高，男性比例有所下降。低龄的糖尿病患者更易发生结核病，但在两病共存患者中仍以老年人为主，这主要与糖尿病和结核病的高发年龄都为中老年有关。

结核病是一种"贫穷病"，社会经济地位低者好发，这可能与其居住条件差、卫生习惯不好、营养不良有关。研究表明，提高社会经济地位可以降低男性和60岁以下糖尿病患者发生肺结核的风险。

研究报道，1型糖尿病中结核病患病率为一般人群的26倍，2型糖尿病患者是一般人群的7倍，提示1型糖尿病患者并发结核病的风险较2型糖尿病高。

糖尿病患者常伴有免疫功能低下，这与细胞免疫（尤其是T细胞）和体液免疫功能低下均有关。研究表明，糖尿病患者外周血T淋巴细胞亚群CD4、CD8均低于正常。结核病患者大都处于免疫紊乱状态，细胞免疫功能低下，辅助型T细胞（Th）1型／Th2型细胞因子的动态平衡是机体有效控制结核分枝杆菌感染的根本保证。高血糖可导致机体巨噬细胞功能下降，不利于结核分枝杆菌的清除，提示免疫抑制是糖尿病控制不良的结果，也是结核病发病和疗效不佳的主要原因。

部分学者提出遗传因素与糖尿病合并结核病有关，研究发现人类白细胞抗原（*HLA*）-*DRBl**09基因可能是2型糖尿病并发肺结核的易感基因，而*HLA-D*基因是糖尿病合并结核病的保护基因。另外，一些同糖尿病和结核病均有关联的基因也可能是糖尿病和结核病的候选基因，如维生素D受体基因等，但还有待深入探讨。

2. 结核病和糖尿病的相互影响机制 结核病患者出现发热、消耗等明显中毒症状时可加重糖尿病病情，诱发酮症酸中毒等急性并发症。抗结核药可能干扰正常糖代谢，使血糖更难于控制：异烟肼干扰体内正常碳水化合物的代谢，引起血糖波动；利福平为肝微粒体酶诱导药，加速对胰岛素及甲苯磺丁脲的灭活，缩短半衰期，削弱降血糖作用；吡嗪酰胺与口服降血糖药联用时干扰后者的代谢；对氨基水杨酸可造成尿糖假阳性；一些抗结核药可能加重糖尿病的并发症，如乙胺丁醇可能加重糖尿病视网膜病变。

糖尿病患者常有糖、脂肪、蛋白质代谢紊乱，造成营养不良，易感染结核分枝杆菌；高血糖、高胆固醇血症等为结核分枝杆菌提供良好的培养基；糖尿病患者维生素A缺乏，使呼吸道黏膜上皮对外界感染抵抗力下降，易感染细菌；糖尿病患者细胞免疫功能及巨噬细胞功能下降不利于结核分枝杆菌的清除。以上原因均导致糖尿病患者并发结核病的患病率增高，或使结核病情加重，疗效欠佳，容易出现多重耐药结核。

3. 脊柱结核合并糖尿病患者围手术期管理 糖尿病患者因脊柱结核需要进行手术治疗时需要得到特别的关注。对医护人员来说，糖尿病患者围手术期的正确处理是一种挑战，糖尿病大血管并发症和微血管并发症可显著增加手术风险；手术应激可使血糖急剧升高，造成糖尿病急性并发症发生率增加，这是术后病死率提高的主要原因；另外，高血糖可造成感染发生率增加及伤口愈合延迟。因此，围手术期的正确处理需要外科医师、糖尿病专科医师及麻醉师之间良好的沟通与协作，主要包括以下几个方面。

（1）术前准备及评估：择期手术时应对患者血糖控制情况及可能影响手术预后的糖尿病并发症进行全面评估，包括心血管疾病、自主神经病变及肾病。术前空腹血糖水平应控制在7.8mmol/L 以下，餐后血糖控制在 10.0mmol/L 以下。对于口服降血糖药后血糖控制不佳的患者，应及时调整为胰岛素治疗。口服降血糖药治疗的患者在接受小手术的术前当晚及手术当日应停用口服降血糖药，接受大、中手术则应在术前 3d 停用口服降血糖药，均改为胰岛素治疗。急诊手术时主要评估血糖水平及有无酸碱、水、电解质平衡紊乱，如果存在，应及时纠正。

（2）术中处理：对于仅需单纯饮食治疗或小剂量口服降血糖药即可使血糖控制达标的 2型糖尿病患者，在接受小手术时，术中不需要使用胰岛素。在大、中型手术术中，需静脉应用胰岛素，并加强血糖监测，血糖控制的目标为 5.0 ～ 11.0mmol/L。术中可静脉滴注 5% 葡萄糖溶液 100 ～ 125 ml/h，以防止低血糖。葡萄糖 – 胰岛素 – 钾联合输入是代替分别输入胰岛素和葡萄糖的简单方法，需根据血糖变化及时调整葡萄糖与胰岛素的比例。

（3）术后处理：在患者恢复正常饮食以前仍给予胰岛素静脉滴注，恢复正常饮食后可给予胰岛素皮下注射。对于术后需要重症监护或机械通气的患者，如血糖 > 10.0mmol/L，通过持续静脉滴注胰岛素将血糖控制在 7.8 ～ 10.0mmol/L 比较安全。中、小手术后一般的血糖控制目标为空腹血糖 < 7.8mmol/L，随机血糖 < 10.0mmol/L。对既往血糖控制良好的患者可考虑更严格的血糖控制，同样应注意防止低血糖发生。

4. 脊柱结核合并糖尿病患者出院后的管理

（1）糖化血红蛋白是评价长期血糖控制的金指标，也是指导临床调整治疗方案的重要依据。标准检测方法下的糖化血红蛋白正常值为 4% ～ 6%，在治疗之初建议每 2 ～ 3 个月检测1 次，一旦达到治疗目标可每 6 个月检查 1 次。对于患有贫血和血红蛋白异常疾病的患者，糖化血红蛋白的检测结果是不可靠的，可用血糖、糖化血清白蛋白或糖化血清蛋白来评价血糖的控制。

（2）血糖监测：①餐前血糖监测适用于注射基础、餐时或预混胰岛素的患者。当血糖水平很高时应首先关注空腹血糖水平。在其他降血糖治疗有低血糖风险时（用胰岛素促泌药治疗且血糖控制良好者）也应测定餐前血糖。②餐后血糖监测适用于注射餐时胰岛素的患者和采用饮食控制和运动控制血糖者。在其空腹血糖和餐前血糖已获良好控制但糖化血红蛋白仍不能达标者可通过检测餐后血糖来指导针对餐后高血糖的治疗。③睡前血糖监测适用于注射胰岛素的患者，特别是晚餐前注射胰岛素的患者。④夜间血糖监测用于了解有无夜间低血糖，特别在出现了不可解释的空腹高血糖时应监测夜间血糖。出现低血糖症状或怀疑低血糖时应及时监测血糖，剧烈运动前后宜监测血糖。

血糖监测方案取决于病情、治疗的目标和治疗方案。因血糖控制非常差或病情危重而住院治疗者应每日监测 4 ～ 7 次血糖或根据治疗需要监测血糖，直到血糖得到控制。采用生活方式干预控制糖尿病的患者，可根据需要有目的地通过血糖监测了解饮食控制和运动对血糖的影响来调整饮食和运动。使用口服降血糖药者可每周监测 2～4 次空腹或餐后血糖，或在就诊前 1 周内连续监测 3 d，每日监测 7 点血糖（早餐前后、午餐前后、晚餐前后和睡前）。

使用胰岛素治疗者可根据胰岛素治疗方案进行相应的血糖监测：①使用基础胰岛素的患者应监测空腹血糖，根据空腹血糖调整睡前胰岛素的剂量；②使用预混胰岛素者应监测空腹和晚餐前血糖，根据空腹血糖调整晚餐前胰岛素剂量，根据晚餐前血糖调整早餐前胰岛素剂量；③使用餐时胰岛素者应监测餐后血糖或餐前血糖，并根据餐后血糖和下一餐前血糖调整上一餐前的胰岛素剂量。

尿糖的自我监测：虽然患者在家中开展血糖监测是最理想的手段，但有时受条件所限无法检测血糖时，也可以采用尿糖测定来进行自我监测。尿糖的控制目标是任何时间尿糖均为阴性，但是尿糖监测对发现低血糖没有帮助。特殊情况下，如肾糖阈增高（如老年人）或降低（妊娠）时，尿糖监测对治疗的指导作用不大。

【经验总结】

临床上，经常会遇到脊柱结核合并糖尿病的情况。血糖控制不仅在围手术期至关重要，而且在患者脊柱结核术后恢复期尤为重要。

控制血糖的常用方式有饮食控制、运动、口服降血糖药、胰岛素等。围手术期血糖控制要求较为严格，推荐使用胰岛素控制血糖。根据患者依从性、经济情况等综合选择胰岛素品类及注射方式。胰岛素分为速效、短效、中效、长效等，目前主流用药方式为三餐前使用速效或短效，夜间使用中效或长效等"3+1"模式。便于检测血糖后随时调整胰岛素用量，最佳方式则为使用胰岛素泵注入速效胰岛素，可以模拟人体胰岛素分泌特点，根据患者自身血糖状况，个性化选择注入胰岛素剂量，以便更快速达到血糖控制目标，同时降低低血糖发生风险。术后恢复期，根据患者血糖水平，可以选择口服降血糖药治疗。定期检测血糖，若血糖控制不佳或血糖短期内波动较大，立即查找原因，及时调整血糖控制方案。

糖尿病合并脊柱结核患者有效的血糖控制是脊柱结核治疗期间的重要保证。方便、经济的血糖控制方案是患者依从性的基础。

参考文献

冯亚非，卫磊，赵晓蕾，等，2018. 脊柱结核术后复发的治疗方案及临床疗效 [J]. 脊柱外科杂志，16（4）：227-230.

蒋海兰，刘海容，张翠娜，等，2010. 脊柱结核合并糖尿病患者围手术期应用胰岛素泵治疗的疗效观察与护理 [J]. 中华现代护理杂志，16（18）：2137-2139.

中华医学会糖尿病学分会，2014. 中国 2 型糖尿病防治指南（2013 年版）[J]. 中华糖尿病杂志，22（8）：447-498.

（陈其亮　赵　涛　方海林）

病例 6-6

【病例摘要】

患者，女性，27 岁，因"腰背部间断疼痛 6 个月，加重 20d"入院。患者于 6 个月前突发腰背部疼痛，晨起时明显，弯腰、翻身时明显，间断发作。2018 年 2 月 22 日至 28 日就诊于外院，考虑为脊柱结核。完善检查后（结核抗体检测阴性，结核感染 T 细胞检测阳性），于 3 月 1 日给予 FDC-HRZE 方案 [异烟肼（每次 75mg，1 次 / 日）、利福平（每次 150mg，1 次 / 日）、乙胺丁醇（每次 275mg，1 次 / 日）、吡嗪酰胺（每次 400mg，1 次 / 日）] 抗结核治疗。后转我院行手术治疗。

既往史：2004 年因"动脉导管未闭"行手术治疗。其余无特殊疾病史。

骨科专科体格检查：疼痛部位在胸腰段，VAS: 6。受限体位：翻身、弯腰、坐、站立、穿鞋、穿衣、平卧、提重物。压痛：T_{12}、L_1 棘突。叩痛：T_{12}、L_1 棘突。肌张力不高。运动肌力情况：肌力正常，浅反射正常，深反射正常，病理征未引出。

实验室检查：白细胞计数 $6.04×10^9$/L，TB-IgG、TB-IgM 阴性，D- 二聚体 0.64 mg/L，C 反应蛋白 16.00mg/L，红细胞沉降率 36mm/h。结核分枝杆菌涂片检查：抗酸染色未见抗酸杆菌。其余检查无特殊情况。

全胸椎骨三维 CT（2018 年 3 月 7 日）：T_{12}、L_1 及 L_5 椎体及椎旁改变，符合结核表现（图 6-61）。

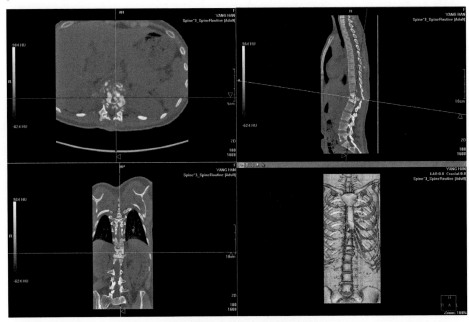

图 6-61 全胸椎骨三维 CT（2018 年 3 月 7 日）

T_{12}、L_1 椎体骨质破坏，T_{12}、L_1 椎间隙消失，椎旁见梭形稍低密度影；胸腰段脊柱反弓，
T_{12}、L_1 后方骨性椎管内见斑片状骨性致密影

主要诊断：T_{12}、L_1、L_5 脊柱结核；脊柱结核性脓肿；T_{12}、L_1 脊柱骨折。

入院后完善术前相关检查，继续给予 FDC-HRZE [异烟肼（每次 75mg，1 次 / 日）、利福平（每次 150mg，1 次 / 日）、乙胺丁醇（每次 275mg，1 次 / 日）、吡嗪酰胺（每次 400mg，1 次 / 日）] 方案抗结核治疗。于 2018 年 3 月 14 日全麻下行骨病损或组织的局部切除术 + 腰椎（T_{12}、L_1）椎体间融合术 + 后入路胸椎（T_{12}）椎板切除减压术。术后复查正侧位片及全胸腰椎骨三维 CT（图 6-62，图 6-63）。术后病理：肉芽肿性炎伴大量坏死及少许变性骨组织，考虑倾向为结核。

患者腰部疼痛好转，伤口愈合后出院。出院后继续给予 FDC-HRZE 方案 [异烟肼（每次 75mg，1 次 / 日）、利福平（每次 150mg，1 次 / 日）、乙胺丁醇（每次 275mg，1 次 / 日）、吡嗪酰胺（每次 400mg，1 次 / 日）] 抗结核治疗，佩戴支具。

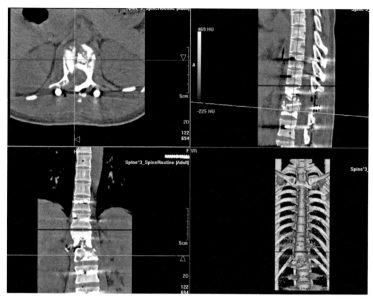

图 6-62　椎体结核术后全胸腰椎骨三维 CT

$T_{10} \sim L_3$ 椎体见金属固定物影，T_{12}、L_1 部分附件缺如，椎旁稍低密度影及积气征较前稍减少，
胸腰段脊柱生理曲度所示大致同前，T_{12}、L_1 后方骨性椎管内斑片状骨性致密影较前变化不明显

术后 9 个月患者来本院复查。

脊柱全长正侧位 X 线片、全胸椎骨三维 CT（2018 年 12 月 5 日）：椎体结核术后，$T_{10} \sim L_3$ 椎体见金属固定物影，部分附件缺如，$T_{12} \sim L_1$ 椎体见混杂稍长 T_1WI/T_2WI 信号，椎间隙显示不清。L_5 椎体见斑片状混杂长短 T_1WI/T_2WI 及 STIR 序列高信号。L_3 内固定物较之前位移，植骨块移位明显（图 6-64 至图 6-66）。

结核抗体测定 IgG、IgM 及 C 反应蛋白、红细胞沉降率、D- 二聚体、IGRA、结核分枝杆菌涂片检查，均未见明显异常。

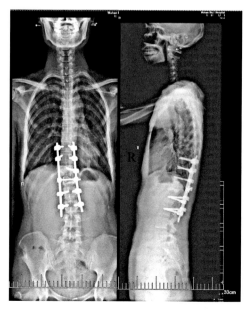

图 6-63　术后胸腰椎正侧位 X 线片

$T_{10} \sim L_3$ 椎体见金属固定物影，T_{12}、L_1 部分附件缺如

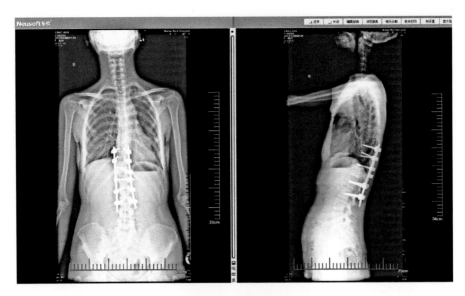

图 6-64　术后 9 个月胸椎正侧位 X 线片

示脊柱全长正位 + 侧位片脊柱见内固定影

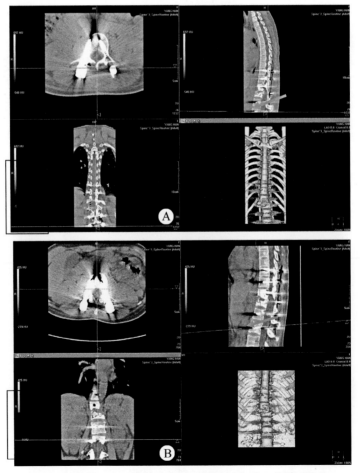

图 6-65　胸椎 CT 三维重建术后（即时与术后 9 个月对比）

A. 术后即时 CT 及重建图像；B. 术后 9 个月 CT 及重建图像。术后 9 个月与术后即时对比，患者 L₃ 左侧椎弓根钉钉道有低密度影

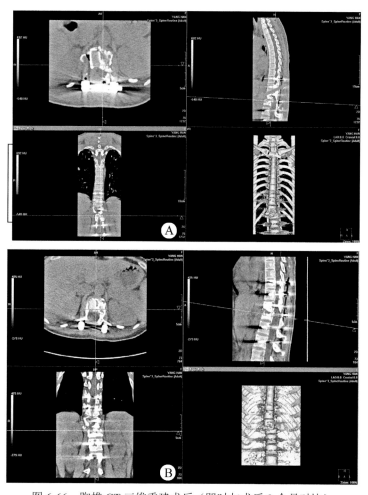

图 6-66　胸椎 CT 三维重建术后（即时与术后 9 个月对比）

A. 术后即时 CT 及重建图像；B. 术后 9 个月 CT 及重建图像。术后 9 个月与术后即时对比，植骨块明显移位

【讨论分析】

全科讨论后认为：术后内固定物前移与该患者术后佩戴支具时间过短有关。脊柱结核的患者，术后应坚持佩戴支具至少 3 个月。它可以限制患者身体前屈，使应力始终通过脊柱的中柱向下传导，而不通过前柱传导，避免椎弓根螺钉过度承重。未佩戴支具，或佩戴支具时间过短会过早地将上身的重量加载到椎弓根螺钉上，从而导致椎弓根螺钉移动。脊柱的稳定性不仅依靠椎体、椎间盘及连接的韧带获得，还要依靠胸部和腹腔等肌肉的支持。由于广泛的椎管减压、畸形矫正及椎体病灶清除等手术破坏了脊柱的稳定，脊柱内固定可使脊柱在一定时间内获得稳定，而脊柱最终的稳定要依靠植骨融合。手术后短时间内植骨块不可能完全融合，如在此时间内患者即下床活动，过大的脊柱负荷可能使内固定不堪重负而发生松动、断裂，甚至脱出等。而脊柱支具通过贴附固定在躯干周围，使腹腔内压增高，同时支撑了变弱和麻痹了的肌肉及不稳定的关节，并通过限制脊柱活动度和活动方向，维持脊柱力线，对脊柱的稳定性起到保护作用。在佩带支具的过程中应严格按照医师指导的时间穿戴支具，即不可过早的去除支具，时间又不能过长，以免长期使用支具导致肌萎缩、关节挛缩等，或对支具产生依赖。对于本病例，该患者无耐药，术后红细胞沉降率恢复正常，建议继续给予抗结核药非手术治疗，并积极佩戴支具，于 1 个月后复查。

相关研究认为，脊柱结核内固定术后椎弓根螺钉断裂及松动的主要原因：①内固定节段未做植骨融合或用于横突间融合的骨床质量较差以致融合不牢；②手术操作过程中，部分进钉部位不准确，甚至在椎弓根外进针角度不合理、术中多次进钉；③内植物选择不合理，螺钉太长且内固定切迹较高，螺钉杆与螺纹交界处承受应力过大，致螺钉断裂；螺钉太粗易造成椎弓根壁的破损从而影响内固定稳定性；螺钉太短或太细内固定把持力力度不够，容易引起螺钉松动；④起撑开复位作用的椎弓根螺钉系统负荷过大；⑤手术适应证和手术方式选择失误；⑥内植物取出过迟，金属材料的疲劳程度增加；⑦术后未佩戴支具或佩戴支具时间过短。此病例中，患者的手术过程中手术医师操作规范，并没出现定位不准确、多次进针及进针角度不合理的情况；术后患者积极进行抗结核治疗，实验室检查表明结核分枝杆菌趋于稳定；而在与患者交流中得知，其术后 2 个月时曾与朋友前往外地旅游，因支具影响其活动，所以患者在旅游过程中没有佩戴支具。根据患者所诉，以及相关影像学及实验室检查，笔者分析认为术后椎弓根螺钉松动与该患者术后佩戴支具时间过短有关。

通过进一步查找相关研究文献发现，脊柱结核患者，在经过椎弓根螺钉固定手术以后，如果没有严格佩戴支具，会过早地将上身的重量加载到椎弓根螺钉上，会导致椎弓根螺钉移动。严格制动可以提高和重建脊柱稳定性，而脊柱稳定性重建是脊椎融合和结核愈合的前提条件。

【经验总结】

对于脊柱结核的患者，我们总结的经验是术后应坚持佩戴支具至少 3 个月。它可以限制患者身体前屈，使应力始终通过脊柱的中柱向下传导，而不通过前柱传导，避免椎弓根螺钉过度承重，从而导致螺钉出现松动，甚至断裂。

参 考 文 献

张宏其，尹新华，黎峰，等，2014. 脊柱结核手术治疗并发症及相关危险因素的探讨 [J] . 中国矫形外科杂志，22（1）：20-27.

Ren H L，Jiang J M，Wang J X，et al, 2016. Is duration of preoperative anti-tuberculosis treatment a risk factor for postoperative relapse or non-healing of spinal tuberculosis [J]. Eur Spine J，25（12）：3875-3883.

Shi S，Ying X，Zheng Q，et al, 2018. Application of cortical bone trajectory screws in elderly patients with lumbar spinal tuberculosis[J].World Neurosurg，117：e82-e89.

Wang B，Kong L，Zhu Z，et al, 2018. Recurrent complex spinal tuberculosis accompanied by sinus tract formation：causes of recurrence and clinical treatments[J]. Sci Rep，8（1）：6933.

（夏 平 冯 晶 刘 伟）